Ehrenberg / von Ungern-Sternberg

Krankengymnastik
bei peripheren Gefäßerkrankungen

FACHBUCHREIHE KRANKENGYMNASTIK
Physikalische Therapie – Prävention – Rehabilitation
Herausgeberin Asta von Mülmann

H. Ehrenberg / A. von Ungern-Sternberg

# Krankengymnastik bei peripheren Gefäßerkrankungen

Arterien-, Venen- und Lymphsystem

Mit Beiträgen von
H. Erasmi, A. Grünert, H. Kristen
A. Niggemeier, H.-V. Ulmer

unter Mitarbeit von
H. Hofmann, Ch. Lehmann, L. Wiraeus, G. Golling

Pflaum Verlag München

*Hilla Ehrenberg,* Krankengymnastin, Keesburgstr. 38, 8700 Würzburg.
(Ehem. leitde. Krankengymnastin der Med. Univ.-Klinik Köln und Lehrkraft der Krankengymnastik für Innere Medizin, nebenamtliche Lehrkraft an der staatlichen Berufsfachschule für Krankengymnastik an der Universität Erlangen-Nürnberg.)

*Prof. Dr. med. Axel von Ungern-Sternberg,* Weserberglandklinik Höxter, Chefarzt der II. Inneren Abteilung, 3470 Höxter, Postfach 100193.
(Ehemals II. Med. Univ.-Klinik und Poliklinik der Johannes Gutenberg-Universität Mainz, Angiologie)

CIP-Kurztitelaufnahme der Deutschen Bibliothek

**Ehrenberg, Hilla:**

Krankengymnastik bei peripheren Gefässerkrankungen / H. Ehrenberg ; A. von Ungern-Sternberg. Mit Beitr. von H. Erasmi ...
– München : Pflaum, 1987.
  (Fachbuchreihe Krankengymnastik)

NE: Ungern-Sternberg, Axel von:

ISBN 3-7905-0489-0


Copyright 1987 by Richard Pflaum KG
Alle Rechte, insbesondere die der Übersetzung, des Nachdrucks, der Entnahme von Abbildungen, der Funksendung, der Wiedergabe auf fotomechanischem oder ähnlichem Wege und der Speicherung in Datenverarbeitungsanlagen, bleiben, auch bei nur auszugsweiser Verwertung, vorbehalten.
Satz und Binden: Pustet, Regensburg
Druck: Pflaum, München

# Inhalt

Geleitwort .................................................. 13
Vorwort .................................................... 14

**I.** **Einführung** ........................................... 17
    A. v. Ungern-Sternberg
    Begriffsbestimmung und Klassifikation von peripheren Gefäßerkrankungen ................................................ 17

**II.** **Die Energiebereitstellung für die Zellfunktion** ............ 19
    A. Grünert

1    Allgemeine Zusammenhänge der Energiebereitstellung und des Stoffwechsels ..................................................... 19
1.1  Einleitung ............................................... 19
1.2  Definition der verwendeten Größen und Begriffe ............ 23
    (Energiebereitstellung – Ernährung und Stoffwechsel – Sauerstoffversorgung)
2    Die Energiebereitstellung unter anaeroben Bedingungen ...... 30
3    Zusammenfassende Darstellung der physiologischen Energiebereitstellung unter aeroben Bedingungen ............................. 33
4    Die anaerobe Energiebereitstellung unter physiologischen und pathologischen Bedingungen ........................................ 36

**III.** **Physiologische Grundlagen der Kreislauffunktion** ......... 39
    H.-V. Ulmer

1    Energieumsatz und Gewebsstoffwechsel ..................... 39
2    Muskel und Arbeit ....................................... 39
3    Gefäßsystem und Blutverteilung .......................... 42
4    Kapillarkreislauf ....................................... 46
5    Kreislaufregulation ..................................... 48
    Literatur ............................................... 51

| IV. | Arterien | 52 |

**A. v. Ungern-Sternberg**

|   | Pathophysiologie, Klinik und Untersuchungsmethoden peripherer arterieller Gefäßverschlüsse | 52 |
|---|---|---|
| 1 | Arteriosklerose | 52 |
| 2 | Risikofaktoren | 54 |
| 3 | Klinik der chronischen arteriellen Verschlußkrankheit | 56 |
| 3.1 | Stenosen und Verschlüsse der supraaortalen Gefäßäste | 57 |
| 3.2 | Stenosen und Verschlüsse der Arterien der unteren Extremitäten | 59 |
| 3.3 | Funktionelle Gefäßerkrankungen | 65 |
| 4 | Diagnostisches Vorgehen | 70 |
| 5 | Orientierung über Möglichkeiten der Therapiekontrolle | 80 |
|   | Literatur | 81 |

| 6 | Krankengymnastik im Rahmen der Konservativen Therapie | 83 |
|---|---|---|

**A. Niggemeier,** unter Mitarbeit von **H. Ehrenberg** und **L. Wiraeus**

| 6.1 | Periphere arterielle Verschlußkrankheit (PAVK) | 83 |
|---|---|---|
| 6.1.1 | Krankengymnastik bei arteriellen Verschlüssen der unteren Extremitäten im Stadium II | 83 |
|   | Krankengymnastische Befunderhebung | 83 |
|   | (Beschwerden – Lokalisationstypen – Hautveränderungen – Muskulatur (Funktion und Tastbefund) – Gelenkfunktion – Gangbild – Funktionsproben) | |
|   | Krankengymnastische Behandlung | 94 |
|   | (Kompensationsmechanismen – Behandlungsziele – Prinzipien) | |
|   | Aktive Techniken | 96 |
|   | (Gehtraining als Intervallarbeit – Gangschulung – Bewegungsserien der Beine mit Muskelgruppen distal der Verschlußlokalisation – Allgemeine Gymnastik bzw. allgemeines Bewegungstraining in Gruppen) | |
|   | Selbsteinschätzung und Motivation der Patienten | 111 |
|   | Passive Techniken | 112 |
|   | (Klassische Massage – Bindegewebsmassage) | |
|   | Unterstützende und ergänzende Maßnahmen | 114 |
|   | (Arterielle Drosselungen – Heiße Rolle) | |
|   | Durchführung der krankengymnastischen Behandlung im Stadium II | 114 |
|   | (Einzelbehandlung – Gruppenbehandlung) | |
|   | Erfolgsaussichten und Erfolgsbeurteilung | 121 |

| | | |
|---|---|---|
| 6.1.2 | Krankengymnastik bei arteriellen Verschlüssen der unteren Extremitäten im Stadium III und IV | 122 |
| | Krankengymnastische Befunderhebung | 122 |
| | (Beschwerden – Hautveränderungen – Muskulatur (Funktion und Tastbefund) – Gelenkfunktion) | |
| | Krankengymnastische Behandlung (Behandlungsziele – Prinzipien) | 123 |
| |     Passive Techniken | 123 |
| |     (Lagerung – Wattestiefel – Passives und unterstütztes Bewegen – Trockenbürstungen – Bindegewebsmassage – Klassische Massage) | |
| |     Aktive Techniken | 125 |
| |     (Bewegen der gesunden Gliedmaßen im Bett – Stehen vor dem Bett – Gehübungen im gepolsterten Schuh – Bewegen der Arme zur Ausdauerbeanspruchung – Einschätzung der Leistungsfähigkeit und Motivation) | |
| | Unterstützende und ergänzende Maßnahmen | 125 |
| 6.2 | Krankengymnastik bei arteriellen Verschlüssen der oberen Extremitäten im Stadium II | 126 |
| | Krankengymnastische Befunderhebung | 126 |
| | (Beschwerden – Lokalisationstypen – Hautveränderungen – Muskulatur (Funktion und Tastbefund) – Gelenkfunktion – Armbewegungen – Funktionsproben) | |
| | Krankengymnastische Behandlung (Behandlungsziel – Prinzipien) | 127 |
| |     Aktive Techniken | 128 |
| |     (Bewegungsserien der Arme mit Muskelgruppen distal der Verschlußlokalisation) | |
| |     Passive Techniken | 132 |
| |     (Bindegewebsmassage) | |
| |     Unterstützende und ergänzende Maßnahmen | 132 |
| |     (Heiße Rolle – Hauffesches Armbad) | |
| | Durchführung der krankengymnastischen Behandlung im Stadium II | 132 |
| | (Einzelbehandlung – Gruppenbehandlung) | |
| 6.3 | Krankengymnastik bei Funktionellen Durchblutungsstörungen | 133 |
| | Krankengymnastische Befunderhebung | 133 |
| | (Beschwerden – Hautveränderungen – Muskulatur (Funktion und Tastbefund) – Gelenkfunktion – Armbewegungen – Funktionsproben) | |
| | Krankengymnastische Behandlung | 134 |
| |     (Behandlungsziel – Prinzipien) | |
| |     Passive Techniken | 135 |
| |     (Massagen – Trockenbürstungen) | |
| |     Unterstützende und ergänzende Maßnahmen | 135 |
| |     (Heiße Rolle – Hauffesches Armbad – Arterielle Drosselungen) | |

|  | Aktive Techniken | 135 |
|---|---|---|
|  | (Umlagerungen – Bewegungsserien der Arme als Intervallarbeit) | |
|  | Ratschläge | 136 |
|  | Durchführung der krankengymnastischen Behandlung bei Funktionellen Durchblutungsstörungen | 136 |
|  | (Einzelbehandlung – Gruppenbehandlung) | |
|  | Erfolgsbeurteilung | 136 |
|  | Literatur | 137 |
| **7** | **Krankengymnastik bei chirurgischen Eingriffen am arteriellen Gefäßsystem in der frühen postoperativen Phase** | **139** |
|  | H. Ehrenberg, H. Erasmi unter Mitarbeit von H. Hofmann und Ch. Lehmann | |
| 7.1 | Gefäßoperationen (Kurze Übersicht) | 139 |
| 7.2 | Präoperative Behandlung | 144 |
| 7.3 | Postoperative Behandlung | 148 |
| **V.** | **Venen- und Lymphsystem** | **153** |
|  | **H. Kristen** | |
| 1 | Physiologie des Venensystems | 153 |
| 2 | Pathophysiologie, Klinik, Untersuchungsmethoden und Therapie der Venenerkrankungen | 161 |
| 2.1 | Oberflächliches Venensystem | 161 |
|  | Varizen | 161 |
|  | Akute Phlebitis bzw. Varikophlebitis der Beine | 166 |
|  | Akute Phlebitis der Arme | 168 |
|  | Chronisch venöse Insuffizienz | 168 |
| 2.2 | Tiefes Venensystem | 169 |
|  | Phlebothrombose der Beine | 169 |
|  | Postthrombotisches Syndrom | 183 |
|  | Ulcus cruris | 188 |
|  | Phlebothrombose der Arme | 189 |
| 3 | Anatomie und Physiologie der Lymphgefäße | 190 |
| 4 | Klinik und Therapie der Lymphgefäßerkrankungen | 192 |
| 4.1 | Lymphödem | 192 |
|  | Lymphödem der Beine | 192 |
|  | Lymphödem der Arme | 193 |
|  | Literatur | 194 |

| 5 | Krankengymnastik bei Erkrankungen des Venen- und Lymphgefäßsystems | 199 |

H. Ehrenberg

| 5.1 | Basistechniken | 199 |
| 5.1.1 | Kompression = passive Techniken | 199 |
| | Kompressionsverbände | 199 |
| | (Einführung – Bindenmaterial) | |
| | Verbände – Wickeltechniken | 203 |
| |    Beinverbände | 203 |
| |    (Einführung – Verbände mit Langzugbinden – Verbände mit Kurzzugbinden – Verbände, die Langzugbinden und Kurzzugbinden kombinieren – Schaumgummikompressionsverband) | |
| |    Armverbände | 216 |
| |    (Verband mit Langzugbinden – Verband mit Kurzzugbinden) | |
| |    Fehler beim Anwickeln | 217 |
| |    Kompressionsstrümpfe | 217 |
| |    Kompressionsstrümpfe für den bettlägerigen Patienten | 217 |
| |    (Beinstrümpfe – Antithrombosestrümpfe – Zur Wirkung der Bettstrümpfe – Armstrümpfe) | |
| |    Kompressionsstrümpfe zur Nachsorge und Langzeittherapie | 220 |
| |    (Zweizugkompression – Druckklassen – Beinstrümpfe – Armstrümpfe) | |
| |    Apparative Kompression – Intermittierende Kompression | 224 |
| 5.1.2 | Hochlagerung = passive Techniken | 225 |
| | Techniken der Hochlagerung für die Beine | 225 |
| | Techniken der Hochlagerung für die Arme | 227 |
| 5.1.3 | Bewegung = aktive Techniken | 229 |
| | Muskel- und Gelenkpumpe (Wirkungen) | 229 |
| | Bewegungsreize (Qualität und Quantität) | 232 |
| | Bewegungen im Alltag | 233 |
| |    Gehen – Transport des Körperschwerpunktes | 233 |
| |    Gehen und Gangschulung | 238 |
| |    (Gangbild – Gangschulung mit besonderer Beachtung der Körperwahrnehmung – Gehen und Wandern) | |
| |    Treppensteigen | 240 |
| |    Sitzen und Aufstehen | 242 |
| |    (Sitzgewohnheiten – Aufstehen vom Stuhl – Aufstehen vom Boden aus dem Vierfüßlerstand) | |
| |    Heben | 245 |
| |    Bewegungen im Alltag und Dauerkompression | 246 |
| |       Bewegungen bettlägeriger Patienten | 246 |
| |       Einführung | 246 |

Beinbewegungen .. .. .. .. .. .. .. .. .. .. .. .. 246
(Treten gegen Bettfußende – Treten eines Bettfahrrades (Pedaltreten) – Passives und unterstütztes Bewegen der Beine)
Armbewegungen .. .. .. .. .. .. .. .. .. .. .. .. 250
Bewegungen bei Hochlagerung und Hochhalte (sog. Entstauungsgymnastik) .. .. .. .. .. .. .. .. .. .. .. .. .. .. .. 251
Beinbewegungen .. .. .. .. .. .. .. .. .. .. .. .. 251
(Fußtreten in Serien – Zehenbeugen und Zehenstrecken – Halten gegen den Widerstand der Schwerkraft und gegen das Bettfußende – Radfahrbewegungen mit 1 Bein)
Armbewegungen .. .. .. .. .. .. .. .. .. .. .. .. 256
(Freies Bewegen d. h. ohne zusätzlichen Widerstand – Bewegen gegen Widerstand von Handgeräten)
Bewegungen in verschiedenen Ausgangsstellungen .. .. .. .. .. 258
(Fußgymnastik im Sitzen – Fußgymnastik und Wadendehnung im Stand – Kleinschrittgang)
Bewegungen im Wasser einschl. Schwimmen .. .. .. .. .. .. 260
(Wassergewöhnung – Gehen im Wasser und Gymnastik im Wasser – Schwimmen – Nachruhe)

| | | |
|---|---|---|
| 5.2 | Ergänzende Techniken .. .. .. .. .. .. .. .. .. .. .. .. | 260 |
| 5.2.1 | Techniken der Atemtherapie .. .. .. .. .. .. .. .. .. .. | 260 |
| 5.2.2 | Kälteanwendungen .. .. .. .. .. .. .. .. .. .. .. .. | 262 |
| | (Wirkungen – Kalte Kompressen – Wassertreten – Kalter Guß) | |
| 5.2.3 | Massagen .. .. .. .. .. .. .. .. .. .. .. .. .. .. | 262 |
| | (Wirkungen – Klassische Massage – Bindegewebsmassage – Manuelle Lymphdrainage) | |
| 5.3 | Anwendung der Basistechniken und der ergänzenden Techniken bei Erkrankungen des Venen- und Lymphgefäßsystems .. .. .. .. | 263 |
| | Krankengymnastische Befunderhebung .. .. .. .. .. .. .. | 263 |
| | (Beschwerden – Ödeme – Hautveränderungen – Gefäßveränderungen – Gelenkbeweglichkeit – Muskulatur (Funktion und Tastbefund) – Unterhautbindegewebe «Bindegewebsbefund» – Gangbild) | |
| 5.3.1 | Erkrankungen des oberflächlichen Venensystems .. .. .. .. .. | 267 |
| | (Varizen – Varikophlebitis – Phlebitis – Chronisch venöse Insuffizienz) | |
| 5.3.2 | Erkrankungen des tiefen Venensystems .. .. .. .. .. .. .. | 273 |
| | Phlebothrombose .. .. .. .. .. .. .. .. .. .. .. .. | 273 |
| | Krankengymnastische Thromboseprophylaxe .. .. .. .. .. | 273 |
| | Krankengymnastische Behandlung der Phlebothrombose .. .. | 278 |
| | Phlebothrombose der Beine .. .. .. .. .. .. .. .. .. | 278 |
| | Oberschenkel- und Beckenvenenthrombose .. .. .. .. .. | 278 |
| | Unterschenkelthrombose .. .. .. .. .. .. .. .. .. | 284 |

|       | Phlebothrombose der Arme .. .. .. .. .. .. .. .. .. .. .. 288 |
|---|---|

|       | Schlüsselbein-Achselvenenthrombose .. .. .. .. .. .. .. .. 288 |
|---|---|

|       | Ulcus cruris .. .. .. .. .. .. .. .. .. .. .. .. .. .. .. 289 |
|---|---|

5.3.3 Erkrankungen des Lymphgefäßsystems .. .. .. .. .. .. .. .. 294
      Einführung .. .. .. .. .. .. .. .. .. .. .. .. .. .. .. 294
      Lymphödem der Beine .. .. .. .. .. .. .. .. .. .. .. .. 295
      Lymphödem der Arme .. .. .. .. .. .. .. .. .. .. .. .. 299
5.4 Hinweise für die Anwendung der Basistechniken und der ergänzenden Techniken bei Schwellzuständen nach Frakturen und bei Paresen .. .. 304

ABSCHLUSSBETRACHTUNG ÜBER DEN EINSATZ KRANKENGYMNASTISCHER TECHNIKEN BEI PERIPHEREN GEFÄSSERKRANKUNGEN .. .. .. .. .. .. .. .. .. 307

Literatur .. .. .. .. .. .. .. .. .. .. .. .. .. .. .. .. .. 307

Sachregister .. .. .. .. .. .. .. .. .. .. .. .. .. .. .. .. 309

# Autoren

*Hilla Ehrenberg,* Krankengymnastin, Keesburgstr. 38, 8700 Würzburg (ehemalige leitende Krankengymnastin der Med. Univ. Klinik Köln und Lehrkraft der Krankengymnastik für Innere Medizin), nebenamtliche Lehrkraft an der staatlichen Berufsfachschule für Krankengymnastik an der Universität Erlangen-Nürnberg

*Prof. Dr. med. A. von Ungern-Sternberg,* Weserberglandklinik Höxter, Chefarzt der II. Inneren Abteilung, 3470 Höxter, Postfach 100193 (ehemals II. Med. Univ. Klinik und Poliklinik der Johannes Gutenberg Universität Mainz, Angiologie)

*Prof. Dr. med. Dr. A. Grünert,* Klinikum der Universität Ulm, Abteilung für experimentelle Anästhesiologie, Oberer Eselsberg M 23, 7900 Ulm (ehemals Physiologisch-chemisches Institut der Johannes Gutenberg Universität Mainz)

*Prof. Dr. med. H.-V. Ulmer,* Sportphysiologische Abteilung des FB 26, Johannes Gutenberg Universität Mainz, Saarstr. 21, 6500 Mainz

*Prof. Dr. med. Heide Erasmi,* Chir. Universitätsklinik Köln, Josef Stelzmannstr. 9, 5000 Köln 41

*Dr. med. H. Kristen,* Alter Markt 28–32, 5000 Köln 1 (ehemals Chir. Universitätsklinik Köln)

*Anneliese Niggemeier,* Krankengymnastin, Lehrkraft der Krankengymnastik für Innere Medizin an der Krankengymnastikschule der Johannes Gutenberg Universität Mainz, Am Pulverturm 13, 6500 Mainz

*Mitarbeiter:*

*Lars Wiraeus,* leitender Krankengymnast und Lehrkraft der Krankengymnastik für Innere Medizin, Herz- und Kreislauf-Klinik Bad Bevensen, Römstedterstr. 25, 3118 Bad Bevensen

*Hergard Hofmann,* leitende Krankengymnastin der chirurgischen Universitätsklinik Köln und Lehrkraft der Krankengymnastik für Chirurgie, Josef Stelzmannstr. 9, 5000 Köln 41

*Christiane Lehmann,* Krankengymnastin an der chirurgischen Universitätsklinik Köln, Josef Stelzmannstr. 9, 500 Köln 41

*Gertrud Golling,* Krankengymnastin und Lehrkraft der Krankengymnastik für Gynäkologie an der Berufsfachschule für Krankengymnastik der Universität Erlangen-Nürnberg, Maximilianplatz 2, 8520 Erlangen

# Geleitwort

Unter Mitarbeit von 5 pathophysiologisch und pathobiochemisch besonders ausgewiesenen Ärzten sowie 2 leitenden Krankengymnasten haben Professor von Ungern-Sternberg, Chefarzt der II. Inneren Abteilung der Weserbergland-Klinik, und Frau Hilla Ehrenberg, international bekannte ehemalige leitende Krankengymnastin der Universitätskliniken in Köln, ein Buch über «Krankengymnastik bei peripheren Gefäßerkrankungen» herausgebracht, das ich nach Lektüre der wesentlichen Abschnitte nur bestens empfehlen kann. Wem?
Einerseits den Spezialisten: sie werden dort in ungewöhnlicher Detaildarstellung die ergänzenden Übungen und Hilfen vor und nach komplizierten chirurgischen oder medikamentösen Maßnahmen finden. Andererseits gerade den niedergelassenen Kollegen, die dort das aufsuchen können, was in den Frühstadien ohne großen Aufwand in jeder Praxis anwendbar ist. Selbstverständlich den Krankengymnasten, denen die Ableitung von den Grundlagen bis zu den Einzelheiten der Durchführung ein geschlossenes Ganzes ergibt. Nicht zuletzt aber auch den Kranken, die den flüssig geschriebenen Text zu einem großen Teil verstehen und für ihre persönlichen Übungen nutzen können.
Die Anweisungen sind – nach den Grundlagen – in einen arteriellen und in einen venös-lymphatischen Teil gegliedert. Immer stehen neben Hinweisen auf die krankengymnastische Befunderhebung die eigenen aktiven Übungen mit Recht im Vordergrund; passive und unterstützende Maßnahmen, wie etwa durch Massage oder Verbände, schließen sich an.
Ich kenne kein Buch, das so vollständig und so logisch aufgebaut die nicht-invasiven physikalischen Maßnahmen bei den Störungen der Blutzirkulation behandelt. Wenn das Buch helfen würde, durch frühzeitige mechanische Hilfen, besonders durch den Reiz zur Entwicklung von Kollateralen, die deletären Folgen der Stadien III und IV im Gehirn, am Herzen, am Darm, in den Nieren, an den Extremitäten zu verhindern oder zu verzögern, wäre sein Zweck mehr als erfüllt. Die Methoden dafür werden aus vieljähriger eigener Erfahrung angeboten.

Köln, im Sommer 1986 *Rudolf Gross*
em. o. Professor der Inneren Medizin
ehem. Direktor der Medizinischen
Universitätsklinik, Köln.

# Vorwort

Gewöhnlich wird leider auch von Fachkundigen eine irgendwie geartete Versorgungsstörung an den Extremitäten, zumeist an den Beinen, recht ungenau «Durchblutungsstörung» genannt. Eine solche Ungenauigkeit erstaunt besonders bei Gefäßen, die recht gut der klinischen Untersuchung zugänglich sind, wo die Unterscheidung also zwischen arterieller, venöser oder lymphatischer Erkrankung vergleichsweise einfach ist.

Eine solche Unterscheidung nach pathophysiologischen Aspekten hat keineswegs nur akademische Bedeutung, sondern ist die einzige rationale Grundlage für das therapeutische Handeln. Auch das krankengymnastische Handeln muß unbedingt von prinzipiellen Kenntnissen der Pathophysiologie geleitet werden, selbst wenn ähnliche Elemente wie beispielsweise Lagerung und Bewegungsübungen gleichermaßen bei arteriellen, venösen und lymphatischen Erkrankungen wirksam sind. Deshalb wird in diesem Buch auch eine Gliederung in die entsprechenden Kapitel beachtet. Zum besseren Verständnis dessen, was bei einer Versorgungs- oder Entsorgungsstörung auf Zellniveau geschieht, sind den klinischen Kapiteln ein Beitrag über die Energiebereitstellung für die Zellfunktion und ein Beitrag über physiologische Grundlagen der Kreislauffunktion vorangestellt.

Da über die Krankengymnastik bei chronischer arterieller Verschlußkrankheit vieles bekannt und wohl etabliert ist, konnte dieser Teil des Buches relativ straff dargestellt werden. Wichtig war es uns, eine detaillierte Darstellung verschiedener konservativer therapeutischer Ansätze zu geben und über die Krankengymnastik bei chirurgischen Eingriffen am arteriellen Gefäßsystem zu sprechen, da erfahrungsgemäß auf diesem Sektor wieder relativ geringe Kenntnisse bestehen.

Viel Unsicherheit und Unkenntnis besteht noch auf dem Sektor der venösen und lymphatischen Erkrankungen. Die Abhandlung darüber nimmt daher einen größeren Raum ein, wobei eine Erörterung von Detailproblemen und Wiederholungen bewußt in Kauf genommen werden, sofern sie zum besseren Verständnis der eingesetzten krankengymnastischen Behandlungsmethoden notwendig erscheinen.

Die Bewegungstherapie bei arteriellen, venösen und lymphatischen Erkrankungen setzt wesentlich bei der Muskelbeanspruchung des Gehens an. Daher wird der Gangmechanismus – ergänzt durch eine vektorielle Ganganalyse – eingehend geschildert, das heißt, es wird besonderer Wert auf eine biomechanische Betrachtungsweise des Ganges gelegt.

Auf den häufig verwandten Begriff «Gefäßtraining» haben wir verzichtet. Dieser ist nach unserer Auffassung ungenau und beschreibt nicht das, was mit einer Übungstherapie bezweckt wird. Bei der Therapie von Venenerkrankungen wird dieser Begriff auch im Zusammenhang mit hydrotherapeutischen Maßnahmen gesehen. Das eigentliche Ziel der Behandlung besteht aber in einer positiven Einflußnahme auf den gestörten Muskelstoffwechsel; Veränderungen an dem Funktionszustand der Gefäße sind sekundärer Natur. Bei den Dimensionsangaben, im wesentlichen handelt es sich um Druckmessungen, wurde die gebräuchliche Angabe in mm Hg gewählt, da sich gerade für den Blutdruck bisher die SI-Einheiten in kPa nicht durchgesetzt haben und auch eine internationale verbindliche Regelung bisher nicht erzielt werden konnte.

Die Anregung zur Entstehung dieser Schrift verdanken wir Asta von Mülmann. Ihr sei gedankt für die Geduld bei der langjährigen Bearbeitung, wie auch dem Pflaum Verlag für die gute Gesamtherstellung des Buches. Unser Dank gilt ebenfalls den mitarbeitenden Ärzten und Krankengymnasten, die uns bei unserem Vorhaben unterstützten, das Gebiet der peripheren Gefäßerkrankungen in der vorliegenden Form darzustellen. Unsere Absicht wäre erfüllt, wenn der Leser dieses Buch als nützliche Hilfe zum *eigenständigen therapeutischen Handeln* betrachtet.

Sommer 1986

*H. Ehrenberg*  *A. von Ungern-Sternberg*

# I.

# Einführung

## A. v. UNGERN-STERNBERG

**Begriffsbestimmung und Klassifikation von peripheren Gefäßerkrankungen**

Wenn man von peripheren Gefäßerkrankungen spricht, so grenzt man damit die gut zugänglichen Gefäße der Extremitäten von solchen ab, die innere Organe wie Herz, Niere, Magen, Darm und Gehirn versorgen. Die Bezeichnung «Gefäßerkrankung» enthält offensichtliche Ungenauigkeiten. So ist zwischen Erkrankungen der Arterien, der Venen und der Lymphgefäße zu unterscheiden. Ferner hat es erheblichen Einfluß auf klinischen Verlauf und therapeutische Überlegungen, ob eine entzündliche oder degenerative Schädigung der Gefäßwand vorliegt.
Die Einbettung der Gefäße in ein Regelsystem aus Nervenimpulsen und Stoffwechselvorgängen ist für die einzelnen Regionen, beispielsweise den Koronarkreislauf, die Hautgefäße oder den Gehirnkreislauf, sehr unterschiedlich, je nach der Funktion des zu versorgenden Organs.
Auf dem Wege vom Herzen zum Zielorgan erfährt die Arterie nicht nur eine Größenabnahme, sondern auch einen Wandel des Gefäßwandaufbaus, um funktionell an die Aufgaben der Organperfusion angepaßt zu werden. Fließendes Blut und blutführendes arterielles Gefäß stellen eine Einheit im Dienst der Organversorgung dar, Venen- und Lymphsystem sichern die Drainage. Sie sind als Niederdrucksystem und Volumenreservoir ein wichtiger Bestandteil des Kreislaufs.
Jede Erkrankung führt zu einer Störung dieses feinabgestimmten Funktionsablaufs. Ein arterieller Gefäßverschluß ist deshalb kaum mit der Verstopfung einer Röhre zu vergleichen, viel eher entspricht er dem Ausfall eines Bausteins in einer integrierten elektronischen Schaltung. Das Resultat, die Minderdurchblutung des nachgeschalteten Gewebes, führt je nach Ausmaß der Durchblutungsstörung zu einer Minderung der Organfunktion oder gar zum Gewebsuntergang. Grundlage für jede therapeutische Überlegung ist die Kenntnis physiologischer und biochemischer Abläufe im Organismus, d. h. von Vorgängen, die beim Gesunden die Leistungsfähigkeit des Organs bestimmen.
Deshalb wird auch eine theoretische Betrachtung über die Energiebereitstellung für die Zellfunktion und über die physiologischen Grundlagen der Kreislauffunktion

vorangestellt. Sie dienen dem Verständnis der veränderten Bedingungen bei vermindertem Sauerstoff- und Nährstoffangebot infolge arterieller Durchblutungsstörungen und venöser sowie lymphatischer Abflußstörungen. Die Kapitel über Pathophysiologie, Klinik, Untersuchung und Therapie von Erkrankungen der Arterien, des Venen- und Lymphsystems sollen zum Verständnis der Erkrankungen beitragen und die Einordnung der krankengymnastischen Behandlung verständlich machen.

# II.

# Die Energiebereitstellung für die Zellfunktion

## A. GRÜNERT

## 1 Allgemeine Zusammenhänge der Energiebereitstellung und des Stoffwechsels

### 1.1 Einleitung

Im folgenden Kapitel werden Grundlagen und Zusammenhänge beschrieben, die einen Überblick über biochemische und biophysikalische Funktionen ermöglichen, die für das Verständnis der im vorliegenden Band behandelten Probleme der peripheren Gefäßerkrankungen von Bedeutung sind.

Bevor man in das komplexe Gebiet der Energiebereitstellung in lebendem Gewebe einsteigt, ist es erforderlich, eine klare und verbindliche Nomenklatur über die zugrundeliegenden Begriffe festzulegen. Wir werden vor der Erörterung der biophysikalischen und biochemischen Funktionen einen Katalog von Begriffen definieren, ohne deren Verständnis und Einordnung eine unmißverständliche Erörterung der Energieprozesse nicht möglich ist.

Bei diesem Vorgehen muß ein Kompromiß eingegangen werden, da dem Zweck des Buches entsprechend nur solche Definitionen verwendet werden sollen, die auch den nicht spezifisch biochemisch oder biophysikalisch ausgebildeten Leser in die Lage versetzen sollen, ein Verständnis für die Verwendung der Begriffe zu entwickeln, ohne in allen Details einer wissenschaftlich strengen Exaktheit zu gehorchen.

Die Begriffe, die zur Erörterung im Vordergrund stehen, sind neben der *Energiebereitstellung* die den biochemischen Reaktionen zugeordneten Begriffe des gesamten ineinandergreifenden Systems der vitalen Funktionen, die die Voraussetzungen einer leistungsfähigen Energiebereitstellung sind. Neben der groben Skizzierung dieser Voraussetzungen, nämlich des Gasaustauschs in der Lunge, sowie der Hämodynamik, also des Blutkreislaufs, und des Zustandes des sogenannten inneren Milieus, kann man allgemeine Zusammenhänge ableiten, die für die gesamte lebende Materie gelten. Als *inneres Milieu* kennzeichnet man die intrazellulären und extrazellulären Flüssigkeitsräume, in denen die biophysikalischen und biochemischen Prozesse ablaufen. Für die im allgemeinen enzymkatalisierten biochemischen Reaktionen müssen bestimmte Reaktionsbedingungen vorliegen, deren konstante Einhaltung als *Homöostase* bezeichnet wird. Zu diesen Bedingungen gehören neben dem sogenannten Hydratationszustand, der sozusagen die Menge der vorliegenden Flüssigkeit beschreibt, vor allem der pH-Wert, die Konzentration der Elektrolyte und auch die Körpertemperatur sowie eine Reihe anderer Kenngrößen wie z. B. Puffereigenschaften und Pufferkapazitäten (Abb. 1).

Den hier im speziellen abgehandelten Zuständen sind Prinzipien übergeordnet, die allgemein in lebenden Systemen gelten. Bevor wir die Definitionen festlegen und erläutern, sollen diese übergeordneten Prinzipien kurz skizziert werden, um diesen allgemeinen Zusammenhang für lebende Materie zu erkennen.

Eine Grunderscheinung lebender Materie ist der permanent erforderliche Energieeinsatz, wobei hier im Vorgriff Energie als etwas verstanden werden soll, mit dessen Hilfe man Arbeit leisten kann (Abb. 2). Eng zusammenhängend mit der Energie

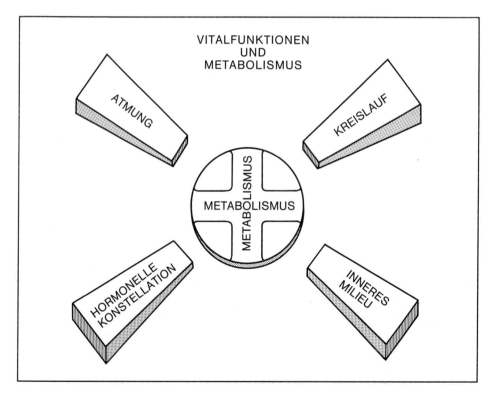

Abb. 1: Der Zustand der vitalen Funktionen bestimmt den Zustand und die Aktivität des Stoffwechsels.

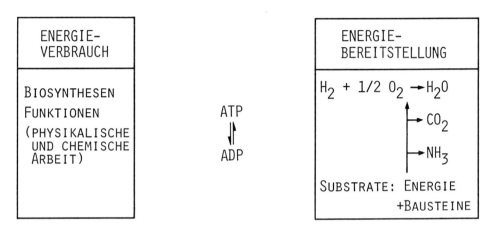

Abb. 2: Die Lebensprozesse sind charakterisiert durch ein Gleichgewicht zwischen den energiebereitstellenden und den energieverbrauchenden Prozessen.
«Biosynthese» bedeutet Aufbau körpereigener Substanzen, die ständig erforderlich sind, da alle Substanzen des Organismus einem ständigen Abbau unterworfen sind. Hierzu wird Energie benötigt.

wird sich im folgenden Kapitel die Definition der Arbeit anschließen, wobei auch hier mit großen Abstrichen mehr laienhafte Beschreibungen als strenge Definitionen gegeben werden.
Wir halten als erstes Prinzip fest, daß ein lebendes System dadurch charakterisiert wird, daß es um zu leben ohne Unterbrechung Energie einsetzen muß. Man kann umgekehrt sagen, daß lebende Organismen dann sterben, wenn diese Energiebereitstellung aufhört.
Diesem etwas theoretischen Ansatz kann man ein konkretes Bild zugrundelegen: Wenn wir in erster Linie bezüglich der Energie auch eine Zelle oder einen lebenden Organismus als Maschine betrachten, dann kann man sagen, daß diese Maschine nur solange ihre Funktion erfüllt, solange sie mit einem Brennstoff angetrieben wird.
Auch die höher entwickelten lebenden Systeme beziehen ihre Energie letzten Endes aus Oxidationsprozessen, also aus der Verbrennung von Substanzen mit Hilfe von Sauerstoff. Die Grundreaktion der höheren Organismen ist eine Oxidationsreaktion von Glukose, in deren Verlauf Glukose abgebaut wird zu $CO_2$ und Wasser, wie aus der nebenstehenden Gleichung hervorgeht (Abb. 3).

---

**VERBRENNUNG VON ZUCKER ALS GRUNDREAKTION**
**DER**
**ENERGIEBEREITSTELLUNG**

---

GLUKOSE + SAUERSTOFF ⟶ KOHLENDIOXID + WASSER

$C_6H_{12}O_6$ + 6 $O_2$ ⟶ 6 $CO_2$ + 6 $H_2O$

und $\boxed{\text{WÄRME}}$

---

Abb. 3: 1 Mol Glukose ($C_6H_{12}O_6$) verbrennt mit 6 Mol Sauerstoff ($O_2$) zu 6 Mol Kohlendioxid ($CO_2$) und 6 Mol Wasser ($H_2O$) unter Freisetzung von Wärme, d. h. um 1 Molekül Glukose vollständig abzubauen, werden 6 Moleküle Sauerstoff benötigt (1 Mol ist das Molekulargewicht eines Stoffes in Gramm).

Diese Gleichung wird erwähnt, weil sie neben dem etwas imaginären Bild der Energiebereitstellung zwei konkrete Voraussetzungen klar macht: Für diese Energiebereitstellung benötigt der Körper auf der einen Seite Sauerstoff und auf der anderen Seite Substrate, im vorliegenden Beispiel Glukose, welche im wesentlichen das Hauptsubstrat in einem physiologisch arbeitenden Organismus darstellt. Sie kann jedenfalls von jeder Zelle des Organismus für die Energiebereitstellung umgesetzt werden.

Wir halten also fest, daß für die Grundvoraussetzung lebender Systeme, nämlich die permanente Energiebereitstellung, die konkreten Bedingungen erfüllt sein müssen, daß diese Organismen über eine leistungsfähige Sauerstoffversorgung und eine entsprechende Substratversorgung aus der Nahrung verfügen.

In dieser Einleitung soll aber gleich auf eine weitere wesentliche Voraussetzung eines ungestörten Energiebereitstellungsprozesses hingewiesen werden:

Die zugrundeliegenden Prozesse funktionieren nur, wenn über eine leistungsfähige Entsorgung die naturgemäß anfallenden Abfallprodukte im vorliegenden Beispiel vor allem das Kohlendioxid und Wasser entsprechend der Stoffwechselaktivität aus dem Organismus entfernt werden. Bei etwas komplizierteren Stoffen, die auch in diesen Oxidationsprozeß einfließen, werden daneben weitere Abfallprodukte frei, von denen von besonderer Bedeutung der Ammoniak und auch die anorganischen Oxide wie Phosphat und Sulfat eine wesentliche Rolle spielen.

## 1.2 Definitionen der verwendeten Größen und Begriffe

**Energiebereitstellung**

Die Definition und Begriffsbestimmung der Energie ist gleichbedeutend mit der Begriffsbestimmung für Arbeit. Man muß für das Verständnis davon ausgehen, daß Energie nichts anderes bedeutet als die Fähigkeit, Arbeit leisten zu können. Übersetzt bedeutet es, daß ein Stoff oder ein System dann energiereich ist, wenn diese Eigenschaft das System zu einer entsprechenden Arbeitsleistung führen kann. Daß auf dem Weg der Umsetzung des Energieinhaltes einer Substanz bis zur tatsächlichen Arbeitsleistung auch Hemmungen und Hindernisse im Wege liegen können, so daß die Arbeit selbst nicht realisiert werden kann, beschneidet nicht den Wert der obigen Beschreibung. Für die Messung des Energieinhaltes werden heute zwei Größen verwendet: Die *Kalorie* und das *Joule*.*

Um mit einem Beispiel für die Charakterisierung dieser Maßeinheiten noch ein besseres Verständnis für die Energie zu ermöglichen, wird das Meßverfahren beschrieben, mit Hilfe dessen man Energieinhalte bestimmt, also den sogenannten Kalorieninhalt kennzeichnet. Wenn eine Substanz mit Sauerstoff verbrannt wird, also einer Oxidation zu Endprodukten unterliegt, wird bei bestimmten Voraussetzungen eine bestimmte Menge des Energieinhaltes der Substanz in Form von Wärme frei. Man hat daher die Menge an Energie, die dabei freigesetzt wird, und für eine bestimmte Substanz jeweils gemessen werden soll, danach beurteilt, in welchem Ausmaße die freigesetzte Energie eine bestimmte Menge Wasser, nämlich 1 g, um eine bestimmte Temperatur, nämlich 1 Grad von 14,5 auf 15,5° C erwärmen kann. Am leichtesten verständlich wird für einen Laien der Zusammenhang von Energie und Arbeit, wenn man sich klar macht, daß für die Erwärmung einer Substanz von einer bestimmten Temperatur auf eine neue Temperatur eben eine bestimmte Menge Energie notwendig ist, um diesen Effekt zu erreichen.

Da wir die Energie in Kalorien angeben, also in Wärmemengen beispielsweise, die es ermöglichen eine bestimmte Menge einer Substanz zu erwärmen, und wir oben die Energie und Arbeit als etwas gleiches angesetzt haben, wird auch die Arbeit in Kalorien gemessen.

Die Größe «Joule» ist nichts anderes als die Mengenbezeichnung für eine bestimmte Energiemenge, die eben aufgrund eines bestimmten Meßverfahrens ermittelt wurde. So hat der englische Wissenschaftler Joule wissen wollen, welche mechanische Energie einer bestimmten Wärmeenergie entspricht, und hat diese beiden Meßverfahren miteinander verglichen. Im Prinzip ist es nichts grundsätzlich ver-

---

* Die heute nach dem SI-Einheitensystem (Système Internationale des unités) gültige Einheit ist das Joule (Aussprache: Tschuul).

schiedenes, ob man den Energieinhalt in Kalorien oder Joule angibt, es ist lediglich ein anderes Meßverfahren, was aufgrund einer anderen Eigenschaft eben auch zu anderen Zahlen führen muß. Der Zusammenhang zwischen Joule und Kalorie ist eigentlich ziemlich kompliziert aber andererseits für das Verständnis von energetischen Prozessen irrelevant. Der Umrechnungsfaktor von einer Kalorie zu einem Joule ergibt sich aus folgender Beziehung: 1 cal = 4.18 J. Da Cal und J relativ kleine Energiemengen bedeuten, verwendet man in der Regel eine um den Faktor 1000 größere Einheit, nämlich Kcal (Kilocalorie) und KJ (Kilojoule).

**Ernährung und Stoffwechsel**

Wir haben oben schon angedeutet, daß für eine ausreichende Energieversorgung der lebenden Zellen und damit auch der Muskulatur eine Voraussetzung darin besteht, daß Rohstoffe für die Oxidationsprozesse in ausreichendem Maße zur Verfügung stehen. Wir kommen dieser Voraussetzung täglich nach, indem wir uns Nahrung zuführen. Die Nahrungszufuhr (Abb. 4) hat die Aufgabe, dem Körper Substrate zuzuführen, mit deren Hilfe er in einem komplizierten, streng geregelten und weit verzweigten Verfahren letzten Endes die Energie bereitstellt, die er für seine Funktion benötigt.

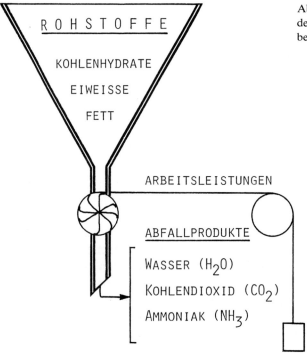

Abb. 4: Hochmolekulare Rohstoffe der Nahrung und die Abfallprodukte bei der Energiebereitstellung.

## EUKARYONTEN - ZELLE

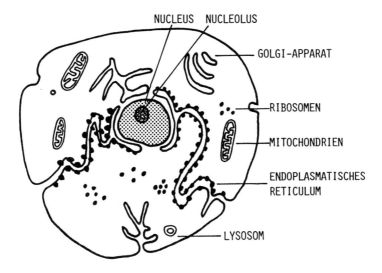

Abb. 5: Schematisierte Darstellung der Strukturen einer kernhaltigen Zelle.

Ist man sich der Gefahr zu weitgehender Vereinfachung bewußt, kann man sagen, daß alle Substanzen, von denen für die Energiebereitstellung vor allem die drei Grundbausteine unserer Nahrung, nämlich Kohlenhydrate, Eiweiße und Fette eingesetzt werden, dem gleichen Ziel zugeführt werden:

Sie werden so vorbereitet, daß sie in bestimmten Strukturen der Zelle, nämlich den *Mitochondrien* (Abb. 5) Energie bereitstellen können, und zwar in Form einer Substanz, dem *Adenosintriphosphat* (ATP), die gewissermaßen einen Energiespeicher darstellt, und für den unmittelbaren Energiebedarf der einzelnen Funktionen zur Verfügung steht.

Man kann sagen, daß dieses ATP die Universalmünze für alle Energieausgaben des Körpers darstellt (Abb. 6). Hat der Körper eine Funktion zu erfüllen oder etwas genauer gesagt, laufen innerhalb und zwischen den Zellen Funktionen ab, dann werden die dafür notwendigen Energiekosten in Form von ATP bezahlt. Wir werden auf diese Substanz noch etwas detaillierter eingehen, wenn es darum geht, die konkreten Energieabläufe bei der Muskelaktivität zu skizzieren, weil bei diesen Abläufen, wie wir später sehen werden, das ATP als ein sehr kurzfristig verfügbarer aber sehr leistungsfähiger Energiespeicher dient.

```
ENERGIE-AUSTAUSCH

ENERGIEBEREITSTELLUNG DURCH SUBSTRATVERBRENNUNG

ADP + P ⇌ ATP

ENERGIEÜBERTRAGUNG DURCH ATP-AUFSPALTUNG
(HYDROLYSE)
```

Abb. 6: ATP als zentrale Substanz im Energieumsatz.


Ohne in das Detail gehen zu können, muß hier doch erwähnt werden, daß die Energiebereitstellung keineswegs nur dafür erforderlich ist, daß ein Muskel eine bestimmte Verkürzung durchführen kann und damit uns hilft, uns von der Stelle zu bewegen, sondern allein schon dafür ein beträchtliches Maß an Energie erforderlich ist, daß die Moleküle, die unseren Körper aufbauen, und die sehr komplex und vielgestaltig zusammengesetzt sind, nicht verfallen, bzw. der natürlich vorliegende permanente Zerfall durch einen stetigen Neuaufbau, eine Neusynthese, ersetzt wird.

Grob skizziert soll im folgenden das Grundprinzip der Substratumsetzung aufgezeigt werden, um einen Überblick über die Vorgänge zu geben, die in jeder Zelle ablaufen müssen, damit die erwähnte permanente Energiebereitstellung gewährleistet ist.

Wenn man die komplizierten Reaktionen, die in jeder Zelle stattfinden und für deren Beschreibung ein vielbändiges Handbuch nicht ausreichen würde, auf das Grundprinzip zurückführt, so kann man zeigen, daß alle Substrate, die für die Energiebereitstellung benutzt werden, in einem dreistufigen Prozeß letzten Endes zu einfachen kleinen Molekülen überführt werden, die in den Energiebereitstellungsprozeß einfließen, der erstaunlich einfach und allgemeingültig ist. Im folgenden Bild sind diese Verhältnisse skizziert (Abb. 7).

Die drei Stoffwechselstufen dienen folgenden generellen Funktionen:

In der Stufe 1 liegt eine sogenannte Vorbereitungsstufe vor, in der die zum Teil sehr komplexen Substrate der Naturstoffe in einfache Moleküle abgebaut werden. Dazu laufen biochemische Prozesse allgemeiner Gültigkeit ab. Die *Kohlenhydrate*, also diejenigen Substanzen, die man allgemein als Zucker bezeichnet, werden in dem

## BIOCHEMISCHES PRINZIP
## DER
## ENERGIE-BEREITSTELLUNG

| AUFBEREITUNGSSTUFE | |
|---|---|
| **KOHLENHYDRATE:** <br> – GLYKOLYSE <br> – PENTOSEPHOSPHAT-SHUNT <br><br> **FETTE:** <br> – β-OXIDATION <br><br> **EIWEISSE:** <br> – DESAMINIERUNG <br> – TRANSAMINIERUNG | **ACETYL-CoA** |
| ENDABBAU-STUFE | |
| TRICARBONSÄUREZYKLUS <br> – $CO_2$-BILDUNG | **NADH, FADH** |
| ENERGIE-ÜBERTRAGUNG | |
| $H_2 + 1/2\, O_2 \longrightarrow H_2O$ | **ATP** |

Abb. 7: Drei-Stufen-Abbauschema des Stoffwechsels.

Prozeß der *Glykolyse* zunächst in eine Substanz abgebaut, die man als aktivierte Essigsäure bezeichnet (ACETYL-COA). Diese aktivierte Essigsäure ist der Rohstoff sozusagen für die nachgeschaltete Stufe. Auch die beiden anderen Substrate werden zu dem gleichen Zwischenprodukt abgebaut:
Die Fette werden in einer spezifischen Reaktionsfolge der sogenannten Betaoxidation zunächst in die Essigsäure abgebaut wie auch die Eiweiße nach einer Aufspaltung in einzelne Aminosäuren und einer Entfernung der darin enthaltenen Aminogruppe zu dieser zentralen Substanz für den weiteren Abbau, nämlich der aktivierten Essigäure metabolisiert werden.
In der zweiten Stufe erfolgt dann der Endabbau der aktivierten Essigsäure und zwar zunächst des darin enthaltenen Kohlenstoffgerüsts zu $CO_2$, wobei der Wasserstoff

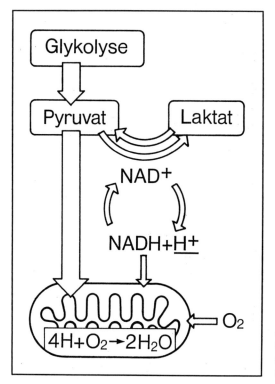

Abb. 8: Physiologische Zustände mit bedarfsentsprechender Sauerstoffversorgung und physiologischen Substratumsetzungen in der Zelle.

nicht direkt mit Sauerstoff zu Wasser oxidiert wird, sondern zunächst an Trägersubstanzen* gebunden als Substrat für die dritte Stufe zur Verfügung steht, die schließlich die eigentliche Energiebereitstellung darstellt.

Die letzte Stufe, wie auch die zweite Stufe laufen in bestimmten abgetrennten Räumen der Zelle, nämlich den Mitochondrien ab. Diese Mitochondrien stellen die eigentlichen Energiequellen der Zelle dar. In diesen Zellbereichen erfolgt in einem Stufenprozeß die langsame Oxidation des Wasserstoffs mit Sauerstoff zu Wasser. Dabei wird die Oxidationsenergie nicht in einem einzigen Paket frei, sondern wird über den stufenweisen Ablauf sozusagen portionsweise in den ATP-Molekülen eingefangen. Am Ende ist dann der Wasserstoff mit Sauerstoff zu Wasser oxidiert, wobei der bei einem Durchgang eingebrachte Wasserstoff (z. B. als NADH, Abb. 8) eine maximale Menge von 3 ATP-Molekülen ergibt.

Dieser dreistufige Gesamtablauf ist in der Zelle in verschiedene Bereiche lokalisiert. Von den Einzelmolekülen wie der Glukose, als Baustein der Kohlenhydrate, den Aminosäuren als Grundbausteine der Proteine und den Fettsäuren als Grundbausteine der Fette werden ohne Einwirkung von Sauerstoff die beiden ersteren im

* Diese Überträgersubstanzen werden Coenzyme genannt, wie z. B. $NAD^+$ und FAD.

sogenannten Cytosol – dem Raum außerhalb der Mitochondrien und die Fettsäuren innerhalb der Mitochondrien abgebaut.

Den Abbauprozeß für die Glukose ohne Einwirkung von Sauerstoff nennt man Glykolyse, der, da er ohne die Mitwirkung von Sauerstoff erfolgt, *anaerob* genannt wird. Mit dieser anaeroben Glykolyse, dem Abbau der Glukosemoleküle zu Pyruvat (Abb. 8), werden wir uns noch zu beschäftigen haben, wenn wir das Problem der Energiebereitstellung bei Abwesenheit von Sauerstoff, was sozusagen einem Notmechanismus entspricht, zu besprechen haben.

Der diesen Ablauf charakterisierende Stoffwechselprozeß ist die Milchsäurebildung, die zur sogenannten Laktacidose führt. Dieser Stoffwechselvorgang wird uns noch im Zusammenhang mit der sogenannten anaeroben Energiebereitstellung zu beschäftigen haben.

Wir fassen die Aussagen zur *Ernährung* und zum *Stoffwechsel* in der wichtigen Erkenntnis zusammen, daß die Substratzufuhr eine Grundvoraussetzung ist für den ununterbrochenen Energiebereitstellungsprozeß. Unter Stoffwechsel verstehen wir in unseren Betrachtungen die Zusammenfassung aller biochemischen Reaktionen, bei denen über Abbauprozesse einfache Moleküle entstehen, die sich für den universellen Energiebereitstellungsprozeß eignen. Wir schließen auch die Funktionen ein, die die Abfallprodukte, die bei diesem komplexen Ablauf entstehen, entfernen.

**Sauerstoffversorgung**

Wenn wir uns im vorherigen Abschnitt mit der Bedeutung der Ernährung als der Hauptquelle der Substratversorgung beschäftigt haben, so betraf sie die erste Voraussetzung der Energiebereitstellung.

Im folgenden wollen wir die zweite Voraussetzung etwas näher charakterisieren, nämlich die suffiziente d. h. bedarfsorientierte Versorgung mit Sauerstoff, die ja – wie wir angedeutet haben – in der endgültigen Energiebereitstellung in den Mitochondrien die eigentliche energieliefernde Reaktion, nämlich die Oxidation von Wasserstoff zu Wasser ermöglicht (Abb. 2, 8).

Die physiologische Energiebereitstellung findet unter dem Einsatz von Sauerstoff statt, d. h. die Voraussetzung einer ungestörten Energiebereitstellung für die Funktion des Organismus ist ein intakter Gasaustausch in der Lunge. Ohne auch hier auf das Detail eingehen zu können, ist neben der Grundvoraussetzung der ungestörten Sauerstoffversorgung von gleichrangiger Bedeutung die umsatzentsprechende Entsorgung des im Stoffwechsel als Endprodukt entstehenden $CO_2$. Ohne schon Teile des im folgenden darzustellenden Problems der arteriellen Durchblutung vorwegzunehmen, soll an dieser Stelle bereits betont werden, daß die Sauerstoffversorgung zwar einerseits von der Leistungsfähigkeit des Gasaustauschs in der Lunge bestimmt wird, aber andererseits ein ebenso erheblicher Einfluß auf die zelluläre $O_2$-Versorgung natürlich durch die Qualität der Blutzusammensetzung bezüglich der Sauerstofftransportkapazität und auch durch die Qualität des Blutkreislaufs selbst als dem eigentlichen Versorgungssystem für die Zellen ausgeübt wird.

Auch wenn der Gasaustausch in der Lunge nicht gestört ist und genügend Sauerstoffträger im Blut vorhanden sind, wird die Zelle in einen Energieengpaß dann kommen, wenn bei verlegter Blutbahn bestimmte Gebiete von der Blutversorgung ausgeschlossen sind. Wir wollen festhalten, daß *die Sauerstoffversorgung der Zelle* neben der Substratversorgung die zweite Grundvoraussetzung für eine ungestörte Energiebereitstellung ist, um wie oben dargelegt, über die Oxidationsreaktionen eine entsprechende ATP-Menge in der Zelle produzieren zu können.

## 2 Die Energiebereitstellung unter anaeroben Bedingungen

Wir nennen die Energiebereitstellung unter Mitwirkung von Sauerstoff *aerob*. Demgegenüber liegen Mechanismen und Reaktionen im Körper vor, die eine Energiebereitstellung, zumindest für bestimmte Zeiten, ermöglichen, wenn Sauerstoff nicht zur Verfügung steht. Die Reaktionen, die dann in der Zelle zu einer Versorgung mit Energie führen, nennt man daher *anaerob*. Mit diesen Prozessen werden wir uns im folgenden auseinandersetzen, um auch hier einen Überblick zu bekommen, welche Reaktionen in der Zelle ablaufen, wenn die Sauerstoffversorgung unterbrochen wird. Es ergeben sich weitere Schwierigkeiten bei einer Unterbrechung der Substratversorgung, die sich aber – sehen wir vom Gehirn einmal ab – aufgrund der vorhandenen Vorräte nicht so abrupt auswirken wie ein Sauerstoffmangel.

Wird Sauerstoff nicht mehr in genügendem Maße dem Kraftwerk der Zelle, den Mitochondrien, zur Verfügung gestellt, so kann das mehrere Ursachen haben: Die häufigste Ursache liegt in der Einschränkung des Sauerstoffantransports, sei es aufgrund eines äußeren Mangels – dieser Zustand führt zum Erstickungstod –, sei es aufgrund einer gestörten Blutzirkulation, wie bei großen Blutverlusten – dieser Zustand führt sozusagen auf zellulärer Ebene ebenfalls zum Ersticken. Dieser Vorgang und seine Folgen sind Hauptgegenstand des vorliegenden Buches. Unter diesen Bedingungen gerät dann das jeweils betroffene Gewebegebiet in einen Energienotstand, der dadurch charakterisiert ist, daß aufgrund des Sauerstoffmangels – zumindest für kurze Zeiten – Funktionen eintreten, die ein Überleben der Zelle mit einer auch ohne Sauerstoff ablaufenden Energiebereitstellung ermöglichen.

Bei der anaeroben Energiebereitstellung können verständlicherweise nur solche Reaktionen ablaufen, die auch unter physiologischen Verhältnissen in der Zelle bereits ohne Beteiligung von Sauerstoff vonstatten gehen.

Wie oben dargestellt, ist das vor allem der erste Teil des Abbauprozesses für den Hauptvertreter der Substrate der Energiebereitstellung, Glukose. Wir haben uns also dabei mit den Reaktionen der *anaerob* ablaufenden Glykolyse zu befassen. Welche Veränderungen treten auf, wenn die Zelle in diesen energetischen Engpaß der Sauerstoffmangelversorgung gerät?

Um den Engpaß noch einmal zu charakterisieren, wollen wir festhalten, daß die Zelle nicht genügend Sauerstoff zur Verfügung hat, um die im Augenblick benötigte ATP-Menge zur Verfügung zu stellen. Wir werden weiter unten noch sehen, daß für die erste Abdeckung des Energiebedarfs eine gewisse Reservemenge von ATP vorhanden ist. Im bezug auf die Muskelaktivitäten muß man aber sagen, daß diese Mengen nur außerordentlich kurzfristig eine Überbrückung sicherstellen können. Man kann abschätzen, daß die in der Zelle vorhandene ATP-Menge nur für maximal 3–4 Muskelkontraktionen ausreicht, was bedeutet, daß etwa nur 1–2 Sekunden maximale Arbeitsleistung in der Muskulatur durch das vorhandene ATP abgedeckt werden kann. Da diese Vorratsmenge außerordentlich knapp ist, gibt es eine zweite zusätzliche Bevorratung in Form einer weiteren Substanz, die man *Kreatinphosphat* nennt und die in etwa fünffacher Menge, verglichen mit ATP vorliegt. Alles in allem kann man aber sehen, daß die Überbrückungszeit, die mit Hilfe dieser Reserven abgedeckt wird, trotz allem außerordentlich kurz ist. Deshalb muß der Körper einen Notmechanismus in Funktion setzen, der darüberhinaus auch bei Abwesenheit von Sauerstoff eine Mindestenergiemenge zur Verfügung stellt – und das ist die ohne Sauerstoff, also anaerob ablaufende Glykolyse. Um das Funktionsgefüge dieser Prozesse etwas näher zu bringen, muß doch noch etwas Biochemie betrieben werden. Wir sehen in dem in Abb. 9 dargestellten Funktionsschema, daß am Ende der verschiedenen Reaktionen Brenztraubensäure und Milchsäure vorkommen.

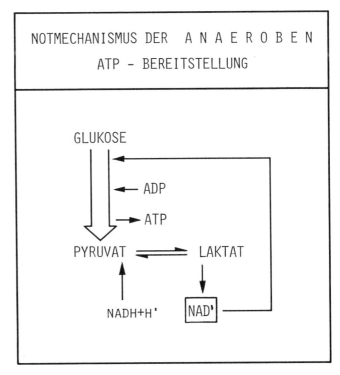

Abb. 9: Die anaerobe ATP-Bereitstellung kann nur durch den sauerstoffunabhängigen Abbau der Glucose erfolgen, wobei die Regeneration des für den weiteren Ablauf dieser Reaktionen erforderlichen NAD$^+$ über die Reduktion des Pyruvats zu Lactat erfolgen muß.

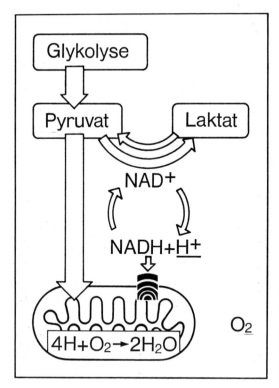

Abb. 10: Anaerober Zustand mit Mangel an Sauerstoff im Mitochondrion, wodurch die Regenerierung von wasserstofffreien Coenzymen (NAD*) mangelhaft wird und durch Laktatbildung erfolgen muß. D. h. es kommt zu einer physiologischen Zunahme der Laktatbildung.

Wir können auf ein allgemeingültiges Prinzip hinweisen: In dem Maße wie der auch in den Vorbereitungsreaktionen freigesetzte und an ein Überträgermolekül gebundene Wasserstoff nicht in die Energiefabrik Mitochondrion abfließt, um dort mit Sauerstoff oxidiert werden zu können, muß der Körper den Wasserstoff auf anderem Wege entfernen, um die Überträgermoleküle für den weiteren Abbau von Glukosemolekülen wieder freizustellen, und die Reaktionsbedingungen in der Zelle aufrecht zu erhalten. Der Notmechanismus, der hier für die Regeneration der freien Überträgerstoffe, die man wie schon erwähnt, Coenzyme nennt, zur Verfügung steht, ist die Reduktion d. h. Wasserstoffbeladung von Pyruvat, der Brenztraubensäure, was zu dem Reduktionsprodukt Laktat, d. h. der Milchsäure führt (Abb. 10).

Wir können als Fazit festhalten, daß bei Abwesenheit von Sauerstoff eine Minimalmenge an ATP in der anaeroben Glykolyse hergestellt wird, und der Vorgang dadurch in Gang gehalten wird, daß die entstehenden wasserstoffbeladenen Coenzyme durch eine Übertragung des Wasserstoffs auf die Brenztraubensäure regeneriert werden, wodurch aber in der Konsequenz entsprechende Mengen an Milchsäuren entstehen.

Diesen Teil der Biochemie muß man überblicken, um verstehen zu können, daß unter allen Bedingungen, bei denen ein Mangel an Sauerstoff auftritt, dieser

Notmechanismus abläuft und somit eine mehr oder weniger starke Milchsäurebildung stattfindet.

Wir können also festhalten, daß die Milchsäureproduktion, deren negativ geladener Anteil, das sogenannte Anion, Laktat genannt wird, ein charakteristisches Maß für die sauerstofffreie ATP-Bildung darstellt. Dieser Umstand macht es jetzt schon klar, daß die Laktatbildung einen sehr informativen Indikator für die Qualität der Sauerstoffversorgung in den Zellen darstellt.

## 3 Zusammenfassende Darstellung der physiologischen Energiebereitstellung unter aeroben Bedingungen

Wir wollen zusammenfassend festhalten, daß die Energiebereitstellung in einer Verbrennungsreaktion (Oxidation von Substanzen, Substraten) erfolgt. Zielgröße für die Energiebereitstellung ist die Synthese von ATP als der Universalmünze für die energiekostenden Funktionen und Aufgaben der lebenden Zelle. Wir haben festgestellt, daß für diesen Prozeß eine Substratversorgung erfolgen muß, die wir über unsere tägliche Nahrungsaufnahme sicherstellen. Wir haben darüberhinaus festgestellt, daß für diesen Prozeß eine entsprechende Menge an Sauerstoff zur Verfügung gestellt werden muß, die wir über den Gasaustausch in der Lunge (Atmung) sicherstellen. Von den Problemen der Entsorgung der Abfallprodukte abgesehen, ist eine weitere physikalische Voraussetzung, daß diese Substrate und der Sauerstoff über die Versorgungsleitung Blut in dem Maße den Geweben zur Verfügung gestellt werden, wie der augenblickliche Energiebedarf es erfordert. Auf der Grundlage dieser physiologischen Abläufe und deren Verständnis kann man Notversorgungsreaktionen des Körpers aufzeigen, die ablaufen, wenn entweder die Substrat- oder die Sauerstoffversorgung nicht mehr dem momentanen Bedarf entsprechen.

Von der Substratseite her können diese Engpässe nie kurzfristig und momentan auftreten, wenn die Versorgungsfunktion der Blutzirkulation intakt bleibt. Gehen wir davon aus, daß zunächst die Versorgung über die Blutzirkulation intakt bleibt, dann hat von der Substratseite her die Zelle feingeregelte Adaptationsmechanismen, um einer veränderten Substratversorgung zu entsprechen. Das normale Substrat der Energiebereitstellung in allen Zellen des Körpers ist die Glukose. In dem Ausmaß, in dem die Versorgung mit Glukose mangelhaft wird, hat der Körper die Möglichkeit, auf Langzeitenergiedepots, nämlich das Fettgewebe, zurückzugreifen (Abb. 11) und für die Energiebereitstellung in zunehmendem Maße die Fettsäuren für die Oxidationsreaktionen zur Verfügung zu stellen.

Diese beiden Substrate sind Alternativsubstrate und können aufgrund der mehr oder weniger großen Vorräte im Körper für die Energiebereitstellung nicht akut grenzwertig werden. Ganz anders sehen die Verhältnisse der Energiebereitstellung dann aus, wenn die Versorgungs- und Entsorgungsfunktion der Blutzirkulation zusammenbricht, so daß die zwar vorhandenen Substrate noch zur Verfügung stehen, aber aufgrund der zusammengebrochenen Versorgungsleitung nicht mehr an die Zelle herangebracht werden.

| ALTERNATIVE SUBSTRATE ZUR ENERGIEBEREITSTELLUNG |
|---|
| GLUKOSE ⟷ FETTSÄUREN<br>BEI NAHRUNGSZUFUHR    BEIM HUNGERN |

Abb. 11: Alternative Substrate für die oxidativen Prozesse sind Glucose und Fettsäuren, wobei zwar Glucose in allen Zellen des Körpers oxidiert werden kann und bei Abwesenheit von Sauerstoff das einzige umsatzfähige Substrat darstellt, die Fettsäuren aber nur in bestimmten Geweben oxidierbar sind.

Ebenfalls ganz anders sieht es auch auf der Seite der Sauerstoffversorgung und $CO_2$-Entsorgung aus. Für Sauerstoff gibt es keine besonders großen Vorräte im Organismus. Der Gesamtvorrat an Sauerstoff bei einem erwachsenen Menschen beträgt etwa 1,5 l, so daß die Einschränkung der Gasaustauschprozesse in der Lunge sich sehr rasch auf die Qualität der Energiebereitstellung auswirkt. Trotzdem gibt es physiologische Zustände, bei denen biochemische Reaktionen ablaufen, mit denen der Organismus auf eine mangelhafte Sauerstoffversorgung reagiert.

| URSACHEN DER EINSCHRÄNKUNG BZW. DER UNTERBRECHUNG DER MITOCHONDRIALEN SAUERSTOFFVERSORGUNG |
|---|
| (1) ÄUSSERER MANGEL<br><br>(2) EINGESCHRÄNKTER TRANSPORT<br>    Z.B. BLUTVERLUST<br><br>(3) BESCHÄDIGTES LEITUNGSSYSTEM<br>    Z.B. GEFÄSSVERÄNDERUNGEN |

Abb. 12: Störungen der mitochondrialen Sauerstoffversorgung.

Dabei muß man im jetzigen Stadium der Erörterung schon darauf hinweisen, daß die Sauerstoffversorgung in ihrer Qualität nur auf zellulärer Ebene beurteilt werden kann. Man kann hier schon andeuten, daß auch bei ausreichendem Sauerstoffangebot die Zelle dann in den Energieengpaß hineingerät, wenn z. B. über eine Membranschädigung die Austauschvorgänge an der Zelle gestört sind und der angelieferte Sauerstoff nicht mehr in die Mitochondrien hinein diffundieren kann (Abb. 10), und somit die eigentliche Energiebereitstellung zusammenbricht. Auf diesen Grundlagen und Voraussetzungen der Energiebereitstellung wird es jetzt relativ einfach, die Zustände zu verstehen, unter denen der Energiebereitstellungsprozeß zusammenbrechen muß (Abb. 12, 13). Für die Zelle ist es von ganz entscheidender Bedeutung, daß sie über eine intakte Blutzirkulation von den Substraten und dem Sauerstoff erreicht wird. Wir können aus den sogenannten Notmechanismen, die die Zelle ergreift, wenn vor allem die Sauerstoffversorgung ungenügend wird, Reaktionen verstehen lernen, die dann auftreten, wenn über eine gestörte Versorgungsleitung des Blutsystems die zelluläre Versorgung eingeschränkt wird. Die Zelle wird im zunehmenden Maße auf die Notmechanismen zurückgreifen müssen, wie ihr Sauerstoff und in diesen Zuständen dann auch zunehmend Substrate fehlen.

---

STÖRUNGEN DER VERSORGUNG DER GEWEBE
MIT SUBSTRATEN UND SAUERSTOFF

- INSUFFIZIENTER ANTRANSPORT
  MANGELNDE EXOGENE AUFNAHME

- INSUFFIZIENTES LEITUNGSSYSTEM
  GEFÄSSVERÄNDERUNGEN

- INSUFFIZIENTES TRANSPORTSYSTEM
  CARDIOGENER SCHADEN

- INSUFFIZIENTE TRANSPORTKAPAZITÄT
  HYPOVOLÄMIE

- INSUFFIZIENTE ZELLFUNKTION
  SEPTICÄMIE

---

Abb. 13: Zusammenstellung der Störungen der Gewebeversorgung mit Substraten und Sauerstoff.

**EFFIZIENZ DER ATP-BEREITSTELLUNG**

**MIT SAUERSTOFF (AEROB):**

$$C_6H_{12}O_6 + 6\,O_2 \longrightarrow 6\,CO_2 + 6\,H_2O + \boxed{38\text{ ATP}}$$

**OHNE SAUERSTOFF (ANAEROB):**

$$C_6H_{12}O_6 \longrightarrow 2\,C_3H_4O_3 + \boxed{2\text{ ATP}}$$

Abb. 14: Effizienzberechnung der ATP-Bildung beim Vergleich der Ausbeuten auf dem anaeroben und aeroben Abbauweg.

Die Notmechanismen können nur wirksam werden, wenn wenigstens Glucose noch für den anaeroben, d. h. sauerstoffunabhängigen Abbau angeliefert wird. Dabei muß man einmal betonen, daß die Leistungsfähigkeit bzw. der Wirkungsgrad dieser Notmechanismen außerordentlich schlecht ist. Wenn unter ausreichender Sauerstoffversorgung und physiologischen Zellfunktionen aus einem Molekül Glukose unter optimalen Bedingungen der Zelle etwa 38 Moleküle ATP zur Verfügung gestellt werden, sind es unter Abwesenheit von Sauerstoff mit Zuhilfenahme der Notmechanismen nur 2 Moleküle (Abb. 14), so daß man hier erkennen kann, wie brisant gerade die Unterbrechung der Blutversorgung ist, da unter diesen Zuständen nicht nur Sauerstoff fehlt, sondern auch Substrat Mangelware wird. Man sieht, daß der Körper, um nur eine geringe Menge an ATP zu produzieren, eine Riesenmenge an Substrat durch die sauerstoffunabhängigen Abbauprozesse der Glykolyse hindurchpumpen muß, so daß auch bei unterbrochener Blut- und damit Sauerstoffversorgung das Substratangebot sehr rasch grenzwertig wird.

## 4  Die anaerobe Energiebereitstellung unter physiologischen und pathologischen Bedingungen

Im Sport spielt der Mechanismus der sauerstoffunabhängigen Energiebereitstellung zur Überbrückung von Engpässen eine große Rolle. Unter diesen Bedingungen stellt der Notmechanismus sozusagen einen physiologischen Ablauf dar und dient

lediglich der mehr oder weniger kurzfristigen Sicherstellung von Arbeitsleistungen, bei denen der Energiebedarf die maximale Sauerstoffaufnahme überschreitet.
Wir wissen aus vielen Untersuchungen, daß gerade die Muskelzelle relativ große Energiemengen in Abwesenheit von Sauerstoff umsetzen kann, wenn über die anaerobe Glykolyse zusätzlich zu den maximal ablaufenden aeroben Prozessen eine maximale anaerobe ATP-Bereitstellung erfolgt. Für diese Engpässe geht der Körper sozusagen eine Sauerstoffschuld ein, wenngleich dieser Begriff heute nicht mehr gerne benutzt wird. Es ist eben eine Energiebereitstellung aus der sauerstoffunabhängigen Glykolyse, die über einen hohen Substratdurchsatz noch zusätzliche Leistungen der Zelle ermöglicht, wenn bereits die Sauerstoffreserven ausgeschöpft sind. Für diese physiologischen Leistungen produziert die Zelle eine entsprechende Menge an Milchsäure (Abb. 15), die in das Blut abgegeben wird, und als Entsorgungsleistung aus dem Gewebe entfernt werden muß.
Zum Umsatz dieser Säure stehen sehr leistungsfähige Funktionen vor allem in der Leber und in der Niere zur Verfügung (Abb. 16), so daß es unter physiologischen Bedingungen zwar momentan zu einem hohen Anfluten von Laktat kommt. Liegen aber physiologische Bedingungen vor, dann kann in der Erholungsphase über diese Mechanismen die gebildete Laktatmenge relativ rasch abgebaut werden. Man kann zeigen, daß die Zeiten, in denen die Laktatkonzentrationen auf die Hälfte absinken, nicht länger als 15–20 Minuten betragen.

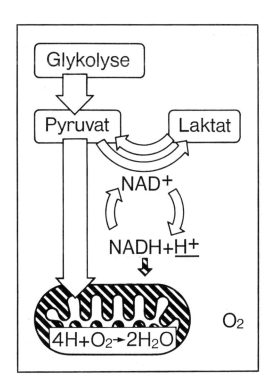

Abb. 15: Anaerober Zustand bei mangelhafter Sauerstoffversorgung im Mitochondrion und dadurch bedingter Steigerung der Laktatbildung. Die Darstellung soll deutlich machen, daß es darauf ankommt, daß die Mitochondrien selbst genügend Sauerstoff bekommen, was nicht immer aus dem Partialdruck von $O_2$ im Blut gefolgert werden kann.

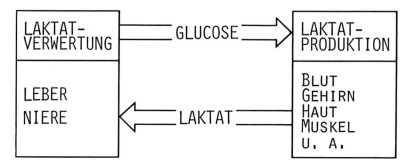

Abb. 16: Der als CORI-Zyklus bekannte Stoffwechselprozeß, über den das aus der Peripherie stammende Laktat in der Leber und den Nieren wieder zu Glukose umgewandelt wird.

Ganz anders wirken sich diese Zustände aus, wenn die Versorgung mit Sauerstoff solange unterbrochen bleibt, daß die physiologischen Kompensationsmechanismen überfordert sind, oder wenn über eine Unterbrechung der Blutzirkulation der Antransport von Substrat und Sauerstoff überhaupt unterbunden wird. Die pathologischen Veränderungen bei Unterbrechung der Sauerstoff- und Substratzufuhr sind im Prinzip nicht anders als unter den Bedingungen der anaeroben Energiebereitstellung unter physiologischen Bedingungen, wenn man von der zeitlichen Begrenzung absieht. Diese Mechanismen charakterisieren die eingeschränkte Versorgung über das Blutsystem. Dabei kann der Körper auf die Notmechanismen der Energiebereitstellung nur solange zurückgreifen, bis allein durch die Limitierung des Substrats, welches ja bei Einschränkung der Blutzirkulation auch nicht im benötigten Maße antransportiert wird, die Zelle sehr rasch an die Leistungsgrenzen der Kompensation gerät.

In diesem Fall muß dann die Zelle ihre Funktionen einschränken, bzw. einstellen und es kommt bei einem bestimmten Grenzzustand zum Untergang des Gewebes, was dann in den pathologischen Folgezuständen endet, wie sie bei den in dieser Monographie dargestellten arteriellen Durchblutungsstörungen zu sehen sind. Der Endzustand in diesen gestörten Versorgungsbereichen ist dann der Zelluntergang, der klinisch als Nekrose sichtbar wird.

# III.

# Physiologische Grundlagen der Kreislauffunktion

## H.-V. ULMER

### 1 Energieumsatz und Gewebsstoffwechsel

Wesentliche Voraussetzung für die Ernährung *(Nutrition)* der Gewebszellen ist eine ausreichende Durchblutung *(Perfusion)*, da der für den Energieumsatz (s. S. 33) benötigte Sauerstoff nur auf dem Blutweg antransportiert werden kann; bei ungenügender Energie- und Sauerstoffzufuhr kommt es zu Störungen des Energieumsatzes. Solche Störungen wirken sich zuerst auf den *Tätigkeitsumsatz* der Zellen aus (z. B. auf Muskel- oder Gehirnzellen); in Ruhe treten noch keine Ausfälle auf. Die Ruhefunktion wird erst dann gestört, wenn auch der *Bereitschaftsumsatz* nicht mehr gesichert ist; die Zelle stirbt jedoch nicht gleich ab (reversible Störungen). Irreversible Schäden (Zelltod) treten erst auf, wenn auch der *Erhaltungsumsatz* nicht mehr gedeckt wird. – Ausdruck trophischer Störungen (Ernährungsstörungen) der Haut sind z. B. Ulcus cruris und Decubitus (s. S. 188 u. S. 123).

### 2 Muskel und Arbeit

**Muskeltätigkeit** erfordert neben einem intakten intrazellulären Stoffwechsel eine ausreichende Versorgung des Muskels durch *Arterien* (im Hinblick auf die Nutrition), durch *Venen* (im Hinblick auf die Entsorgung von Stoffwechselendprodukten wie $CO_2$, Laktat und Wärme) und durch Nerven (z. B. Innervation im Hinblick auf die Koordination). Erkrankungen des Gefäßsystems führen häufiger zu Engpässen in der *arteriellen Versorgung*, seltener zu Störungen der *venösen Entsorgung* der Muskulatur. Muskelkrämpfe in Ruhe, z. B. nachts (s. S. 264), werden häufig mit sogenannten Krampfadern in Verbindung gebracht. Sie haben jedoch pathophysiologisch mit diesen nichts zu tun. Der Name Krampfadern ist lediglich eine Abwandlung des viel älteren Begriffs «Krummadern» (s. S. 161). Krampfartige Schmerzen – gelegentlich mit Muskelkrämpfen verwechselt – treten häufig als typisches Symptom bei mangelnder *arterieller* Versorgung auf und zwar *während* muskulärer Arbeit, nicht jedoch in Ruhe.

**Körperliche Arbeit:** Man unterscheidet zwischen *statischer Arbeit* (Haltungs- bzw. Haltearbeit) und *dynamischer Arbeit* (Bewegungsarbeit). Da bei statischer Arbeit kein Weg zurückgelegt wird, liegt im physikalischen Sinn keine Arbeit vor. Sie führt jedoch zu einer *Beanspruchung* des Organismus, die sich in einer Zunahme von Stoffwechselaktivität, Pulsfrequenz und Atmungstätigkeit äußert. – Gleiche statische oder dynamische *Belastungen* und somit entsprechend gleiche Leistungen führen je nach individuellen Gegebenheiten (Tagesform, Trainingszustand, Gesundheitszustand) zu unterschiedlich ausgeprägten Beanspruchungsreaktionen.

Zwischen den Begriffen *Belastung und Beanspruchung* sollte stets sehr sorgsam unterschieden werden (Abb. 17). Unter Belastung versteht man eine Vorgabe, Aufgabe oder Anforderung, die allein von äußeren Bedingungen abhängt. Im allgemeinen verfügt der Mensch über die Freiheit, sich für oder gegen das Bewältigen der gestellten Anforderung zu entscheiden. Versucht er bzw. beginnt er, der Aufgabe ganz oder auch nur teilweise gerecht zu werden, also sich der Anforderung zu stellen, erbringt er eine *Leistung,* wobei der Organismus beansprucht wird. Die resultierende *Beanspruchung* hängt wesentlich von der momentanen individuellen Leistungsfähigkeit und dem Wirkungsgrad (bzw. der Ökonomie) ab. Beispiel: Bei gleicher Gehgeschwindigkeit wird ein körperlich geschwächter Patient mehr beansprucht als ein Gesunder. Eine unterschiedliche Beanspruchung ergibt sich bei gleicher Gehgeschwindigkeit und gleicher Leistungsfähigkeit auch durch einen mehr oder weniger geschickten Bewegungsablauf, also bei verschiedener Ökonomie. Wird die Bewegungsökonomie verbessert, vermindert sich bei gleicher Leistung die Beanspruchung bzw. es wird bei gleicher Beanspruchung eine höhere Leistung erbracht.

**Ergometrie:** Aus physikalischer Sicht ist Arbeit = Kraft · Weg und Leistung = Kraft · Weg : Zeit bzw. = Kraft · Geschwindigkeit. Unter diesem Aspekt wird *dynamische* Arbeit zum Beispiel beim Treppensteigen oder Bergaufgehen geleistet,

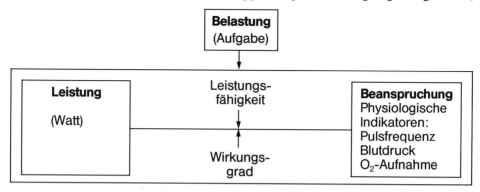

Abb. 17: Schema zum Belastungs-Beanspruchungskonzept am Beispiel dynamischer Arbeit. Belastung = vorgegebene Aufgabe; folgt ihr der Mensch, erbringt er eine Leistung, wobei er gleichzeitig je nach Leistungsfähigkeit und Wirkungsgrad beansprucht wird.
(Aus R. F. Schmidt und G. Thews, 1985, S. 602, ergänzt).

da hierbei ein Gewicht (Körpergewicht) gehoben wird (Hubarbeit); der Muskel erbringt eine dynamische Ausdauerleistung. – Aus physiologischer Sicht liegt dynamische Arbeit dann vor, wenn Kräfte, auch Reibungskräfte, entlang eines Weges überwunden werden, wie z. B. beim Gehen, Laufen, Radfahren, Schwimmen, Rudern usw. – Diese Kräfte lassen sich bei *Fahrradergometer-Arbeit* auf einfache Weise messen; für die physikalische Leistung gilt dann: Leistung = Bremskraft · Tretgeschwindigkeit. Dagegen ist die physikalische Leistung beim *Laufen in der Ebene* nur schwer meßbar, obwohl offenkundig eine Beanspruchung des Organismus vorliegt, deren Ausmaß von der Gehgeschwindigkeit abhängt. – Eine einfache Methode, die Ausdauerleistungsfähigkeit bei arteriellen Durchblutungsstörungen der Beine zu beurteilen, ist das Ausmessen derjenigen *Gehstrecke*, die bis zum Auftreten krampfartiger Schmerzen zurückgelegt werden kann. Dabei ist jedoch zu bedenken, daß die Beanspruchung durch Gehen nicht nur von der zurückgelegten Strecke, sondern auch von der *Gehgeschwindigkeit* abhängt. Im Hinblick auf die Vergleichbarkeit maximaler, beschwerdefrei zurückgelegter Gehstrecken sollte man daher die Gehgeschwindigkeit standardisieren, z. B. mit einem Metronom, das sich für die Vorgabe der Schrittfrequenz (s. S. 92) als sehr nützlich erweisen kann. Nur unter dem Aspekt einer genügenden Vergleichbarkeit von Ergebnissen lassen sich Erfolg oder Mißerfolg einer Therapie absichern. – Genauer läßt sich die Laufleistung beim Gehen auf dem *Laufband-Ergometer* (Abb. 18) dosieren und bei aufwärts geneigtem Laufband auch in physikalischen Einheiten (z. B. WATT) erfassen; jedoch ist der wesentlich höhere Aufwand (u. a. Raumbedarf und Kosten) zu bedenken. Insofern sollte die einfache Methode des Austestens der *maximalen, beschwerdefreien Gehstrecke* nicht zu gering eingeschätzt werden.

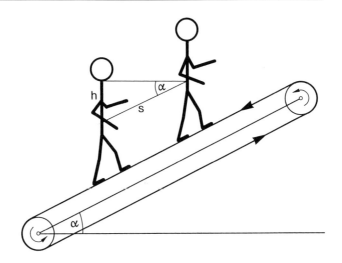

Abb. 18: Laufbandergometer. In Abhängigkeit von der Bandgeschwindigkeit wird der Körperschwerpunkt entlang des Weges s in der Zeiteinheit t um den Betrag h gesenkt. Will ein Proband die gleiche Höhe h halten, muß er so schnell «auf der Stelle laufen», daß das Körpergewicht k um den Betrag s · sin α gehoben wird. Für die Leistung L gilt dann: $L \sim k \cdot s \cdot \sin \alpha \cdot t^{-1}$. (Aus R. F. SCHMIDT und G. THEWS, 1985, S. 604).

**Körperliche Arbeit und Ermüdung** sind eng miteinander verknüpft. – Körperliche Arbeit ohne muskuläre Ermüdung, also Arbeit unterhalb der *Dauerleistungsgrenze* (z. B. von Herz- und Atmungsmuskulatur), nennt man *leichte Arbeit*. Arbeit oberhalb der Dauerleistungsgrenze bezeichnet man je nach Intensität als *Schwer- oder Schwerstarbeit*. Sie geht mit zunehmender muskulärer *Ermüdung* einher, die früher oder später in *Erschöpfung* übergeht. Schwerarbeit ist daher immer zeitlich begrenzt. Nur durch eine angemessene *Erholungszeit* kann die ursprüngliche Leistungsfähigkeit wieder hergestellt werden.

**Erholung:** Das Ausmaß der Erholung in Pausen hängt nicht nur von deren Dauer ab, sondern maßgeblich auch von der *Pausenanordnung*. Viele kurze Pausen bringen mehr Erholung als wenige, lange Pausen. Dies liegt daran, daß die ersten 30 bis 60 Sekunden einer Pause in Bezug auf die Erholung besonders lohnend sind (lohnender Pausenanteil oder kurz: *«lohnende Pause»*). Man kann dies leicht an sich selbst prüfen, indem man nach einer ermüdenden Tätigkeit die Pulsfrequenz mißt. Während beispielsweise die Pulsfrequenz in der 1. Erholungsminute von 160 auf 100 $min^{-1}$ abfällt, beträgt sie in der 5. Minute immer noch 80 $min^{-1}$ und erreicht erst nach 15 Minuten der Erholung wieder den Ruhewert von 70 $min^{-1}$. Insofern können auf der Basis vieler kurzer, sehr erholsamer Pausen hohe Leistungen erbracht werden; dies ist z. B. das Grundprinzip des Intervalltrainings.

Beim **Intervalltraining** wechseln Leistungen kurzer Dauer mit kurzen Pausen ab. Die dabei auch von leistungsgeminderten Patienten erreichbaren, hohen Leistungsintensitäten führen zu beträchtlichen, auch therapeutisch nutzbaren, Stoffwechselreizen. Da die kurzen Pausen zu keiner vollständigen Erholung führen, handelt es sich um *unvollständige*, aber *«lohnende Pausen»* (s. o.).

Das **Krafttraining** führt zu einem, auch äußerlich sichtbaren, Dickenwachstum der Muskulatur *(Hypertrophie)*. Dies gilt auch dann, wenn infolge einer vorangehenden Inaktivität, z. B. wegen Muskelschmerzen, eine schonungsbedingte Atrophie eingetreten ist.

Durch **Ausdauertraining** werden viele, äußerlich jedoch nicht sichtbare Anpassungsvorgänge ausgelöst. Zu den wichtigsten zählen Zunahme des Herzvolumens («Sportlerherz»), Erhöhung der Durchsatzrate des Muskelstoffwechsels und Abnahme des Sympathicotonus (z. B. langsamere Ruhepulsfrequenz). Intensives Ausdauertraining führt somit auch zu einer verbesserten Ökonomie der Herzarbeit. Ein Herzkranker wird diesen Ökonomie-Effekt jedoch kaum nutzen können, da er die entsprechenden Trainingsintensitäten nicht erreichen kann.

## 3  Gefäßsystem und Blutverteilung

Anatomisch unterteilt man das **Gefäßsystem** in sich aufzweigende Arterien verschiedenen Durchmessers, Arteriolen (kleinste Arterien) und Kapillaren, die sich wiederum über Venolen und Venen verschiedenen Durchmessers zu Hohlvenen vereinigen. – Die *Arteriole* ist besonders reich an ringförmiger Muskulatur und vor jeder Kapillare befindet sich ein Ringmuskel *(praekapillärer Sphinkter)*, der diese

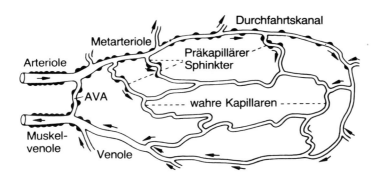

Abb. 19: Terminale Strombahn in schematischer Darstellung. AVA = Arteriovenöse Anastomose. (Aus G. THEWS, E. MUTSCHLER und P. VAUPEL, 1982, S. 229).

sogar verschließen kann. Normalerweise sind keineswegs alle Kapillaren durchströmt; meistens sind mehr als die Hälfte ruhiggestellt. Ein Beispiel für die Aufzweigung hinter einer Arteriole gibt Abb. 19. – *Querverbindungen* verschiedener Art sind in Betracht zu ziehen: Als *Anastomosen* bezeichnet man Verbindungen zwischen Hohlorganen, so bei Blut- oder Lymphgefäßen. Im Kreislaufsystem kommen sie zwischen Arterien und Venen (av-Anastomosen), aber auch zwischen Arterien bzw. Venolen untereinander vor (Kollateralgefäße). Av-Anastomosen (Abb. 19) stellen eine Art Kurzschluß-Verbindungen zwischen Arteriolen und Venen her, wodurch die Kapillaren umgangen werden können. Auf diese Weise steigt z. B. bei Hitzebelastung die Hautdurchblutung und damit die Wärmeabgabe an. *Anastomosierende Kollateralgefäße* sind kleine Gefäße, die parallel zur Hauptbahn verlaufen. Als praeformierte Verbindungen sind sie bei Verstopfungen größerer Gefäße von besonderem Wert; sie bilden die Grundlage für einen Umgehungskreislauf (Kollateralkreislauf).

Das **Lymphsystem** beginnt im interstitiellen Raum, dem Interstitium, und führt überschüssiges Gewebswasser als Lymphe in den Kreislauf (venöser Teil) zurück. Es wirkt somit wie eine Dränage des Interstitiums; Abflußstörungen führen zu *Ödemen* (s. S. 157).

**Hoch-** und **Niederdrucksystem** sind zwei nach physiologischen Gesichtspunkten unterschiedene Abschnitte des Blutkreislaufs (Abb. 20). Das Hochdrucksystem reicht vom linken Ventrikel (nur systolisch) bis zu den Arteriolen; das Niederdrucksystem umfaßt den Rest des Kreislaufsystems. Im *Hochdrucksystem* befinden sich etwa 15% des Blutvolumens, 85% also im *Niederdrucksystem,* das somit wie ein Blutreservoir wirkt. Das Niederdrucksystem selbst wird wiederum in zwei Abschnitte aufgeteilt. Das intrathorakale Niederdrucksystem umfaßt Lungen und Herz, wobei von seiner Füllung wesentlich die Füllmenge des Herzens abhängt. Der übrige Teil gehört zum extrathorakalen Niederdrucksystem, in dem sich etwa ⅔ der Gesamtblutmenge des Niederdrucksystems befinden (Abb. 20).

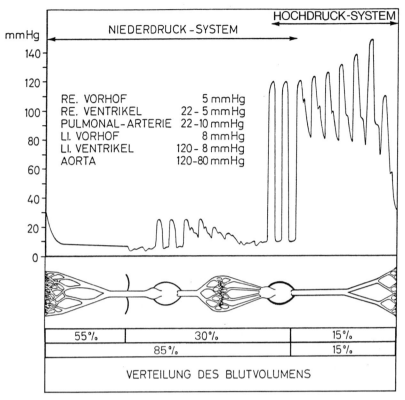

Abb. 20: Profil des Blutdrucks in den verschiedenen Kreislaufabschnitten. Darunter Verteilung des Blutvolumens in % (nach O. H. GAUER, 1972, S. 164, modifiziert).

Im Hinblick auf die Funktion der Blutgefäße ist deren ringförmig angeordnete, glatte Muskulatur samt vegetativer Innervation von Bedeutung: Kontraktion der Muskeln führt zur Verengung der Gefäße *(Vasokonstriktion)*. Krankhaft können *Zusammenziehungen* längerer Dauer auftreten; betreffen sie die Arteriolen, spricht man von *Arteriolenspasmus* (s. S. 66).

Die **Durchblutung** hängt entscheidend von zwei Faktoren ab, dem Blutdruck (Perfusionsdruck) und dem Strömungswiderstand, für den vor allem der Arteriolendurchmesser von Belang ist. Zu berücksichtigen ist weiterhin die *Viskosität* des Blutes. Der Einfluß der drei Faktoren auf die Durchblutung läßt sich nach dem HAGEN-POISEUILLE'schen Gesetz wie folgt zusammenfassen:

$$\dot{Q} \sim \Delta P \cdot \frac{r^4}{\eta \cdot l}$$

Das Stromzeitvolumen $\dot{Q}$ ist proportional der Druckdifferenz $\Delta P$ zwischen Anfang und Ende der durchströmten Strecke und der 4. Potenz des Radius r, umgekehrt proportional zur Viskosität $\eta$ und zur Stecke l. Insofern haben schon kleine Gefäßdurchmesser-Änderungen großen Einfluß auf die Durchblutung!

Der Blutdruck P hängt entscheidend vom Herzzeitvolumen $\dot{Q}$ (in Ruhe 5 l/min) und dem gesamten peripheren Widerstand R (maßgebliche Größe: Arteriolendurchmesser) ab; es gilt:

$$P \sim \dot{Q} \cdot R$$

Die wesentlichen Engpässe im Blutkreislauf sind die *Arteriolen,* nicht jedoch die Kapillaren mit ihrem geringeren Lumen. Die Vielzahl der Kapillaren hinter einer Arteriole läßt die Arteriole selbst wie ein Nadelöhr wirken. Daher findet der wesentliche *Druckabfall* im arteriellen System in den Arteriolen statt; vor den Arteriolen beträgt der Druck rund 70 mm Hg, hinter ihnen nur noch ca. 30 mm Hg (Abb. 20).

Die *Verteilung der Durchblutung* richtet sich nach dem aktuellen Bedarf der einzelnen Organe und Gewebe. Im Falle eines Mehrbedarfs öffnen sich die entsprechenden Arteriolen und es fließt insgesamt eine größere Blutmenge pro Zeit hindurch. Die Durchblutung steigt jedoch nur an, wenn in anderen Kreislaufabschnitten adäquate Mengen eingespart werden (selten) oder das Herz mehr fördert. Eine solche größere Förderleistung des Herzens zeigt sich z. B. am Anstieg der Herzfrequenz und damit der Zunahme des Herzzeitvolumens bei körperlicher Arbeit. – Eine bedarfsgerechte Mehrdurchblutung setzt also funktionsfähige Arteriolen und ein anpassungsfähiges Herz voraus.

*Zuflußstörungen* haben verschiedene Ursachen, z. B. nervöse Fehlsteuerungen, die zu spastischen Kontraktionen der Gefäßwandmuskulatur mit gleichzeitiger Erhöhung des Gefäßtonus führen können *(Angiospasmus, Vasospasmus);* ähnliches gilt für hormonelle und andere humorale Einflüsse. Beeinträchtigt wird die Blutströmung *(Hämodynamik)* auch durch Gefäßwandveränderungen wie z. B. Quellungen infolge entzündlicher Prozesse, Cholesterinablagerungen, Wandthromben usw. – *Abflußstörungen* treten normalerweise bei Verstopfung einzelner Venenäste nicht auf, da ausreichend durchgängige Kollateralgefäße zur Verfügung stehen. Nur beim Anlegen einer Stau- oder Drosselbinde (z. B. aufgeblasene Blutdruckmanschette) kommt es zum Verschluß *(Okklusion)* aller Venen. Die vor dem Stau liegenden Venen füllen sich, der Gefäßinnendruck nimmt zu. Übersteigt der Innendruck den Staudruck, fließt das Blut wieder. Liegt der Okklusionsdruck jedoch über dem systolischen Blutdruckwert, steht die gesamte Durchblutung still.

*Kompressionsstrümpfe oder Kompressionsverbände* komprimieren die oberflächlichen und tiefen Venen weitgehend, wodurch deren Füllung stark abnimmt. Der venöse Rückfluß wird jedoch nicht behindert; wegen des verminderten Gefäßquerschnitts fließt, als gewünschter Effekt, das Blut schneller durch die Venen hindurch (s. S. 199).

Zwischen *Verteilung der Blutmenge* und *Durchblutung* ist streng zu unterscheiden. Die Füllmenge des Kreislaufsystems (5 l) befindet sich überwiegend im Niederdrucksystem; infolge der Schwerkraft sammelt sich das Blut bevorzugt in den jeweils unteren Körperpartien an: Beim Kopfstand treten die Halsvenen hervor, beim normalen Stand die Fuß- und Wadenvenen; die an der herabhängenden Hand prall gefüllten Venen auf dem Handrücken entleeren sich beim Heben der Hand in Herzhöhe. In allen drei Fällen liegen durch die Schwerkraft bedingte *Umverteilungen des Blutvolumens* innerhalb des Niederdrucksystems vor.

Bei *Körperlagewechsel* ändern sich auch die durch das Eigengewicht des Blutes bedingten hydrostatischen Druckverhältnisse im Kreislauf. Im Liegen ist das venöse Blut recht gleichmäßig auf das gesamte Venensystem verteilt und die Druckunterschiede in den Venen der verschiedenen Körperabschnitte sind sehr gering. Beim Aufstehen nehmen Füllung und Füllungsdruck in den Venen der abwärts gerichteten Körperteile zu, erkennbar z. B. an Handrücken- und Beinvenen, im Kopf und oberen Rumpfbereich dagegen ab. Allerdings gibt es einen Punkt, an dem sich bei Lagewechsel der Druck nicht ändert; dieser hydrostatische Indifferenzpunkt befindet sich etwa 5–10 cm unterhalb des Zwerchfells (Abb. 21).

## 4  Kapillarkreislauf

Die Kapillaren sind 0,5–1 mm lang und weisen einen Durchmesser von ca 4 μ (1 μ = 0,001 mm) auf. Sie bilden ein enges Netz innerhalb der Gewebe und stellen mit ihren durchlässigen Wänden die für Atemgase sowie Nähr- und Schlackenstoffe einzige

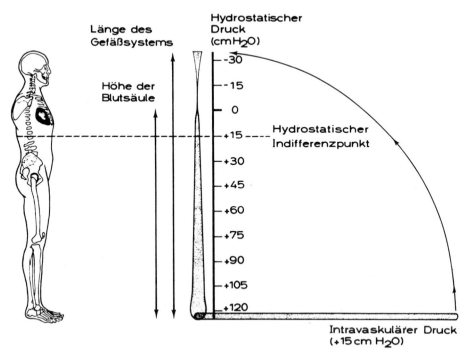

Abb. 21: Der hydrostatische Indifferenzpunkt im Venensystem des Menschen.
(Aus R. Busse, 1982, S. 124).

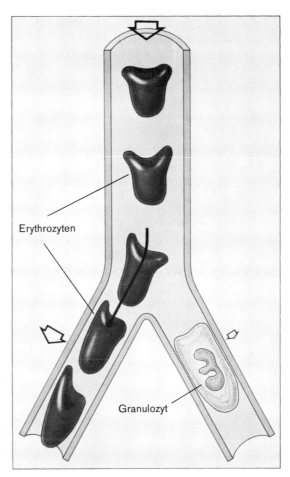

Abb. 22: Zur Verformbarkeit von Erythrozyten und Granulozyten bei der Passage enger Kapillaren (nach H. SCHMIDT-SCHÖNBEIN, G. GRUNAU und H. BRÄUER, 1980, S. 50, ergänzt. Mit freundlicher Genehmigung der Albert-Roussel Pharma GmbH, Wiesbaden.)

Übergangsstelle zwischen Blut und übrigem Gewebe dar. – Die Erythrozyten mit einem Durchmesser von ca. 7,5 µ und die noch größeren Leukozyten müssen sich durch die wesentlich engeren Kapillaren hindurchzwängen, was ihnen nur aufgrund ihrer enormen Verformbarkeit gelingt (Abb. 22). – *Anatomisch* ist das Kapillarbett (= terminale Strombahn bzw. Endstrombahn) wie folgt aufgebaut (Abb. 19): Arteriole und Venole können einmal durch arteriovenöse Anastomosen kurzgeschlossen werden, zum zweiten über einen längeren «Durchfahrtskanal», die Metarteriole, miteinander verbunden sein. Von der Metarteriole zweigen die wahren Kapillaren ab, an deren Beginn sich der praekapilläre Sphinkter befindet, der sie öffnen oder verschließen kann; meistens sind mehr als die Hälfte aller Kapillaren verschlossen.

Für die *Mikrozirkulation* ergeben sich folgende Gesichtspunkte:

a) Obwohl der Kapillardurchmesser kleiner als der Durchmesser der Arteriolen ist, sind die Arteriolen der *entscheidende Engpaß* der Strombahn, denn: Hinter jeder Arteriole befinden sich bis zu 50 Kapillaren, deren Gesamtwiderstand deutlich geringer ist als derjenige der vorgeschalteten Arteriole (s. S. 45). –

b) *Veränderungen der Blutzusammensetzung* wirken sich maßgeblich auf die Mikrozirkulation aus (Kapillarstrombahn); dies gilt sowohl für den zellulären als auch für den plasmatischen Anteil des Blutes. Krankhafte Veränderungen der Erythrozyten oder eine übermäßig hohe Anzahl roter Blutzellen erschweren den Durchfluß des Blutes durch die engen Kapillaren. In manchen Fällen bewirkt eine Blutverdünnung mit Blutersatzlösungen eine Verbesserung der Mikrozirkulation und damit eine, trotz des durch die Verdünnung verminderten Hämoglobingehalts des Blutes, verbesserte Sauerstoffversorgung des Gewebes. Auch pathologische Veränderungen der Bluteiweiße können die Mikrozirkulation maßgeblich stören.

c) *Stillstand der Kapillarströmung* (Stase) ist der Endzustand bei Störungen der Mikrozirkulation. Die Ursachen sind vielfältig, z. B. Veränderungen in der Blutzusammensetzung oder eine zu geringe Strömungsgeschwindigkeit des Blutes.

d) *Gestörte Mikrozirkulation* bedeutet gestörte Gewebsperfusion und damit einen schweren Eingriff in die Ver- und Entsorgung der Gewebe.

**Flüssigkeitsaustausch durch die Kapillarmembran:** Die Kapillarmembran ist für Wassermoleküle durchlässig: die Moleküle diffundieren *(Diffusion)* durch die Kapillarwand hin und her, beim Menschen eine Flüssigkeitsmenge von ca. 60 l/min! Zusätzlich wird im arteriellen Teil der Kapillare Wasser durch die Kapillarwand hindurch in den interstitiellen Raum gedrückt (*Filtration:* ca. 20 l/Tag). Diese Wassermenge bleibt jedoch nicht im Interstitium liegen. Im venösen Teil der Kapillare werden ca. 18 l wieder reabsorbiert *(Reabsorption);* die restlichen 2 l fließen über die Lymphgefäße ab. – Im arteriellen Schenkel der Kapillaren liegt der Blutdruck über der wasseranziehenden Kraft (kolloidosmotischer Druck) der Eiweiße (ca. 25 mm Hg); entsprechend wird hier abgefiltert. Im venösen Schenkel der Kapillare liegt der Blutdruck unter der wasseranziehenden Kraft der Eiweiße; insofern wird hier reabsorbiert (STARLING-Theorie). – Störungen von Filtration, Reabsorption und Lymphabfluß führen zu *Ödemen*.


## 5 Kreislaufregulation

Bei der Kreislaufregulation sind drei Gesichtspunkte getrennt zu betrachten:

1. Regulation der *Blutmenge* und deren Verteilung im Kreislauf,
2. Regulation des *Blutdrucks* und
3. Regulation der lokalen *Durchblutung* einschließlich Anpassung des Herzzeitvolumens.

Für die Kreislaufregulation ist das *vegetative Nervensystem* von entscheidender Bedeutung. Es beeinflußt mit Sympathicus und/oder Parasympathicus sowohl die

Herztätigkeit über die «Herznerven», als auch die Gefäßmuskulatur. Einen weiteren, maßgeblichen Einfluß auf Gefäßtonus und Herztätigkeit üben *Hormone* aus, insbesondere Adrenalin, Noradrenalin und Acetylcholin; diese hormonellen Einflüsse ermöglichen den pharmakologischen Zugang zur Kreislaufregulation.

**Blutmenge:** Die *Füllmenge* von Hoch- und Niederdrucksystem des Kreislaufs beträgt 5 Liter. – Die intrathorakale Blutfüllung verringert sich beim Aufstehen, bei langem Stehen und bei Preßatmung. Beim Aufenthalt im Wasser nimmt sie hingegen zu, eine Folge des hydrostatischen Drucks des umgebenden Wassers. Änderungen der intrathorakalen Blutfüllung wirken sich entsprechend auf die Füllung des Herzens und somit auf das *Schlagvolumen* aus.

Der *venöse Rückfluß* vom extrathorakalen zum intrathorakalen Niederdrucksystem wird zunächst durch den Restdruck am Ende der Kapillaren (ca. 15 mm Hg) bewirkt (Abb. 20). Da die Venen aber in Abhängigkeit von der Schwerkraft je nach Körperlage und Dehnbarkeit verschieden gefüllt sind, gewinnen, besonders für die unteren Extremitäten, zusätzliche Mechanismen an Bedeutung: So wirken die beim Gehen aktivierte *Muskelpumpe* sowie die Saugwirkung von Herz und Thoraxunterdruck (s. S. 157 + 158) einem übermäßigen Liegenbleiben von Blut in den Beinen entgegen; hinzu kommt eine Erhöhung des muskulären *Venentonus*. Auch die Hochlagerung der Beine wirkt sich positiv auf den venösen Rückfluß aus.

**Blutdruck:** Die für den arteriellen Blutdruck ausschlaggebenden Größen Herzzeitvolumen und Arteriolendurchmesser unterliegen einer nervösen Steuerung durch das Kreislaufzentrum. Bei drohendem Blutdruckabfall wird das Herz des Gesunden über die «Herznerven» zu vermehrter Tätigkeit angeregt (vor allem Zunahme der Frequenz), wobei sich gleichzeitig die Arteriolen verengen, und umgekehrt. Die erforderlichen Informationen über den aktuellen Blutdruck erhält das Kreislaufzentrum von Pressorezeptoren in Carotissinus und Aortenbogen. – Die für das Ansteigen von Blutdruck *und* Herzfrequenz bei *körperlicher Arbeit* verantwortlichen Rezeptoren sind mit den Pressorezeptoren nicht identisch (siehe S. 50).

*Körperlagewechsel* oder *orthostatischer Kollaps* (Steh-Kollaps) gehen mit kurzzeitigen Änderungen des Schlagvolumens einher (siehe S. 46); Diese führen zu kurzzeitigen Änderungen des Blutdrucks, die mehr oder weniger gut durch die Kreislaufregulation ausgeglichen werden. Ähnliches gilt bei Blutverlusten. Als krankhafte, anhaltende Änderungen sind Hypertonie (erhöhter Blutdruck) und Hypotonie (erniedrigter Blutdruck) bekannt; beide sind entweder durch Störungen im Regelzentrum selbst oder durch Störungen der Herz- bzw. Arteriolenfunktion verursacht.

**Durchblutung und Herzzeitvolumen:** Typisch für die Regulation der Durchblutung ist, daß vor allem Muskulatur und Haut eine je nach Bedarf sehr unterschiedliche Durchblutung aufweisen. Steuerstelle auch hierfür sind die Arteriolen, die also nicht nur auf den Blutdruck im vorgeschalteten Hochdrucksystem, sondern auch auf die Durchblutung der Kapillaren und somit die Nutrition der Gewebe regulierend einwirken. Bei Bedarf werden die Muskelarteriolen (Nutrition; z. B. im dynamisch arbeitenden Muskel) ebenso eröffnet wie die Hautarteriolen (Thermoregulation;

z. B. bei Hitze und dynamischer Muskelarbeit). Die *Kreislaufregulation sorgt also für eine bedarfsgerechte Durchblutung;* dies gilt im Prinzip für alle Organe. – Den Reflexmechanismus, welcher der bedarfsgerechten Durchblutung des Skelettmuskels zugrunde liegt, nennt man *Nutritionsreflex:* Nur im arbeitenden Muskel werden die zugehörigen Arteriolen eröffnet, je intensiver die Arbeit, desto mehr. Ausgelöst wird der Nutritionsreflex durch Stoffwechselprodukte (Metabolite), die im Muskel während Arbeit entstehen. Infolge der Mehrdurchblutung des arbeitenden Muskels nimmt der periphere Widerstand ab und der Blutdruck würde sinken, wenn der Mehrbedarf an Durchblutung nicht zusätzlich bereitgestellt würde. Die notwendige Mehrdurchblutung wird im wesentlichen durch Anstieg des Herzzeitvolumens vor allem durch Zunahme der Herzfrequenz erreicht, weniger durch Einsparung an Durchblutung anderer Organe. *Muskelrezeptoren,* die auf Stoffwechselreize aus der arbeitenden Muskulatur reagieren, sorgen dafür, daß die *Herzarbeit* dem *tatsächlichen Bedarf an Durchblutung* angepaßt wird. Dieser Mechanismus kann gestört sein, wenn z. B. herzschonende Medikamente mit cardiodepressiver oder hypotensiver Wirkung eingenommen werden.

Unter *reaktiver Hyperämie* versteht man eine nach vorübergehender Drosselung auftretende Mehrdurchblutung von Haut und Muskeln, bedingt durch überschießende Vasodilatation. Sie wird durch Stoffwechselprodukte ausgelöst, die während der Mangeldurchblutung im Gewebe gebildet und angehäuft wurden.

Der *Kreislauf vor einer Gefäßverengung* (praestenotisch) im arteriellen System ist durch die Ausbildung von Kollateralen (s. S. 56) gekennzeichnet, nach der Verengung durch veränderte Blutdruckverhältnisse. Da die Stenose den Strömungswiderstand erhöht, herrscht hinter ihr ein gegenüber normalen Verhältnissen verminderter Blutdruck. Versorgt ein stenosiertes Gefäß einen Skelettmuskel, fällt bei arbeitsbedingter Eröffnung weiterer angeschlossener Arteriolen der Blutdruck hinter der Stenose nochmals ab: Je intensiver gearbeitet wird, desto geringer ist der poststenotische Blutdruck *(arbeitsbedingter, intraarterieller Druckabfall)* und damit die Nutrition des arbeitenden Muskels und dies, obwohl der praestenotische Blutdruck arbeitsbedingt ansteigt.

Ganz anders stellt sich die *Muskeldurchblutung bei statischer Arbeit* (Haltearbeit) dar. Alltagsbeobachtungen und Laborversuche zeigen deutlich, daß Haltearbeit schnell zur Muskelermüdung führt. Schon Arbeitsintensitäten von mehr als 15% der Maximalkraft eines Muskels, wobei das Eigengewicht des Muskels ggf. mit einzubeziehen ist, lassen sich nur wenige Minuten durchhalten. Bei 50% der Maximalkraft (Mk) beträgt die maximale Haltezeit etwa 1 Minute. Im Bereich zwischen 15 und 50% der Mk ist der mit zunehmender Haltekraft ansteigende Muskelinnendruck maßgeblich an der auftretenden Ermüdung beteiligt, da er einer bedarfsgerechten Zunahme der Durchblutung entgegenwirkt. Oberhalb von 50% der Mk liegen die Haltezeiten unter 1 Minute. Der in diesem kurzen Zeitraum sehr große Bedarf an Kontraktionsenergie kann nur anaerob (ohne Sauerstoff) bereitgestellt werden; insofern spielt die Muskeldurchblutung in diesem Bereich keine Rolle mehr. Endprodukt der anaerob gewonnenen Kontraktionsenergie ist die Milchsäure (*Lak-*

*tat*, «Ermüdungsstoff»), deren Anhäufung zu rascher Muskelermüdung führt. Auch bei *dynamischer Muskelarbeit* tritt anaerobe Energiegewinnung ein, nämlich dann, wenn die Muskeldurchblutung den Sauerstoffbedarf der arbeitenden Muskulatur nicht mehr deckt.

## Literatur

BUSSE, R. (ed.), Kreislaufphysiologie, Thieme: Stuttgart, 1982.
GAUER, O. H., Kreislauf des Blutes. In: GAUER, O. H., KRAMER und R. JUNG, (eds.).: Physiologie des Menschen in 17 Bänden. Bd. 3: Herz und Kreislauf, Urban & Schwarzenberg: München–Berlin–Wien, 1972.
HOLLMANN, W. und TH. HETTINGER, Sportmedizin – Arbeits- und Trainingsgrundlagen, Schattauer: Stuttgart–New York, 1980.
SCHMID-SCHÖNBEIN, H., G. GRUNAU und H. BRÄUER, Exempla hämorheologica – «Das strömende Organ Blut». Albert-Roussel Pharma GmbH (ed.): Wiesbaden, 1980.
SCHMIDT, R. F. und G. THEWS (eds.), Physiologie des Menschen. (22. Aufl.), Springer: Berlin–Heidelberg–New York, 1985.
STEGEMANN, J., Leistungsphysiologie. (3. Aufl.), Thieme: Stuttgart, 1984.
THEWS, G., E. MUTSCHLER und P. VAUPEL, Anatomie, Physiologie, Pathophysiologie des Menschen – Ein Lehrbuch für Pharmazeuten und Biologen, Wissenschaftliche Verlagsgesellschaft mbH: Stuttgart, (2. Aufl.) 1982.
ULMER, H.-V., Arbeitsphysiologie – Umweltphysiologie. In: SCHMIDT, R. F. und G. THEWS, (eds.).: Physiologie des Menschen. (22. Aufl.), S. 602–627, Springer: Berlin–Heidelberg–New York, 1985.
ULMER, H.-V., Physiologische Grundlagen menschlicher Arbeit. In: REICHEL, G., H. M. BOLT, TH. HETTINGER, F. SELENKA, H.-V. ULMER und W. T. ULMER, (eds.).: Grundlagen der Arbeitsmedizin. S. 1–113, Kohlhammer: Stuttgart – Berlin – Köln – Mainz 1985.

# IV.

# Arterien

## A. V. UNGERN-STERNBERG

## Pathophysiologie, Klinik und Untersuchungsmethoden peripherer arterieller Gefäßverschlüsse

## 1 Arteriosklerose

In der Bundesrepublik Deutschland sind Herz- und Gefäßkrankheiten heute die Ursache für fast die Hälfte aller Todesfälle und nehmen damit den ersten Platz in der Statistik ein. Hinzu kommt, daß etwa ein Drittel aller frühzeitigen Rentenzahlungen auf diese Erkrankungen zurückzuführen sind (Abb. 23). Herz- und Gefäßkrankheiten sind somit abgesehen von dem damit verbundenen individuellen Schicksal auch volkswirtschaftlich äußerst ernst zu nehmen.

Mit zunehmendem Alter zeigen die arteriellen Gefäßwände bemerkenswerte Veränderungen. Diese altersabhängigen Vorgänge betreffen vorwiegend die innersten und die in der mittleren Gefäßwand gelegenen Zellverbände (Intima und Media). Die zu beobachtenden Gefäßwandveränderungen stellen nicht den Auftakt zu einer allgemeinen, alle Gefäße betreffenden Arteriosklerose dar, sondern werden als «physiologische Arteriosklerose» bezeichnet, weil sie Ausdruck der normalen Gewebsalterung sind.

Prinzipiell unterscheiden sich aber die Vorgänge der betroffenen Gewebsschichten nicht wesentlich von denen der krankhaften Arteriosklerose (Pathosklerose).

Charakterisiert ist der Altersprozeß durch eine Intimaverdickung, einen Elastizitätsverlust, weil die bindegewebige Grundsubstanz in der Media zunimmt, und einen erhöhten Calciumgehalt der Gefäßwand.

Bei der Pathosklerose findet man eine fokale, d. h. ortsständige Anhäufung von Lipiden, Kohlehydraten, Blutbestandteilen und Bindegewebe mit Calciumablagerungen, die zuerst in der innersten Gewebsschicht der Arterien (Intima) nachweisbar sind. Nach lichtmikroskopischen und elektronenmikroskopischen Studien stellt man sich die morphologische Entwicklung arteriosklerotischer Gefäßläsionen folgendermaßen vor:

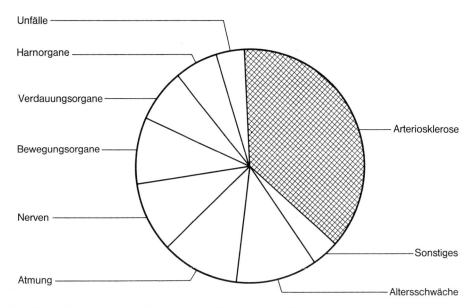

Abb. 23: Volkswirtschaftliche Bedeutung der Herz- und Gefäßkrankheiten.

Die erste mikroskopisch feststellbare Veränderung der Gefäßwand ist eine Intimaverdickung infolge einer Vermehrung von glatten Muskelzellen. Anfangs ist in den glatten Muskelzellen noch keine Fettablagerung feststellbar. Mit zunehmender Fetteinlagerung bilden sich sogenannte Lipid- oder Fettstreifen (fatty streaks) aus. Das weitere Fortschreiten ist durch eine zunehmende Fibrose (bindegewebiger Umbau) mit Ausbildung eines fibrösen Plaques gekennzeichnet. Unter der bindegewebigen Haube des Plaques bildet sich häufig eine Vielzahl von fetthaltigen Schaumzellen und es kommt zur Ablagerung und Anhäufung von extrazellulär gelegenen Lipiden. Im fortgeschrittenen Stadium kann es dann bei zunehmender Ernährungsstörung der Gefäßwand zum Aufbrechen der Oberfläche dieses fibrösen Plaques in Form einer Ulzeration kommen. An solchen Orten lagern sich bevorzugt Thromben an, die zu einer Einengung der Strombahn führen (Abb. 24). Für die Einleitung dieses pathologischen Prozesses werden verschiedene Faktoren verantwortlich gemacht, man spricht deshalb von einer Polyätiologie der Arteriosklerose oder einer multifaktoriellen Entstehung. Die Beobachtung, daß arteriosklerotische Wandveränderungen immer an bevorzugten Orten gefunden werden, die besonderen strömungsmechanischen Belastungen ausgesetzt sind, führen zu der Annahme, daß es hier zu Schädigungen der Zellverbände kommt, die das Gefäß auskleiden. Vor allen Dingen elektronenmikroskopische Befunde stützen diese Vorstellung. Andere Studien belegen, daß es im Bereich von turbulenter Strömung («Wirbelbildung») unter der Einwirkung verschiedener chemischer Substanzen (z. B. Nikotin) zum Haften von Thrombozyten an der unverletzten Gefäßwand kommt und durch Freisetzung eines die Proliferation der glatten Muskelzellen stimulierenden Faktors der Vorgang der Arteriosklerose eingeleitet wird.

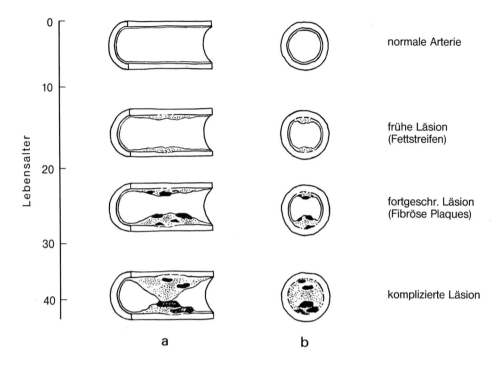

Abb. 24: Gezeigt sind die sich progressiv entwickelnden Veränderungen im Rahmen der Arteriosklerose in Abhängigkeit vom Lebensalter. Ausgehend von der normalen Arterie mit intakten Wandschichten kommt es über die frühe Läsion im Endstadium zur komplizierten Läsion, die klinisch je nach betroffener Gefäßregion zum Herzinfarkt, zur Apoplexie, einer Gangrän oder einer aneurysmatischen Erweiterung des arteriosklerotischen Gefäßes führt.

Die Herkunft der Lipide und Lipoproteine in der arteriosklerotischen Läsion und ihre Rolle bei der Pathogenese der typischen arteriosklerotischen Wandveränderungen ist nicht bekannt. Es wird angenommen, daß die Blutfette durch die Zellen über Rezeptoren teilweise in die Zellwand aufgenommen werden. Deshalb ergibt sich chemisch auch in den abgelagerten Fettsubstanzen eine andere Zusammensetzung als im Blut selbst.

## 2 Risikofaktoren

Ungeachtet der noch offenen Fragen der Pathogenese arteriosklerotischer Gefäßprozesse haben epidemiologische Studien sicher nachgewiesen, daß die Häufigkeit arteriosklerotischer Erkrankungen in enger Beziehung zum Vorkommen bestimmter, sogenannter Risikofaktoren steht. Schettler hat die Risikofaktoren nach dem Schweregrad ihres Einflusses eingeteilt in Risikofaktoren erster und zweiter Ordnung (Tab. 1).

| Risikofaktoren | Häufigkeit in der Bundesrepublik Deutschland |
|---|---|
| *1. Ordnung* | |
| Hyperlipoproteinämie | jeder 7. Erwachsene |
| Rauchen | jeder 2. Erwachsene |
| Hypertonie | jeder 10. Erwachsene |
| *2. Ordnung* | |
| Übergewicht | jeder 3. Erwachsene |
| Bewegungsmangel | |
| Diabetes mellitus | jeder 30. Erwachsene |
| Gicht und Hyperurikämie | |
| Polyzythämie | jeder 20. Mann |

Tabelle 1: Risikofaktoren 1. und 2. Ordnung

Hyperlipoproteinämie, Zigarettenrauchen sowie arterielle Hypertonie bilden die Gruppe der Risikofaktoren erster Ordnung. Zu den Risikofaktoren zweiter Ordnung zählen Übergewicht, Bewegungsmangel, Diabetes mellitus, Gicht und Hyperurikämie sowie Polyzythämie.

Diese Einteilung berücksichtigt vorzugsweise das Risiko für arteriosklerotische Erkrankungen der Herzkranzgefäße. Für die einzelnen Gefäßregionen wird heute eine unterschiedliche Wertigkeit der genannten Faktoren angenommen. Für die chronische arterielle Verschlußkrankheit der peripheren Gefäße stellen das Zigarettenrauchen, arterielle Hypertonie, Diabetes mellitus und Hyperlipoproteinämie zweifelsfrei Risikofaktoren erster Ordnung dar.

Wesentlich ist dabei die Erkenntnis der Framingham-Studie, daß das gleichzeitige Vorkommen mehrerer Risikofaktoren eine überadditive Wirkung hat. Das heißt, das Risiko einer Gefäßerkrankung ist beim Vorhandensein von zwei oder drei Risikofaktoren wesentlich größer als die Summe der Einzelrisiken erwarten läßt (Abb. 25).

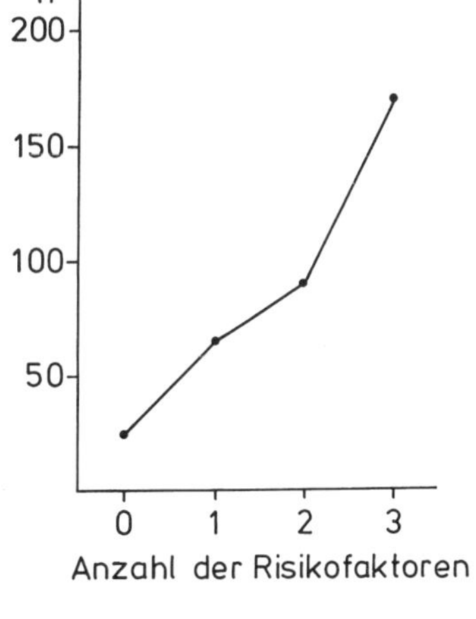

Abb. 25: Fünfjahresinzidenz der peripheren arteriellen Verschlußkrankheit abhängig von der Zahl der Risikofaktoren (n = Ereignis/1000).
(Aus A. BOLLINGER: Funktionelle Angiologie, Georg Thieme-Verlag, Stuttgart 1979)

# 3 Klinik der chronischen-arteriellen Verschlußkrankheit

Ein Gefäßverschluß oder eine hochgradige Einengung (Stenose) auf der Grundlage arteriosklerotischer Wandveränderungen führt zu einer Minderversorgung des nachgeschalteten Gewebes. Der Organismus versucht, dies durch die Ausbildung eines Kollateralkreislaufs zu kompensieren. Ein solcher Kollateralkreislauf stellt eine Umleitung bei Blockierung des Hauptweges dar (Abb. 26).

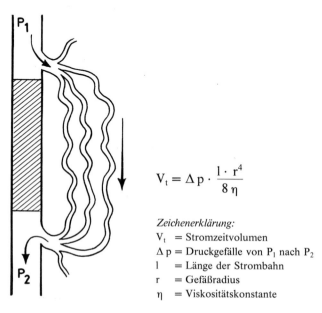

$$V_t = \Delta p \cdot \frac{l \cdot r^4}{8\eta}$$

*Zeichenerklärung:*
$V_t$ = Stromzeitvolumen
$\Delta p$ = Druckgefälle von $P_1$ nach $P_2$
l = Länge der Strombahn
r = Gefäßradius
$\eta$ = Viskositätskonstante

Abb. 26: Schematische Darstellung eines arteriellen Verschlusses mit Entwicklung einer Kollateralbahn. Das Stromzeitvolumen wird durch das Druckgefälle von $P_1$ nach $P_2$, die Länge der Strombahn, den Gefäßradius und die Viskosität bestimmt. Hieraus läßt sich auch ableiten, daß eine wesentliche Verbesserung des Stromzeitvolumens durch eine Zunahme des Gefäßradius einerseits und eine Abnahme der Viskosität zu erreichen ist.

Aus der schematischen Darstellung wird deutlich, daß die maßgeblichen Größen für die Qualität des Kollateralkreislaufs der Druckunterschied (Druckgradient) zwischen dem Druck vor und dem Druck nach dem Strombahnhindernis, die Blutviskosität, die Strecke des zu überbrückenden Hindernisses und der Querschnitt der Umgehungswege (Kollateralen) sind. Dies sind auch die Parameter, die therapeutisch mit dem Ziel einer Durchblutungsverbesserung verändert werden können. Schon an dieser Stelle sei besonders darauf hingewiesen, welchen bedeutsamen Stellenwert der Kollateralquerschnitt hat.

Je nach Ausmaß der Durchblutungseinschränkung werden klinisch 4 Stadien der chronischen arteriellen Verschlußkrankheit unterschieden. Definitionsgemäß ist im Stadium I zwar ein objektiv nachweisbarer Befund zu erheben. Der Patient verspürt

| Stad. | I | ohne klinische Symptome | Pulsabschwächung und/oder Gefäß- geräusche bei klinischer Untersuchung |
|---|---|---|---|
| Stad. | II a | Belastungsabhängige Schmerzen (Claudicatio intermittens) | a) gute Leistungsfähigkeit, geringe Beeinträchtigung |
| | b | | b) deutlich reduzierte Leistungsfähigkeit |
| Stad. | III | Ruheschmerzen | Gefahr des Gliedmaßenverlustes |
| Stad. | IV | Gewebsuntergang (Nekrose) | |

Tabelle 2: Stadieneinteilung der arteriellen Durchblutungsstörungen nach FONTAINE.

aber keine Leistungseinbuße. Im Stadium II gibt der Patient Symptome bei Muskelarbeit an, die bei Manifestation an den unteren Extremitäten als typische Claudicatio intermittens beschrieben werden. Hierbei treten nach einer gewissen Arbeitsdauer Schmerzen in der belasteten und minderversorgten Muskulatur auf, die den Patienten zur Unterbrechung der Arbeit zwingen. Bereits nach wenige Minuten dauernder Pause bilden sich alle Symptome vollständig zurück. Im folgenden Stadium III reicht die Organversorgung bereits unter Ruhebedingungen nicht mehr aus, und es werden Ruheschmerzen geklagt. Dies stellt bereits für das Gewebe eine bedrohliche Situation dar, in der ein Übergang in das Stadium IV mit Gewebsuntergang (Nekrose) zu befüchten ist.

## 3.1 Stenosen und Verschlüsse der supraaortalen Gefäßäste

An den sogenannten supraaortalen Gefäßen, d. h. den Arterien des Halses und der Arme kommen Verschlüsse und Stenosen verglichen mit den Gefäßen an den Beinen seltener vor, außerdem verhindern anatomisch angelegte Umgehungs- und Versorgungsmöglichkeiten des nachgeschalteten Gewebes das Auftreten von klinischen Symptomen. Damit nehmen die Arterien der oberen Körperhälfte eine Sonderstellung ein. Von besonderer Bedeutung sind Erkrankungen der Halsschlagader, da sie den Patienten durch einen apoplektischen Insult oder Schlaganfall bedrohen.
Es lassen sich drei, anatomisch miteinander eng verbundene Stromgebiete unterscheiden. Die Halsschlagadern versorgen die Großhirnhemisphäre mit Ausnahme der temporooccipitalen Abschnitte, die Augen und über die A.carotis externa (äußere Halsschlagader) den Gesichtsschädel.
Geschützt verlaufen beide Vertebralarterien in einem Knochenkanal, der durch die seitlichen Fortsätze der Halswirbelkörper gebildet wird. Sie vereinigen sich im Schädel zur A.basilaris, die den Hirnstamm, das Kleinhirn und die temporobasilären Anteile der Großhirnhemisphäre versorgen.

Bei Verschlüssen der Hirnarterien ist je nach Versorgungsgebiet mit unterschiedlichen neurologischen Ausfällen zu rechnen. Ganz überwiegend, nämlich in über 90%, ist die obliterierende Arteriosklerose Ursache von Hirnarterienverschlüssen, wobei die Halsschlagadern in über 60% betroffen sind.

| | |
|---|---|
| Karotisgabel | 56 |
| Aa. carotides communes | 9 |
| Truncus brachiocephalicus | 9 |
| Aa. vertebrales | 10 |
| Aa. subclaviae | 16 |

Tabelle 3: Häufigkeit von Verschlüssen und Stenosen der supraaortalen Äste (nach VOLLMAR) (%).

Wenn auch die Hirnarterien keineswegs in ihrem gesamten Verlauf den peripheren Gefäßen zugerechnet werden können, so sind gerade die extrakraniellen Gefäßabschnitte am häufigsten betroffen und durch ihre Lage einer einfachen klinischen Diagnostik zugänglich. Pulspalpation und Auskultation können frühzeitig durch den Nachweis von Pulsabschwächung und/oder Strömungsgeräusche einen Hinweis auf eine Gefäßerkrankung geben, der Anlaß für weiterführende diagnostische Maßnahmen ist.

Die Stadieneinteilung der zerebralen Durchblutungsstörungen richtet sich wie bei den Extremitäten nach dem Ausmaß der verursachten Minderperfusion. Im Stadium I liegen weder subjektive Symptome noch neurologische Ausfallserscheinungen vor. Pulsauffälligkeiten oder Strömungsgeräusche werden bei Routineuntersuchungen entdeckt. Von Bedeutung sind diese Befunde bei größeren Operationen, die durch stärkeren Blutverlust mit Blutdruckabfall zu einem Schlaganfall führen können.

Dringlich ist eine genaue diagnostische Klärung im Stadium II, das durch intermittierende zerebrovaskuläre Insuffizienz gekennzeichnet ist. Man bezeichnet solche Zustände auch als transitorische ischämische Attacken, bei denen objektiv nachweisbare neurologische Ausfälle (z. B. Lähmung eines Armes, Sprachstörung oder auch Halbseitenlähmung) sich innerhalb von wenigen Minuten bis maximal 24 Stunden wieder völlig zurückbilden.

Ursächlich kommen bei einem Teil der Fälle Mikroembolien, ausgehend von arteriosklerotischen Plaques der Stammarterien, in Betracht.

Die im übrigen diskutierten Faktoren sind Blutdruckschwankungen bei Herzrhythmusstörungen, Blutdrucksenkung aufgrund von Medikamentwirkungen und Änderungen der Blutviskosität bei bestehender hochgradiger Gefäßeinengung.

Im Stadium III ist der Schlaganfall noch in Entwicklung, das resultierende Lähmungsbild respektive die neurologischen Ausfallserscheinungen noch nicht wie im Stadium IV voll ausgebildet. Die Absicht der klinischen Behandlung ist es deshalb auch, den definitiven Untergang von Hirnzellen auf ein möglichst kleines Areal zu

begrenzen, indem die Versorgung der Infarktrandgebiete verbessert wird (Ödembekämpfung, möglichst optimale Blutdruckeinstellung, Verbesserung der Flußeigenschaften des Blutes und, falls notwendig, Verbesserung der Förderleistung des Herzens).
Die nachweisbaren neurologischen Ausfälle richten sich danach, welches Versorgungsgebiet von der Durchblutungsstörung betroffen ist.
Bei einer Minderperfusion des Karotisgebietes finden sich Sehstörungen des gleichseitigen Auges (sog. Amaurosis fugax, kurzfristige Erblindung), Sprachstörungen (Dysphasien), motorische und sensible Lähmungen der gegenseitigen Extremitäten.
Eine Minderdurchblutung des Vertebralisgebietes geht mit Schwindel, Ataxie, Doppelbildern, Schluckstörungen, Artikulationsstörungen sowie mit ein- oder doppelseitigen motorischen und sensiblen Störungen einher.

## 3.2 Stenosen und Verschlüsse der Arterien der unteren Extremitäten

In der überwiegenden Zahl sind Stenosen oder Verschlüsse arterieller Gefäße an den unteren Extremitäten lokalisiert. Man unterscheidet dabei drei Etagen, in denen die Gefäßprozesse zu finden sind.
Die Beckenarterien sind nach angiographischen Untersuchungen an einem großen Kollektiv in 10,2% aller Fälle isoliert von Gefäßverschlüssen betroffen.
Bei der zweiten großen Gruppe, den Oberschenkelverschlüssen, ist bei weitem am häufigsten von allen Verschlußlokalisationen die Arteria femoralis superficialis betroffen. Die Stelle mit der höchsten Verschlußrate liegt da, wo die Sehne des M.adductor magnus die Arterie kreuzt. Klinisch ist in diesen Fällen der Puls der A.poplitea bei gut palpablem Leistenpuls nicht nachweisbar.
Isolierte Verschlüsse der Unterschenkelarterien, also der dritten Etage, finden sich in 18,4% aller Beinarterienverschlüsse. Oft sind aber die Gefäßveränderungen nicht auf eine der genannten Etagen beschränkt, sondern man findet Wandveränderungen in mehreren Regionen, sogenannte kombinierte Verschlußtypen.
Becken-Oberschenkel-Typ (15%) und Oberschenkel-Unterschenkel-Typ (25,7%) sind am häufigsten anzutreffen.
Diese topographische Einteilung ist wegen der später zu besprechenden therapeutischen Konsequenzen zweckmäßig und notwendig.
Das charakteristische, allen Verschlüssen oder kreislauf-dynamisch wirksamen Gefäßstenosen der Arterien an den unteren Extremitäten gemeinsame klinische Symptom ist die Claudicatio intermittens, im Umgangsjargon auch „Schaufensterkrankheit" genannt.
Typisch ist der belastungsabhängige, beim Gehen oder Treppensteigen auftretende Muskelschmerz, der den Betreffenden zwingt, die Muskelarbeit zu unterbrechen.

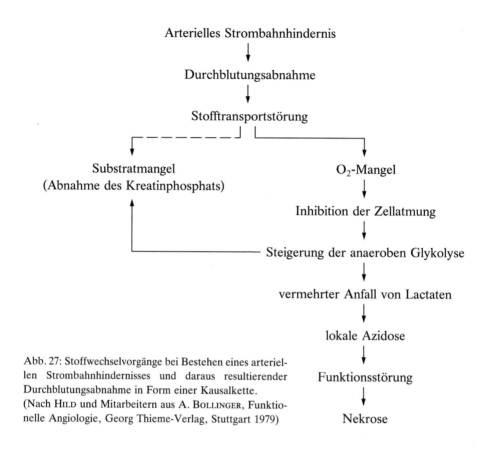

Abb. 27: Stoffwechselvorgänge bei Bestehen eines arteriellen Strombahnhindernisses und daraus resultierender Durchblutungsabnahme in Form einer Kausalkette.
(Nach HILD und Mitarbeitern aus A. BOLLINGER, Funktionelle Angiologie, Georg Thieme-Verlag, Stuttgart 1979)

In Erinnerung an die Ausführungen über die Energiebereitstellung sei an dieser Stelle noch einmal die Folge der gestörten Funktionen schematisch dargestellt (Abb. 27).
Tatsächlich gehen jedesmal einige Muskelzellen zugrunde, wenn die Belastung des Muskels bis zum Auftreten von Schmerzen forciert wird. Die eigentlich für die Schmerzen verantwortliche Ursache ist bislang nicht bekannt.
Typisch für den Claudicatio-Schmerz ist, daß er nach Unterbrechung der Muskelarbeit völlig abklingt, so daß der Patient nach wenigen Minuten wieder weitergehen kann. Die bei Muskelarbeit in Gang gesetzten vorbeschriebenen Stoffwechselvorgänge stellen den stärksten und am längsten anhaltenden durchblutungssteigernden Reiz dar. Die Kollateralgefäße werden maximal erweitert und der Zustrom sauerstoffreichen und substrathaltigen Blutes soweit gesteigert, wie das bei den bestehenden organischen Gefäßveränderungen möglich ist. Die so bewirkte Mehrdurchblutung hält auch mehrere Minuten bis zu einer halben Stunde an, je nach Schwere der Durchblutungsstörung, bis der Bedarf an Sauerstoff und Substrat zur Aufrechterhaltung der lebenswichtigen Funktionen der Muskelzelle gedeckt ist.

|  | Extremitäten | Cerebrum | Darm | Niere |
|---|---|---|---|---|
| Stadium I | symptomlos | | | |
| II | Belastungsischämie «Claudicatio int.» | flüchtige zerebrale Ischämie | Angina abdominalis | renovaskuläre Hypertonie 5 % aller Hypertonien |
| III | Ruheschmerz | progressiver Insult | | |
| IV | Nekrose | kompletter Insult | Mesenterialinfarkt | |

Tabelle 4: Gegenüberstellung verschiedener Organkreisläufe.

Das Ausmaß der Durchblutungsstörung wird, wie bereits vorher bei der Besprechung der Durchblutungsstörungen an den oberen Extremitäten erwähnt, rein klinisch und aufgrund der anamnestischen Angaben den Stadien nach Fontaine zugeordnet.

Dabei ist eine Gegenüberstellung verschiedener Organkreisläufe recht anschaulich, um zu zeigen, wie gut beispielsweise das Ausmaß peripherer Durchblutungsstörungen an den Extremitäten im Vergleich zu Durchblutungsstörungen im Darmbereich mit einfachen Mitteln zu differenzieren ist (Tab. 4).

Andererseits ist beim Nierenkreislauf neben einem möglicherweise hörbaren Strömungsgeräusch die Hypertonie einziges Symptom.

Bemerkenswert ist auch der Ort, an dem überwiegend die durchblutungsabhängigen Schmerzen im Stadium II bei Verschlüssen der Extremitätenarterien verspürt werden. Wie die folgende Schemazeichnung deutlich macht, läßt sich schon aus der Lokalisation des Schmerzes ein wichtiger Rückschluß auf die Verschlußzone ziehen (Abb. 28).

Nach dem bisher Gesagten ist offensichtlich, daß die Diagnose und Beurteilung der Funktionseinbuße bei arterieller Verschlußkrankheit mit einfachsten klinischen Mitteln möglich ist, wenn man die sorgfältige Palpation und Auskultation der Gefäße mit einbezieht.

Bei der Schilderung der Erhebung des krankengymnastischen Befundes wird auf die typischen Palpationsstellen der arteriellen Pulse eingegangen. Aus Modellversuchen und Tierexperimenten weiß man, daß Gefäßstenosen erst kreislaufdynamisch wirksam werden, wenn 50% des Gefäßquerschnitts verschlossen sind. Dies bedeutet, daß man es im Stadium II schon mit durchaus fortgeschrittenen Gefäßprozessen zu tun hat.

Sensitiver wird die Diagnostik, wenn man die sogenannten Funktionsproben in die klinische Untersuchung einbezieht. Im Prinzip verfolgen alle derartigen Untersuchungen das Ziel, unter definierter Belastung ein Durchblutungsdefizit aufzudecken. Am bekanntesten ist die Lagerungsprobe nach Ratschow, die auch als Übung in das Trainingsprogramm bei Durchblutungsstörungen der unteren Extremitäten aufgenommen wird (Abb. 29).

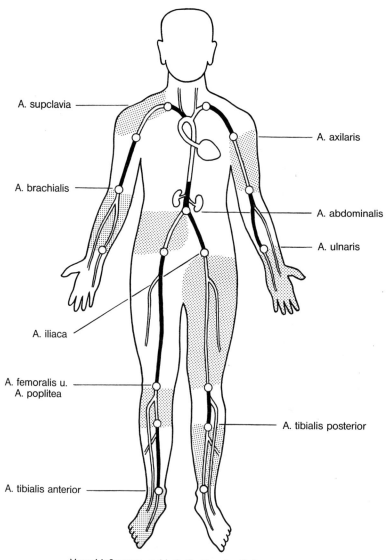

Verschlußzonen und Lokalisation des Schmerzes

Abb. 28: Jeweils distal, d. h. unterhalb einer Verschlußlokalisation, findet sich das zugehörige Versorgungsgebiet, in dem bei Substrat- und Sauerstoffmangel Schmerzen verspürt werden. Damit ergibt sich aus der Lokalisation des Schmerzes immer auch bereits ein Hinweis auf das vermutlich verschlossene oder stenosierte Gefäß.

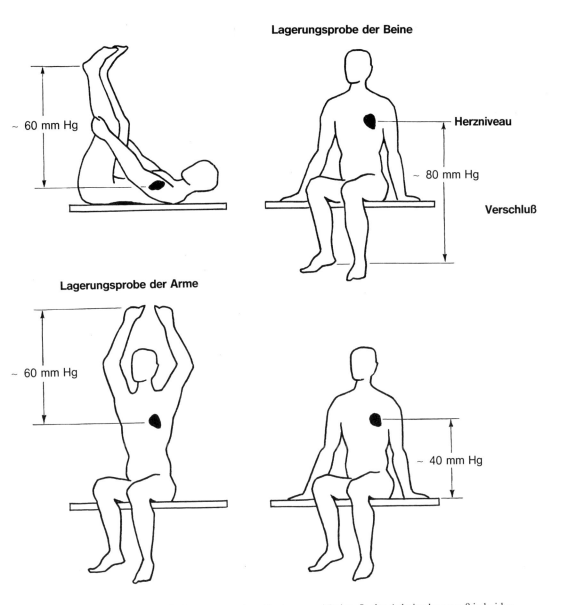

Abb. 29: Gezeigt werden die Lagerungsproben für Arme und Beine. In der Arbeitsphase muß in beiden Fällen das Blut quasi bergauf entgegen dem hydrostatischen Gefälle gepumpt werden. Dabei ist der linke Vorhof des Herzens als hydrostatischer Nullpunkt die Bezugsquelle. In der Ruhephase hängen Arme respektive Beine entspannt herunter und gegenüber dem linken Vorhof entsteht durch Änderung der Körperhaltung bei der Lagerungsprobe der Beine ein zusätzlicher Füllungsdruck für die peripheren Gefäße von ungefähr 80 mm Hg. und bei der Lagerungsprobe der Arme ungefähr 40 mm Hg. Dies sollte bei gesunden Gefäßen innerhalb von 2–5 Sekunden zu einer intensiven Hyperämie und spätestens nach 10–12 Sekunden zur Venenfüllung führen. Bei arteriellen Durchblutungsstörungen verzögern sich Hyperämie und Venenfüllung je nach Ausmaß des Strombahnhindernisses ganz erheblich. In erster Linie wird bei der Lagerungsprobe die Qualität der Hautdurchblutung beurteilt.

Dabei wird entweder durch wechselnde Plantarflexion und Plantarextension oder durch kreisende Bewegungen im Sprunggelenk die Wadenmuskulatur zur Arbeit angeregt. Durch Hochlagerung der Beine muß von dem Blutstrom ein Druckgradient von 60 mm Hg. gegenüber dem hydrostatischen Indifferenzpunkt überwunden werden, worin eine zusätzliche Provokation einer Minderdurchblutung der arbeitenden Muskulatur zu sehen ist. Diese Übung wird in der Regel zwei Minuten lang durchgeführt und dabei beobachtet, ob es zu einem Abblassen der Fußsohle kommt. Besonders bei einseitigen Verschlüssen ist die verminderte Durchblutung sehr deutlich erkennbar. Bei hochgradigen Stenosen oder nur schlecht kompensierten Gefäßverschlüssen wird die Fußsohle leichenblaß. Gleichzeitig geben die Patienten dann auch Schmerzen in der Wadenmuskulatur an. Nach zwei Minuten oder zu einem früheren Zeitpunkt, sofern der Patient die Übung wegen Schmerzen nicht so lange durchführen kann, sollte der Patient sich relativ rasch aufrichten und die Beine locker herabhängen lassen. Wie aus der schematischen Darstellung erkennbar wird, tritt zu dem durchblutungsfördernden Reiz der Muskelarbeit ein zusätzlicher hydrostatischer Druckgewinn von 80 mm Hg. hinzu. Mit der Stoppuhr wird nun bestimmt, wie lange es dauert, bis die reaktive Hyperämie einsetzt. Normalerweise sollte sich der Fuß innerhalb von 5 sec. intensiv röten und die Mehrdurchblutung nach wenigen Minuten wieder abklingen. Bei Gefäßkranken tritt die reaktive Hyperämie stark verzögert ein und führt dann zu einer lang anhaltenden düsterroten Hyperämie des Fußes und des peripheren Unterschenkels.

Ähnlich informiert die Lagerungsprobe der Arme über Gefäßstenosen und Verschlüsse der sogenannten supraaortalen Äste.

Wenn an dieser Stelle auch nicht auf alle Funktionsproben eingegangen werden kann, so sei doch der sogenannte Allen-Test zur Beurteilung der versorgenden Arterien für die Hohlhandbögen erwähnt, da er mit nur wenig Aufwand durchführbar ist (Abb. 30).

Die Schemazeichnung läßt die beiden Hohlhandbögen erkennen, die miteinander kommunizieren. Der tiefe Hohlhandbogen wird von der Arteria radialis und der obere Hohlhandbogen von der Arteria ulnaris gespeist. Beide Systeme sind maßgeblich für die arterielle Versorgung der Hand und der Finger. Durch die Anastomosen kann ein Verschluß der Arteria ulnaris über die Arteria radialis kompensiert werden. Wird nun die Arteria radialis durch Kompression verschlossen und der Patient aufgefordert, die Hand im Wechsel zur Faust zu schließen und zu öffnen, so blaßt die Handfläche rasch ab und auch nach Beendigung der Arbeit bleibt die Handfläche blutleer, wie unter c dargestellt. Beim Gefäßgesunden (b) wird der durch Kompression verursachte Verschluß der Arteria radialis über den Zustrom der durchgängigen Arteria ulnaris kompensiert.

Diese Beispiele mögen genügen, um zu zeigen, daß durch gezielte Provokationstests wichtige zusätzliche Informationen zu erhalten sind und es durchaus denkbar ist, daß man bei routinemäßiger Anwendung solcher Untersuchungsverfahren zumindestens einen Teil der Patienten erfassen könnte, die bisher klinisch symptomlos waren, also dem Stadium I nach Fontaine zuzurechnen sind.

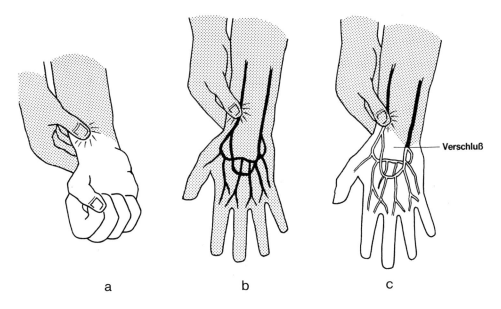

a  b  c

Abb. 30: Durchführung des Allen-Testes zur Beurteilung der Durchgängigkeit der A. ulnaris, die den oberen Hohlhandbogen versorgt. Bei Verschluß der A. ulnaris und gleichzeitiger Kompression der A. radialis wird die Handdurchblutung unterbrochen, und die Handinnenfläche ist nach einigen Faustschlüssen blutleer, wie schematisch in der Figur C dargestellt. Bei durchgängiger A. ulnaris kann ein artifizieller Verschluß der A. radialis voll kompensiert werden, und die Handdurchblutung bleibt normal wie in der Schemazeichnung B dargestellt.

## 3.3 Funktionelle Gefäßerkrankungen

Unter dem Begriff Morbus Raynaud werden im allgemeinen eine Reihe von unterschiedlichen funktionellen Gefäßerkrankungen zusammengefaßt. Gemeinsam ist ihnen eine Störung im Bereich der Mikrozirkulation, wobei die vegetative Innervation der kleinen Arterien und Venen gestört ist. Maurice Raynaud beschrieb 1862 eine anfallsweise auftretende Durchblutungsstörung, wobei zunächst die minderdurchbluteten Finger oder Zehen sich leichenblaß verfärbten, nach wenigen Minuten eine tief zyanotische Farbe annahmen, um dann in der Folgezeit bei Wiedererwärmung mit brennenden Schmerzen eine hellrote Farbe anzunehmen. Diese Dreifärbung wurde als Trikolore-Phänomen bezeichnet. Ursprünglich wurde angenommen, daß es sich dabei um eine reine Funktionsstörung ohne organische Gefäßveränderung handele. Mittlerweile ist durch angiographische Untersuchungen bekannt, daß sich solche anfallsweise Störungen der Vasomotoren auch einer organischen Gefäßerkrankung überlagern kann.

Betrachtet man in einer Schemazeichnung den funktionellen Ablauf einer anfallsweise eintretenden Durchblutungsstörung bei Schädigung der Vasomotoren

Zeichenerklärung:
A = Arteriole; V = Venole; K = Kapillarbett
Nr. 1 – normale Zirkulation
Nr. 2 – lokale Synkope bei Arteriolenvasokonstriktion
Nr. 3 – synkopale Asphyxie, zusätzlich zum Arteriolenspasmus auch Spasmus der Venolen mit vorübergehendem Durchblutungsstop.
Nr. 4 – Erythromelalgie. Intensive Vasodilatation sowohl der Arteriolen, der Kapillaren als auch der Venolen.
Nr. 5 – Zyanose bei Umgehung der terminalen Strombahn über eine arteriovenöse Anastomose.

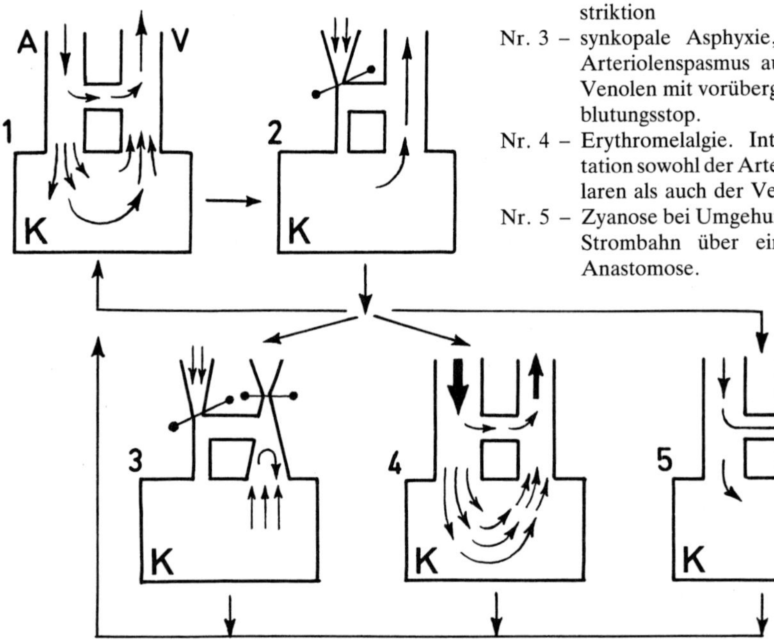

Abb. 31: Pathophysiologie des Raynaud-Phänomens. Schematische Darstellung der Mikrozirkulation. (Zeichnung nach P. LANGERON, L. CROCCEL: The Concept of Raynaud's Phenomenon, T. M-Verlag, Berlin 1979.)

(Abb. 31), so beginnt jede Attacke mit einer arteriolären Vasokonstriktion als grundlegende Abnormität (2). Daraufhin können eine Reihe von verschiedenen Reaktionen folgen: Einmal kann der Arteriolenspasmus aufhören und die Durchblutung normalisiert sich (1), oder es kommt sekundär zu einem Spasmus auch der kleinen Venen, der sogenannten Venolen, und auf diesem Weg zu einer vorübergehenden Asphyxie, worunter man ein vorübergehendes Sistieren der Mikrozirkulation versteht (3). Denkbar ist auch eine intensive reaktive Erweiterung der Kapillargefäße (Vasodilatation), hervorgerufen durch Ansammlung von Stoffwechselprodukten. Eine solche maximale kapilläre Gefäßerweiterung nennt man Erythromelalgie (4). Und schließlich kann es zu einer Umgehung der terminalen Strombahn über arteriovenöse Anastomosen kommen. Dies bedeutet eine Minderversorgung des Gewebes mit Sauerstoff und ungenügender Abtransport von $CO_2$ aus dem Gewebe. Damit entsteht eine ausgesprochene Zyanose, sprich Blauverfärbung der durchblutungsgestörten Finger mit in der Regel deutlich verminderter Hauttemperatur. Schematisch ist eine solche Situation der Durchblutungsstörung in der Abb. unter Punkt 5 wiedergegeben.
Für die weitere Diagnostik und vor allen Dingen Therapie ist es von grundsätzlicher Bedeutung zu wissen, daß in einer nicht unerheblichen Zahl von Fällen sich die rein

funktionelle Störung, nämlich der Gefäßspasmus, einer organischen Grunderkrankung der kleinen Arterien überlagert. Dies bedeutet, daß man in allen Fällen von Raynaud-Phänomen unbedingt zunächst nach einer wahrscheinlichen organischen Grunderkrankung fahnden muß. VAYSSAIRAT und Mitarbeiter fanden bei 100 Patienten mit Raynaud-Phänomen folgende zugrunde liegende Erkrankungen:

| Gruppe | 100 Patienten mit Raynaud-Phänomen | | n |
|---|---|---|---|
| 1 | Kollagenosen n = 50 | Sklerodermie | 37 |
| | | Polyarteriitis nodosa | 2 |
| | | Mixted connective tissue disease | 4 |
| | | Lupus erythematodes | 3 |
| | | Ätiologisch nicht sicher einzuordnende Erkrankungen mit überlappenden Erkrankungen | 4 |
| 2 | Andere entzündliche Arterienerkrankungen n = 7 | Arteriosklerosis obliterans (Buerger'sche Erkrankung) | 6 |
| | | Horton'sche Erkrankung | 1 |
| 3 | Arteriosklerose der kleinen Arterien n = 10 | | 10 |
| 4 | Mechanischer Ursprung | Schädigung durch Vibration | 5 |
| | | Kompressionssyndrom bei Austritt des Gefäßnervenstrangs durch die physiologischen Engen im Hals- und oberen Thoraxbereich | 4 |
| | | Posttraumatisches Raynaud-Phänomen | 2 |
| 5 | Hämatologischer Ursprung | Paraneoplastisches Syndrom | 3 |
| | | Kälteagglutinin-Erkrankung | 1 |
| 6 | Ätiologie unbekannt | Eigentliche Raynaud'sche Erkrankung | 18 |

Tabelle 5: Dem Raynaud-Phänomen zugrunde liegende Erkrankungen.

Bemerkenswert an dieser Tabelle ist, daß nur in 18% der Fälle keine organische Gefäßerkrankung dem anfallsweise auftretenden Gefäßspasmus zugrunde liegt. Dies unterstützt um so mehr die Notwendigkeit, bei jedem Fall mit Raynaud-Phänomen nach der zugrunde liegenden Erkrankung zu fahnden. Typischerweise lassen sich Raynaud-Anfälle durch Kälteexposition auslösen. Auch bei sommerlich warmen Außentemperaturen kann es im Schwimmbad bei einer Wassertemperatur von 18 oder 19° zum Auftreten eines typischen Raynaud-Anfalls kommen. Mit Hilfe eines pulsregistrierenden Verfahrens, der sogenannten elektronisch verstärkten Oszillographie, kann der Ablauf eines Raynaud-Anfalls unter Kälteprovokation und Medikament-Gabe beobachtet werden. Die folgende Registrierung (Abb. 32 a) zeigt die oszillographischen Kurven des 1. Fingers, die Abb. 32 b die des 2. Fingers bei einer 45jährigen Patientin, die an einem milden Raynaud-Syndrom aller Finger leidet.

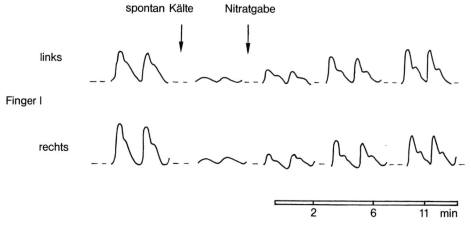

Abb. 32a: Reproduktion einer Originalregistrierung bei einer Patientin mit Raynaud-Phänomen. Ohne Kälteexposition annähernd normale Kurven, allenfalls gering ausgeprägte dikrote Welle. Nach Kälteapplikation deutliche Amplitudenminderung der Pulskurven des 1. Fingers links und rechts. Nach Beendigung der Kälteexposition und Nitratgabe, die zu einer Vasodilatation führt, bilden sich wieder normale Pulskurven aus, die jetzt auch eine deutliche dikrote Welle erkennen lassen. Immerhin vergehen aber fast 3 Minuten bis zur Normalisierung.

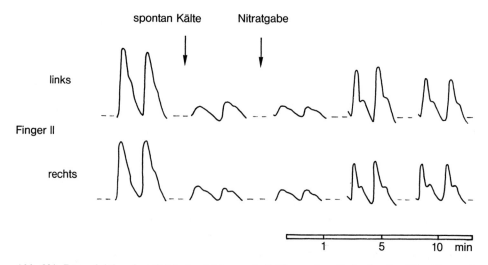

Abb. 32b: Reproduktion einer Originalregistrierung des 2. Fingers einer Patientin mit mildem Raynaud-Syndrom. Auch hier beobachtet man, wie in der Abbildung 10a, ein deutliches Abnehmen der Pulsamplituden. Bei Kälteeinwirkung und nach Nitratgabe wieder vollständige Normalisierung der oszillographischen Kurven. Dies spricht funktionell für gut durchgängige Fingerarterien und für ein rein funktionelles Raynaud-Phänomen.

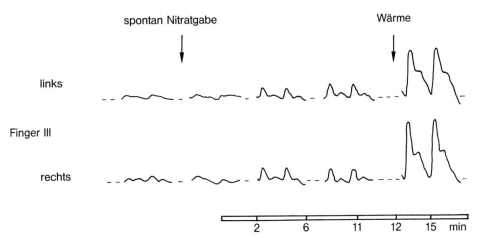

Abb. 33: Reproduktion von Originalregistrierung bei einem 15jährigen Patienten mit ausgeprägter Raynaud-Symptomatik. Im Gegensatz zu den vorangehenden Registrierungen fällt auf, daß bereits ohne Kälteexposition praktisch keine Oszillationen am 3. Finger rechts und links nachweisbar sind. auch nach Nitratgabe kommt es zu Pulskurven mit nur sehr geringen Amplituden. Erst eine Erwärmung bewirkt eine kräftige Durchblutungssteigerung und läßt oszillographisch regelrechte Pulskurven erkennen.

Beim Eintauchen in Eiswasser von 8°C, 1 Minute lang, verschwinden die Pulsationen des 1. Fingers fast vollständig, die Amplituden am 2. Finger nehmen erheblich ab. Durch Gabe von Nitraten, die zu einer Relaxierung der glatten Gefäßmuskeln führen, beobachtet man im weiteren Verlauf eine über mehrere Minuten sich entwickelnde Normalisierung der Pulskurven. In diesem Fall wurden die Gefäße durch Angiographie überprüft und dabei überall gut durchgängig gefunden.

Die nächste Registrierung (Abb. 33) stammt von einem 15jährigen Jungen mit einer schweren Raynaud-Symptomatik.

Bereits ohne jegliche Kälteexposition findet sich im elektronisch verstärkten Oszillogramm des 3. Fingers sowohl rechts als auch links keine Pulsation. Auch nach Gabe von Nitraten kommt es nur sehr zögernd zur Ausbildung niedrig amplitudiger Pulskurven. Bemerkenswert ist, daß eine weitere Erwärmung im warmen Wasser bei einer Temperatur von 40°C eine kräftige Durchblutung mit normalen Pulskurven bewirkt. Auch in diesem Fall wurde der Befund angiographisch überprüft, und es fanden sich völlig regelrechte morphologische Verhältnisse. Die beiden Abbildungen zeigen, daß pulsregistrierende Verfahren den Durchblutungsablauf während eines Raynaud-Anfalls und die medikamentöse und thermische Beeinflussung wiedergeben können. Wenn dabei bestimmte Kriterien der Kurvenform berücksichtigt werden, so lassen sich Rückschlüsse auf möglicherweise zusätzlich bestehende organische Gefäßwandveränderungen ziehen. Mit absoluter Zuverlässigkeit ist hierzu allerdings im Bereich der kleinen Finger- und Zehenarterien nur eine spezielle Form der angiographischen Untersuchung zuverlässig verwertbar. Gerade sogenannte funktionelle Gefäßerkrankungen, d. h. solche ohne nachweisbare organische Gefäßwandschäden, sind der krankengymnastischen und physikalischen Therapie gut zugänglich.

Auch die Akrozyanose, eine bläuliche Verfärbung der Hände und Füße mit vermehrter Schweißsekretion und verminderter Hauttemperatur, wie sie häufig bei jungen Frauen anzutreffen ist, gehört zu den funktionellen Durchblutungsstörungen und wird fälschlicherweise als Raynaud-Phänomen bezeichnet, obwohl kein anfallsweises Geschehen vorliegt. Es handelt sich immer um ein rein funktionelles Geschehen, dem nie eine organische Gefäßerkrankung zugrunde liegt. Gleiches gilt für die Erythromelalgie, bei der aufgrund einer Weitstellung der Arteriolen und Venolen eine Luxusdurchblutung der kapillären Strombahn erfolgt.

## 4 Diagnostisches Vorgehen

Bereits die anamnestischen Daten geben in der Regel eindeutige Hinweise auf das Bestehen einer arteriellen Durchblutungsstörung. Werden dabei die charakteristischen Risikofaktoren mit berücksichtigt, so ergibt sich zusätzlich die Möglichkeit einer Zuordnung zu organischen oder funktionellen Durchblutungsstörungen. Die nachfolgend tabellarisch zusammengefaßten Risikofaktoren (Tab. 6) zeigen, ab welcher Größenordnung eine behandlungsbedürftige Abweichung vom Normalbereich vorliegt und deshalb mit einem erhöhten Arteriosklerose-Risiko zu rechnen ist.
Die anamnestischen Daten erlauben außerdem schon eine Abschätzung der Funktionseinbuße entsprechend der Einteilung nach Fontaine. Um eine nähere Lokalisation vorzunehmen, ist die Pulspalpation und Pulsauskultation mit den klinischen Funktionsproben bei sorgfältiger Untersuchungstechnik ausreichend. Alle zusätzlichen nicht invasiven oder invasiven apparativen Untersuchungen dienen der

|  | normal | Grenzfall | behandlungsbedürftig |
| --- | --- | --- | --- |
| Körpergewicht (kg) | Normalgewicht | bis 5 Übergewicht | > 5 Übergewicht |
| Blutdruck (mm Hg) | syst. 100–139 und diast. 60–89 | syst. 140–159 oder diast. 90–94 | syst. ≥ 160 und/oder diast. ≥ 95 |
| Raucher | Nichtraucher | < 10 Zigaretten | > 10 Zigaretten |
| körperliches Training | Sport | mäßiger Sport | körperliche Inaktivität |
| Blutzucker (mg %) (nüchtern) | < 100 | 100–130 | > 130 |
| Blutfette (mg %) Cholesterin | ≤ 220 | 221–259 | ≥ 260 |
| Triglyceride | ≤ 150 | 151–179 | ≥ 180 |
| Harnsäure (mg %) | ♂ ≤ 6,0 ♀ ≤ 5,5 | ♂ 6,1–7,0 ♀ 5,6–6,0 | ♂ > 7,0 ♀ > 6,0 |

Tabelle 6: Parameter zur Bestimmung des Arteriosklerose-Risikos

Befunddokumentation der Messung der verbliebenen Funktionsreserve und mittels Angiographie der genauen topographischen Festlegung von Gefäßstenosen oder Gefäßverschlüssen bei beabsichtigter Operation.

Die bekannteste angiologische Untersuchungsmethode ist die Oszillographie. Das Verfahren ist für einen Patienten wenig eingreifend und apparativ nicht allzu aufwendig. Es erfaßt pulsatorische Volumenschwankungen der von einer Meßmanschette umschlossenen Gefäßabschnitte unter beliebig abzustufender Druckeinwirkung von außen (sogenannter Entlastungsdruck) mit gleichbleibender Empfindlichkeit. Die Pulsationen stellen eine Kombination dar aus Druck- und Volumenpulsanteilen. Sie lassen sich mechanisch, piezoelektrisch oder elektrisch aufnehmen und werden dann für die Registrierung transformiert. Vorteilhaft an den gebräuchlichen oszillographischen Meßeinheiten ist, daß man Simultanmessungen an symmetrischen Abschnitten korrespondierender Gliedmaßen vornehmen und aus Seitenvergleichen dann diagnostische Rückschlüsse ziehen kann. Üblicherweise werden bei jedem Patienten oszillographische Kurven der Ober- und Unterarme sowie der Ober- und Unterschenkel bei kontinuierlich abfallendem Manschetteninnendruck registriert. Übereinstimmend wird die Auffassung vertreten, daß an Armen und Beinen oszillographisch nur die Reaktionen der großen und mittleren Arterien sicher zu erfassen sind. Entsprechend ist auch mit der Routine-Oszillographie keine verbindliche Aussage über die Ausprägung oder den Funktionszustand eines Kollateralkreislaufs möglich. Ferner ist der oszillographische Meßablauf von bestimmten physiologischen Größen, so beispielsweise der Atmung, dem Alter, der Blutdruckamplitude und der Pulsfrequenz, abhängig. Beeinflußt wird die Messung ferner von Umfangsdifferenzen korrespondierender Gliedmaßenabschnitte, Vorhandensein von Ödemen oder Narbenzügen. Schließlich treten spontane Amplitudenschwankungen auch tagesrhythmisch auf. Nach den Untersuchungen von Schütz stellt der sogenannte oszillometrische Index den für die Diagnostik am sichersten verwertbaren und zugleich auch einen für Vergleichsuntersuchungen geeigneten Meßwert dar (Abb. 34).

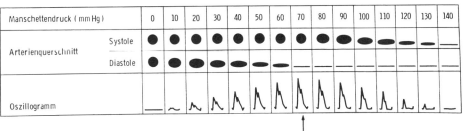

Abb. 34: Die Beziehungen zwischen Manschettendruck, Arterienquerschnitt und Oszillogramm. (Aus Goetz, H. R.: Examination of the Patient. In: Diagnosis and treatment of vascular disorders, hrsg. von S. S. Samuels: Williams & Wilkins, Baltimore 1956)

Man versteht unter dieser Maßzahl jenen Manscheffeninnendruck, bei welchem die Gefäßwand maximal druckentlastet ist, so daß größtmögliche pulsatorische Schwankungen erfolgen können. Der oszillometrische Index zeigt sich in Form der größten Amplitude. Findet sich bei symmetrischen Messungen eine eindeutige Verschiebung des oszillometrischen Index zu niedrigeren Entlastungsdruckwerten, dann kann hieraus auf das Vorliegen einer hämodynamisch relevanten Behinderung des Bluteinstroms proximal der Meßstelle geschlossen werden. Mißt man dagegen oberhalb eines arteriellen Gefäßverschlusses, können bei unbehindertem zentralen Zustrom sowohl der oszillometrische Index als auch der Absolutwert der Amplitude am kranken Bein infolge von Reflektionswellen überhöht sein. Eine nachfolgende, weiter distal vorgenommene Untersuchung klärt den Sachverhalt aber rasch auf. Bei elektronisch verstärkter Segment-Oszillographie kann diese Methode über die Kurvenformanalyse zusätzlich zum oszillometrischen Index wichtige Informationen liefern. Beispielsweise kann aus der Form der Kurve auf die Art des vorgeschalteten Strombahnhindernisses, nämlich Verschluß oder Stenose, geschlossen werden. Wesentliche Funktion der oszillographischen Untersuchung bleibt aber die Dokumentation des klinisch bereits erhobenen Befundes.

Druck und Durchfluß bestimmen als wichtigste Größen die Kreislaufdynamik der Blutgefäße. Sie werden beim Vorliegen eines relevanten Strömungshindernisses in typischer Weise verändert. Es kommt zu einem Absinken des Stromzeitvolumens. Unter Ruhebedingungen ist das aber nur am Druck abzulesen. Doppler-Ultraschall-Messungen erlauben in jüngerer Zeit die Stromgeschwindigkeit in einzelnen Gefäßen zu erfassen. Mit diesem Verfahren sind einfach und unblutig arterielle Druckmessungen durchführbar.

Das Doppler-Phänomen beruht auf Frequenzänderungen, die eintreten, wenn eine Ultraschallquelle und ein Empfänger sich mit unterschiedlicher Geschwindigkeit aufeinander zu- oder voneinander wegbewegen (Abb. 35).

Das ist dann der Fall, wenn eine Ultraschallsonde nicht in rechtem Winkel – in der Regel mit einem Winkel von 45° – auf ein Blutgefäß gerichtet wird. Die Blutkörperchen wirken als Reflektoren und werfen den Ultraschall mit einer von ihrer Geschwindigkeit abhängigen Frequenzänderung auf einen Empfängerkristall zurück. Die Differenz zwischen ausgesendeten und empfangenden Frequenzen fällt bei der in der Regel verwendeten Schwingungszahl zwischen 5 und 10 MHz in den hörbaren Bereich. Zum Zweck der unblutigen arteriellen Druckmessung legt man dicht oberhalb eines gewählten Meßortes mittels einer Manschette einen sicher über dem systolischen Blutdruck liegenden Stau an. Dann entsprechen bei abfallendem Manschettendruck wie bei der Blutdruckmessung die gerade nachweisbar werdenden Strömungssignale dem systolischen Gefäßinnendruck. Solche Blutdruckmessungen sind sowohl bei gesunden wie auch bei gefäßkranken Patienten ohne Belästigung an Armen und Beinen vorzunehmen. Strömungssignale können selbst dann noch sicher abgeleitet werden, wenn die Gefäße sich aufgrund ihrer Größe einer klinischen Beurteilung entziehen, beispielsweise an den Finger- und Zehenkuppen. Von klinischer Bedeutung ist die Möglichkeit, auf diese Weise den systoli-

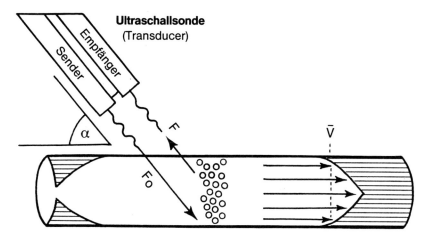

V = Strömungsgeschwindigkeit des Blutes
$F_o$ = Sendefrequenz des Ultraschalls
F = Frequenzänderung des reflektierten Ultraschalls
c = Schallgeschwindigkeit
α = Beschallungswinkel

$$V = \frac{\Delta F \cdot c}{2 F_o \cdot \cos \alpha}$$

Abb. 35: Schematische Darstellung der physikalischen Grundlagen der DOPPLER-Sonographie. Die Frequenz des Senders (Fo) wird in Abhängigkeit der Strömungsgeschwindigkeit des Blutes durch Reflexion an den korpuskulären Bestandteilen verändert und als veränderte Frequenz F von einem Empfängerkristall aufgenommen. Damit kann man aus der Frequenzänderung Rückschlüsse auf die Strömungsgeschwindigkeit des Blutes ziehen. Weitere maßgebende Faktoren, die die Strömungsgeschwindigkeit des Blutes bestimmen, sind einmal die Schallgeschwindigkeit im untersuchten Gewebe, die als konstant angesehen werden kann, der Beschallungswinkel α, d. h. die Neigung des Meßfühlers gegenüber dem untersuchten Gefäß, und die Ausgangsfrequenz oder Sendefrequenz Fo. Als variable Größen sind dabei lediglich der Winkel und die Frequenzänderung des reflektierten Ultraschalls in Abhängigkeit von dem Durchfluß in dem Gefäß anzusehen.

schen Blutdruck der A.tibialis posterior und der A.dorsalis pedis, also der Knöchelarterien bestimmen zu können, da arterielle Mangeldurchblutungen an den Beinen bei weitem dominieren. Untersuchungen verschiedener Autoren ergaben, daß bei Verwenden des systolischen Druckwertes der A.brachialis als Repräsentant des systemischen Blutdrucks die Differenz aus systolischem Arm- und Knöchelarteriendruck eine gute Trennung zwischen Patienten mit und ohne arterielle Strombahnhindernisse ergibt. Entsprechend den Angaben der Literatur liegen bei normalen Durchblutungsverhältnissen an allen Gliedmaßen die systolischen Beinarteriendrucke gleich hoch oder höher als jene der Armarterien. Bei kreislaufdynamisch wirksamen Hindernissen im Bereich der arteriellen Strombahn auf dem Boden einer arteriosklerotischen Gefäßerkrankung beispielsweise kommt es zum Absinken des Knöchelarteriendrucks unter den Armarteriendruck. So kann bereits unter Ruhebedingungen ein auffälliger Druckgradient eine pathologische Durchblutungssituation objektivieren.

Drosselt man für 3 Minuten den arteriellen Zustrom einer Extremität und erzeugt auf diesem Weg eine reaktive Mehrdurchblutung, so läßt sich aus dem zeitabhängigen Verhalten des Knöchelarterienblutdrucks eine sehr deutliche Unterscheidung zwischen Gesunden und Verschlußkranken vornehmen (Abb. 36).

Während es bei regelrechten Durchblutungsverhältnissen innerhalb weniger Sekunden zum Aufbau eines normalen Knöchelarteriendrucks kommt, bleibt der poststenotische Druck bei Gefäßkranken in Abhängigkeit von der Leistungsfähigkeit des Kollateralkreislaufs über längere Zeit deutlich erniedrigt und erreicht auch nach mehreren Minuten nicht den systolischen Armarteriendruck. In sehr einfacher Weise kann in dieser Untersuchungsmethode bereits unter Ruhebedingungen eine bestehende Gefäßerkrankung aufgedeckt und mit der beschriebenen Belastung die arterielle Durchblutungsreserve an der Zeit bis zur Erreichung des unter Ruhebedingungen gemessenen poststenotischen Druckes beurteilt werden.

Die Venenverschleiß-Plethysmographie in ihren verschiedenen meßtechnischen Varianten stellt ein unblutiges Verfahren zur quantitativen Stromzeitvolumenbestimmung in der Peripherie dar. Das Meßprinzip beruht auf der Überlegung, daß bei blockiertem venösen Abstrom der freie arterielle Blutstrom an Gliedmaßen zu einer Volumenänderung führt und diese über kurze Zeit direkt proportional der einströmenden Blutmenge ist. Die folgende Übersicht zeigt die notwendigen Funktionsgruppen eines Venenverschluß-Plethysmographen (Abb. 37).

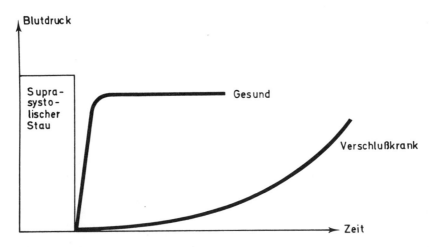

Abb. 36: Verhalten des systolischen Blutdrucks nach einer Ischämiephase bei Gesunden und bei Patienten mit einer arteriellen Verschlußkrankheit.
(G. RUDOFSKY: «Periphere Gefäßerkrankungen», Sonderausgabe IIa, Jahrgang 2, Heft 9, 1979, mit Genehmigung des Autors)

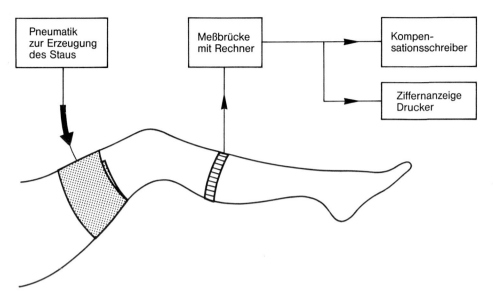

Abb. 37: Übersicht über die Funktionsgruppen eines Venenverschluß-Plethysmografen.
Über eine Pneumatik wird in der Manschette ein Druck erzeugt, der den venösen Abfluß für die Dauer der Messung verhindert. Dadurch kommt es bei ungehindertem arteriellen Einstrom zu einer Volumenzunahme des Beines, die vom Meßfühler registriert, einer Meßbrücke mit einem Rechner zugeleitet wird. Der Rechner hat die Funktion, die eingehenden Signale so zu verarbeiten, daß die auf dem Schreiber aufgezeichnete Kurve für den Untersucher in einfacher Weise erlaubt, die Meßergebnisse in der üblichen Form, nämlich als Blutstrom in ml/100 ml Gewebe/min. abzulesen. Parallel dazu können diese Meßwerte auch bereits als Ziffern angezeigt und von einem Drucker ausgeschrieben werden.
(Reproduktion mit Genehmigung des Autors Dr. Ing. JÜRGEN GUTMANN, Eurasburg)

Durch eine Pneumatik wird in einer am Oberschenkel angelegten Manschette ein Staudruck zur Okklusion der Venen erzeugt (in der Regel 60 mm Hg.). Die Volumenänderung wird mittels eines quecksilbergefüllten Dehnungsmeßstreifens erfaßt und einer Meßbrücke mit einem darin befindlichen Rechner zugeleitet. Auf einem Kompensationsschreiber werden dann die Einstromkurven aufgezeichnet. Sofern das Gerät mit einem sogenannten Analogdigitalwandler ausgerüstet ist, können die Durchblutungswerte unmittelbar als Ziffern abgelesen und ggf. von einem Drucker ausgeschrieben werden. Die derart gemessenen Ruhedurchblutungswerte sind wenig geeignet, zwischen Gefäßkranken und Gefäßgesunden zu unterscheiden. Deshalb werden zusätzlich Messungen nach einem 3minütigen Durchblutungs-Stop durch suprasystolischen Stau vorgenommen. Der Verlauf der arteriellen Hyperämie bei Gesunden und Patienten mit einer arteriellen Verschlußkrankheit ist charakteristisch unterschieden (Abb. 38).
Der maximal erreichbare Spitzenfluß (peak flow) liegt bei Gesunden signifikant über den Werten, die von Verschlußkranken erreicht werden. Das gesamte Durch-

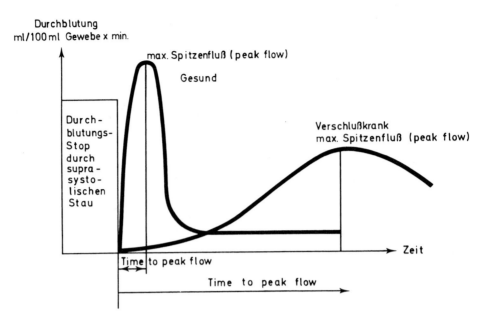

Abb. 38: Verlauf der arteriellen Hyperämie bei Gesunden und Patienten mit einer arteriellen Verschlußkrankheit.

blutungsprofil ist auch durch den Zeitablauf charakteristisch unterschieden. So liegt die Zeit bis zum Erreichen des Spitzenflusses, in der Abbildung als Time to peak flow bezeichnet, bei Verschlußkranken weit über der der Gefäßgesunden. Auch werden die Werte der Ruhedurchblutung stark verzögert erreicht. Neben der Maßzahl des maximal erreichbaren Flusses sind die erwähnten Zeitwerte zur Gesamtbeurteilung der plethysmographischen Messung ganz entscheidend.

Ergänzt wird die Beurteilung der verbliebenen Funktionsreserve bei chronischer arterieller Gefäßerkrankung durch ergometrische Untersuchungen. Zwar wird hier die Funktion global geprüft und es gehen bei dieser Prüfung auch Faktoren ein, die nicht allein durch die arterielle Durchblutungsstörung bestimmt werden, aber letztlich ist ja das Behandlungsziel eine Verbesserung der Leistungsfähigkeit, d. h. eine Verlängerung der beschwerdefreien Gehstrecke. Da die Prüfung der Gehleistung unter standardisierten Bedingungen erfolgen muß, hat sich entweder die Prüfung auf dem Laufbandergometer bei definierter Steigerung und Bandgeschwindigkeit bewährt oder aber auch deren Prüfung im sogenannten Gehtest bei vorgeschriebener Schrittfrequenz auf einem genau vermessenen Testgelände.

Die Angiographie, d. h. die Darstellung der Gefäße mit Röntgenkontrastmittel, wird wegen der möglichen Komplikationen immer an das Ende der Untersuchung gestellt und von der Überlegung begleitet, ob sich aus diesem nicht ganz risikoarmen Eingriff auch weitere therapeutische Konsequenzen ableiten. Die Indikation zu diesem Eingriff ist immer dann gegeben, wenn in erster Linie eine Operation als Behandlungsmaßnahme bei arteriellen Durchblutungsstörungen in Frage kommt.

Generell läßt sich allerdings sagen, daß nur bei ca. 30% aller Gefäßkranken eine Gefäßrekonstruktion möglich ist. Bei 70% der Patienten muß die weitere Behandlung konservativ erfolgen. In all diesen Fällen ist das Risiko einer arteriellen Gefäßverletzung, einer Thrombosierung des Gefäßes oder eines Kontrastmittelzwischenfalles vermeidbar. Im Stadium III und IV nach Fontaine, also wenn Ruheschmerzen oder gar bereits eine Nekrose vorliegen, muß eine angiographische Untersuchung vorgenommen werden, um zu prüfen, ob bei drohendem Gliedmaßenverlust ein chirurgisches Vorgehen diese dramatische Entwicklung vermeiden helfen kann. Die nachfolgende Schemazeichnung (Abb. 39) kennzeichnet noch einmal den Weg der angiologischen Diagnosestellung und zeigt, daß bei peripherer arterieller Verschlußkrankheit bereits die einfachen klinischen Daten für die Sicherung der Diagnose ausreichen und alle folgenden apparativen Untersuchungen nur zur näheren Chrakterisierung des Krankheitsbildes herangezogen werden. Sie beschreiben genauer als der klinische Befund es vermag die veränderte Hämodynamik bei einer arteriellen Verschlußkrankheit.

Betrachtet man nun die möglichen Therapieformen bei einer arteriellen Verschlußkrankheit, (Abb. 40) so ist der gefäßrekonstruktive chirurgische Eingriff zweifellos die wirksamste Behandlungsform, die allerdings nur bei etwa 30% der Gefäßkranken aus technischen Gründen oder wegen der allgemeinen Operabilität eingesetzt werden kann.

Weitaus weniger effizient ist die Sympathektomie bei ganz peripheren Verschlußtypen im Bereich der Unterschenkel- und Fußarterien respektive im Unterarm- und Handbereich. Die überwiegende Zahl der Kranken muß daher konservativ behan-

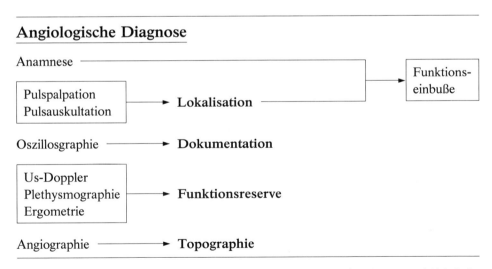

Abb. 39: Flußdiagramm der angiologischen Diagnose, wobei die unterschiedliche Aussagefähigkeit der einzelnen technischen Zusatzuntersuchungen hervorgehoben wird. Die invasive Untersuchung steht am Schluß und ist nur dann indiziert, wenn sich daraus für den Patienten mit großer Wahrscheinlichkeit operative Konsequenzen ergeben.

## Therapieformen

| | |
|---|---|
| | Gefäßrekonstruktion |
| | (bei ca. 30% der Gefäßkranken) |
| **Operation** | Sympathektomie |
| **Konservativ** | Streptokinase |
| | Fibrinogenolyse |
| | Antikoagulantien |
| | Thrombozytenaggregationshemmer |
| | Haemodilution |
| | Vasoaktive Medikamente |

(oral – systemisch – intraarteriell)

**Bewegungstherapie**

**Physikalische Therapie**

Abb. 40: Spektrum der therapeutischen Möglichkeiten einer arteriellen Verschlußkrankheit. Zwar ist die chirurgische Intervention die wirksamste Behandlungsmaßnahme, sie kann jedoch nur bei einem Drittel der Patienten eingesetzt werden. Eine zentrale Stellung als Basis jeglicher Behandlung nimmt die Bewegungstherapie und physikalische Therapie ein.

delt werden. Die Streptokinase-Therapie mit dem Ziel einer Auflösung eines thrombotischen Gefäßverschlusses trifft bei den älteren Patienten mit oft gleichzeitig bestehender arterieller Hypertonie oder einer bekannten Blutungsbereitschaft auf erhebliche Schwierigkeiten oder ist aus den genannten Gründen überhaupt nicht durchführbar. Auch kann diese Form der Therapie in den meisten Fällen nur im akuten Stadium, d. h. innerhalb eines Zeitraums von maximal 14 Tagen in Erwägung gezogen werden. Zwar gibt es Mitteilungen, wonach auch eine sogenannte Spätlyse noch nach mehreren Monaten erfolgreich war, allerdings handelt es sich dabei wieder um ganz ausgewählte, isolierte und kurzstreckige Verschlüsse in großen Arterien. Auch die Fibrinogenolyse mit dem Handelspräparat Arwin® hat ihre klaren Begrenzungen. So kann diese Behandlung in der Regel nur 3 Wochen durchgeführt werden und ist wegen einer Antikörperbildung frühestens nach Ablauf eines halben bis dreiviertel Jahres wiederholbar. Auch bei dieser Behandlung muß mit einer erhöhten Blutungsbereitschaft gerechnet werden. Bekannt ist die Antikoagulantien-Behandlung mit Marcumar bei Patienten nach überstandenem Myokardinfarkt. Unter ähnlichen Vorstellungen wie bei den Koronarkranken hat man auch Patienten mit peripherer chronischer arterieller Verschlußkrankheit behandelt. Die bisher vorliegenden Langzeitergebnisse lassen aber nicht erkennen, daß mit einer solchen Behandlung die Verschlußrate signifikant gesenkt werden kann.

Es ist deshalb im Einzelfall eine Ermessensfrage für den Arzt, ob er das Behandlungsrisiko mit einer erhöhten Blutungsgefahr glaubt verantworten zu können. Alle weiter angeführten konservativen Behandlungsmaßnahmen zielen gemeinsam in erster Linie auf eine Verbesserung der Mikrozirkulation unter der Vorstellung, daß es hauptsächlich darauf ankommt, bei behinderter Blutpassage die Durchströmung des Kapillarkreislaufs und damit die nutritive Versorgung des Gewebes zu verbessern. Ohne auf die widersprüchlichen Angaben in der Literatur im Hinblick auf die Behandlung mit sogenannten vasoaktiven Medikamenten eingehen zu wollen, kann unterstellt werden, daß allgemein in einer solchen medikamentösen Therapie lediglich eine flankierende Maßnahme zu sehen ist. Wie bereits früher erwähnt, stellt die Muskelarbeit den stärksten durchblutungsfördernden Reiz dar. Deshalb ist eine Übungsbehandlung auch besonders geeignet, die zweckmäßigen Kompensationsmaßnahmen bei jeder funktionell relevanten organischen Blutstrombehinderung zu unterstützen. Dies fördert die Ausbildung des Kollateralkreislaufs. Tierexperimentelle Untersuchungen haben wesentlich zur Klärung über die Entstehung des Kollateralkreislaufs beigetragen. Wenn im Versuch ein Arterienverschluß von 1 cm Länge gesetzt wird, fällt der Blutdruck jenseits der Obstruktion innerhalb von 3 Sek. auf 0 ab. Wenig später ist er aber schon wieder meßbar, erreicht etwa 3 Min. nach Verschluß rund 25 bis 33% des normalen Ausgangswertes und pegelt sich im Verlauf von 3 bis 5 Stunden auf den mittleren diastolischen Anfangswert ein. Dementsprechend versiegt der Blutstrom nach Setzen des Verschlusses momentan. Schon nach 30 Sek. beträgt er wieder 25 bis 30% des Vorwertes, um im weiteren Verlauf noch zuzunehmen. Nach 3 bis 9 Tagen hat sich die Ruhedurchblutung wieder völlig normalisiert. Kollateralen sind angiographisch innerhalb weniger Sekunden erkennbar. Ihre Zahl und Ausprägung nimmt dann zu, womit auch der Anstieg des distalen Blutdrucks zu erklären ist. Aus diesen und anderen Untersuchungen ist geschlossen worden, daß Kollateralgefäße normal angelegte Bahnen sind, die in einer Notsituation erst benutzt werden. Sobald sich vorher existente Gefäße zu Kollateralen umgewandelt haben, ist eine beschleunigte Blutströmung nachweisbar. Diese funktionelle Umstellung erklärt sich aus den erheblichen Druckunterschieden zwischen den proximal und distal von dem Verschluß gelegenen Gefäßästen. Die beschleunigte Blutströmung hat für die Größenzunahme, d. h. die Entwicklung von Kollateralgefäßen, eine ausschlaggebende Bedeutung. Während der Arbeit (Übungsbehandlung in Form von Gehtraining oder Lagerungsübungen nach Ratschow) steigt der Substrat- und Sauerstoffbedarf in dem arbeitenden Muskel an. Da die Stoffwechselvorgänge bei zunehmender Sauerstoffschuld weitgehend anaerob ablaufen, fallen vermehrt saure Stoffwechselprodukte an, die ihrerseits zu einer maximalen Gefäßweitstellung und damit zu einer Erhöhung des Druckunterschiedes zwischen dem Druck vor und nach dem Gefäßverschluß führen. Daraus resultiert bei einer Übungsbehandlung regelmäßig eine erhebliche Strömungsbeschleunigung im Kollateralkreislauf. Die meßbare Mehrdurchblutung hält in Abhängigkeit von der eingegangenen Sauerstoffschuld bis zu einer halben Stunde und länger an. Dies erklärt die günstige Wirkung einer Übungsbehandlung am besten in Form eines Intervall-Trainings bei Gefäßkranken zur Entwicklung des Kollateralkreislaufs. Darüber hinaus kommt es zu einer sogenannten enzymatischen Adaptation. Die Muskelzellen werden reichhaltiger mit den normalerweise vorhandenen Enzymen zur Aufrechterhaltung des Zellstoffwechsels ausgestattet, um eine maximale Ausnutzung des Sauerstoff- und Substratangebotes zu gewährleisten.

# 5 Orientierung über Möglichkeiten der Therapiekontrolle

Die Nützlichkeit einer Therapie muß sich an den Forderungen orientieren, die an eine solche Behandlung gestellt werden (Abb. 41).

---

**Forderungen an eine medikamentöse Therapie**

---

1. Verbesserung der Nutrition minderperfundierter Areale,

2. Keine kardiodepressive und hypotensive Wirkung,

3. Gesicherte Bioverfügbarkeit bei oraler Anwendung,

4. Lang anhaltende Wirkung

---

Abb. 41: Tabellarische Darstellung von grundlegenden Forderungen an jegliche Therapie der chronischen arteriellen Verschlußkrankheit. Gleichzeitig wird deutlich, wie schwierig die Realisierung dieser Forderungen objektivierbar ist.

In erster Linie soll eine Verbindung der Versorgung minderperfundierter Gewebsbezirke mit Nährsubstraten und Sauerstoff garantiert werden. Die verwendeten Präparate sollten dabei keine kardiodepressive und hypotensive Wirkung haben, weil dadurch die Förderleistung des Herzens vermindert wird und bei Blutdruckabfall die wirksame Kraft vor einer Gefäßstenose oder einem Gefäßverschluß herabgesetzt wird und auf diesem Wege die Durchströmung des Kapillarkreislaufs vermindert wird. Bei oraler Gabe von Medikamenten muß gesichert sein, daß sie in ausreichender Menge vom Magen/Darm-Trakt resorbiert und in wirksamer Form am Ort der gestörten Durchblutung wirksam sind. Wünschenswert ist letztlich auch eine lang anhaltende Wirkung, so daß eine möglichst nur einmalige Dosierung am Tage erforderlich ist. Dies sichert bei der Notwendigkeit einer langfristigen Behandlung auch die regelmäßige Einnahme durch den Patienten. Wenn man die zentrale, unter Punkt 1 genannte Forderung an eine medikamentöse Therapie berücksichtigt, so ist leicht vorstellbar, daß eine Überprüfung nur durch relativ komplizierte und technisch aufwendige Stoffwechselanalysen erfolgen kann. Auch die angesprochene enzymatische Adaptation ist nur durch spezielle Untersuchungen von Muskelbiopsien möglich gewesen. Für praktisch klinische Belange ist deshalb die zugegebenermaßen globale Prüfung der Organfunktion durch Bestimmung der beschwerdefreien Gehstrecke bzw. Messung der Muskelarbeit bis zum Auftreten des ischämischen Schmerzes praktikabel. Bei gut standardisierter Methode ist auch die Venenverschluß-Plethysmographie zur quantitativen Durchblutungsmessung bei Verlaufsbeobachtungen einzusetzen. Letztlich kommt es weniger auf die Maßzahlen verschiedener technischer Meßverfahren als auf den Nachweis einer Verbesserung der behandlungsbedürftig gestörten Funktion an. Jeder Patient wird bei Störungen seiner Gesundheit einen Therapeuten aufsuchen und hat Anspruch auf eine Behandlung, so daß es müßig erscheint, darüber zu streiten, ob nicht beispielsweise auch der Spontanverlauf einer chronischen arteriellen Verschlußkrankheit im Verlauf eines Jahres zu einem ähnlichen Ergebnis geführt hätte wie eine regelmäßig durchgeführte Übungsbehandlung. Erörterungen, die in diese Richtung gehen, stützen sich auf statistische Erhebungen, wobei dieses grundlegende Bedürfnis nach einer Therapie völlig außer acht gelassen wird. Die Beurteilung von Behandlungsergebnissen bei Verschlußkranken muß immer berücksichtigen, daß Änderungen in Zeitdimensionen von Wochen und Monaten erst abschätzbar sind. Aus der Darstellung der pathophysiologischen Vorgänge bei der chronischen arteriellen Verschlußkrankheit ergeben sich gerade für eine krankengymnastische Übungsbehandlung rational gut begründete Ansatzpunkte. Eine solche Therapie sollte deshalb nicht zuletzt wegen der vielfältigen Unsicherheiten einer medikamentösen Behandlung einen zentralen Platz im Behandlungsplan bei Patienten mit chronischer arterieller Verschlußkrankheit einnehmen.

# Literatur

BLÜMCHEN, G., F. LANDRY, H. KIEFER und V. SCHLOSSER, Hemodynamic responses of claudicating extremities, evaluation of a long range exercise program. Cardiology 55, 114–127, 1970.
BOLLINGER, A., Funktionelle Angiologie. Thieme, Stuttgart 1979.
BUCHWALSKY, R., W. HANSEN, G. BLÜMCHEN, R. BATTKE, J. BARMEYER und H. REINDELL, Ergebnisse eines dreijährigen, unterschiedlich intensiven, kontrollierten Trainings anhand ergometrischer, hämodynamischer und arteriographischer Parameter. Akt. Probl. Angiol. 30, 1975.
DENCK, H., P. WEIDINGER und E. OGRIS, Objektivierbare Trainingseffekte bei obliterierender Arteriopathie. Folia Angiol. 24, 313–316, 1976.
HEGER, N., S. BAYINDIR, R. STECKENMESSER und F. HEHRLEIN, Komplikationen bei Katheterangiographie nach Seldinger-Technik. Fortschr. Röntgenstr. u. Nuklearmed. 111, 124–130. 1969.
HEIDRICH, H., Raynaud's Phenomenon. TM-Verlag, Bad Oeynhausen 1979.
HESS, H., Obliterierende Arteriosklerose (Atherosklerose), in: Innere Medizin in Praxis und Klinik, Bd. I, H. HORNBORSTEL, W. KAUFMANN, W. SIEGENTHALER: SS 2.13–2.20, G. Thieme, Stuttgart 1977.
HILD, R., G. SPAAN, Therapiekontrolle in der Angiologie. Witzstrock, Baden-Baden – Köln – New York, 1979.

Juergens – Spittel – Fairbairn, Peripheral Vascular Diseases. Sannders Comp., Philadelphia, 1980.

Köhler, M., H. U. Hinger und W. Zahnow, Die Beurteilung der Kompensation bei chronischen Arterienverschlüssen mit Hilfe der Ultraschall-Doppler-Methode und der Venenverschluß-Plethysmographie. Z. Kreisl.-Forsch. 61, 400–411, 1971.

Krause, D. und K. Dittmar, Untersuchungen zur Frage der Kombination krankengymnastischen Intervalltrainings mit vasoaktiven Substanzen bei der Claudicatio intermittens. Z. f. Phys. Med. 4, 129–134, 1976.

Kriessmann, A., L. Schmück, B. Hildebrand und M. Rädler, Vergleich apparativer Meßmethoden zur Diagnostik der arteriellen Verschlußkrankheit der unteren Extremitäten. Münch. med. Wschr. 117, 991, 1975.

Müller, U. St., Veränderungen der peripheren arteriellen Hämodynamik. Aktuelle Probleme in der Angiologie: 39, Huber, Bern – Stuttgart – Wien, 1979.

Poliwoda, H., Die fibrinolytische Therapie der akuten und chronischen arteriellen Verschlüsse. Folia Angiol. Suppl. II, 100, 1973.

Raithel, D., Zerebrale Insuffizienz durch extrakranielle Gefäßverschlüsse. Perimed, Erlangen, 1977.

Schütz, Rudolf, M., Beurteilung arterieller Funktionsreserven in Gliedmaßen. Urban u. Schwarzenberg, München – Berlin – Wien, 1975.

Strandness, D. E., D. S. Sumner, Ultrasonic Techniques in Angiology. Hans Huber, Bern – Stuttgart – Wien, 1975.

Treumann, F. und W. Schroeder, Trainingseinfluß auf Muskeldurchblutung und Herzfrequenz. Zeitschr. f. Kreislaufforschung, 57, 1024–1033, 1968.

Widmer, K., G. Mader, Risikofaktoren der Atherosklerose. Braun, Karlsruhe, 1972.

# 6 Krankengymnastik im Rahmen der konservativen Therapie

A. NIGGEMEIER
unter Mitarbeit von H. EHRENBERG und L. WIRAEUS

Eine Vielzahl krankengymnastischer Maßnahmen stehen zur Verfügung. Sie werden in unterschiedlicher Weise bei der arteriellen Verschlußkrankheit und bei funktionellen Gefäßerkrankungen ohne organischen Gefäßwandschaden (s. S. 65) angewandt. Dabei ist die gezielte Befunderhebung einerseits für die Aufstellung des Behandlungsplans, andererseits für die Beobachtung der Reaktionen und die Verlaufskontrollen während der Behandlung wichtig.

## 6.1 Periphere arterielle Verschlußkrankheit (PAVK)

Die Ziele der krankengymnastischen Behandlung richten sich nach der Stadieneinteilung von FONTAINE (s. S. 57). Im Stadium II (belastungsabhängiger Schmerz) ist das Ziel die Verbesserung der Bewegungsleistung, im Stadium III (Ruheschmerz) und IV (Nekrose) die Erhaltung von Gelenk- und Muskelfunktion in der betroffenen Extremität. Das Stadium I stellt wegen der fehlenden Symptomatik meist keine Indikation zur Krankengymnastik dar.

### 6.1.1 Krankengymnastik bei arteriellen Verschlüssen der unteren Extremitäten im Stadium II

**Krankengymnastische Befunderhebung**

Die krankengymnastische Befunderhebung wird durch optische, akustische, taktile Beobachtung (Sicht-, Hör- und Tastbefund), durch Befragung des Patienten, durch Messung, durch Tests erhoben. Bei Erkrankungen Innerer Organe besteht die Befunderhebung aus dem Anfangsbefund zur Aufstellung des Behandlungsplans und aus den vor, während und nach jeder Einzelbehandlung durchzuführenden Kontrollen. Das Befundschema weicht daher etwas von dem in den anderen Fachgebieten der Medizin (der Orthopädie, Neurologie, Gynäkologie, Chirurgie, Pädiatrie, Psychiatrie) ab. – Bei der arteriellen Verschlußkrankheit und bei den funktionellen Gefäßerkrankungen empfiehlt sich eine Gliederung nach den klini-

schen Zeichen der betroffenen Organe (Arterien, Haut, Muskeln, Gelenke) und nach krankheitsspezifischen Tests sog. Funktionsproben.
Wir unterscheiden:
1. Beschwerden, die auch von der Verschlußlokalisation im arteriellen Gefäßsystem abhängen,
2. Hautveränderungen in bezug auf Temperatur, Farbe, Tastbefund im Unterhautbindegewebe,
3. Muskulatur in bezug auf Funktion und Tastbefund,
4. Gelenkfunktion,
5. Gangbild,
6. Funktionsproben in bezug auf die Durchblutung.

## 1  Beschwerden – Lokalisationstypen

Die Patienten klagen über rasche Ermüdbarkeit und über Belastungsschmerzen in der Wade, die zum Stehen zwingen. Sie geben kalte Füße und Taubheitsempfindungen an (Paraesthesien sind nicht Folge einer Durchblutungsstörung). Der Wadenschmerz beim Gehen und Steigen ist ein krampfartiger Schmerz, der nach einigen Minuten Stehen verschwindet. Die Wadenmuskulatur entspannt wieder. Hält der Schmerz länger als ca. 5 Minuten an, dann hat der Patient seine ischämische Wadenmuskulatur zu stark belastet, er hat «überlaufen». Je nach Verschlußzone (s. S. 62) wird der Schmerzbeginn schon im Gesäß- oder Oberschenkelmuskel angegeben bis nach Weitergehen der Wadenschmerz so stark wird, daß der Patient stehen bleiben muß. Der Patient kann schon bei der Beschreibung seiner Schmerzen Hinweise auf die Lokalisation des Verschlusses geben.
Eine genauere Kontrolle ist die Palpation der Arterienpulse, die der Arzt tastet. Die Krankengymnasten sollten die Palpationsorte kennen (Abb. 42) Nach einiger Übung lassen sich auch vom erfahrenen Krankengymnasten Pulse tasten und zwar meist die Fußpulse. Das Tasten wird im Seitenvergleich ausgeführt, wobei zwischen abgeschwächten und fehlenden Pulsen unterschieden wird. Dann ist im Laufe der Behandlung auch mal eine Kontrolle darüber möglich, ob sich die Gefäßsituation gebessert hat, d. h. die Kollateralgefäße ein größeres Stromvolumen durchlassen. Die Palpation der Arteria tibialis posterior gelingt hinter dem medialen Knöchel, die der Arteria dorsalis pedis auf dem Fußrücken zwischen dem 1. und 2. Mittelfußknochen. Das Tasten der A. dorsalis pedis verlangt sehr viel Übung, häufig muß auf dem Fußrücken etwas mehr lateral getastet werden, um den Puls zu finden. Ferner ist daran zu denken, daß trotz nachweisbarer Fußpulse Durchblutungsstörungen der kleinen Gefäße im Fuß (auch in der Endstrombahn wie beim Diabetes mellitus) auftreten können.

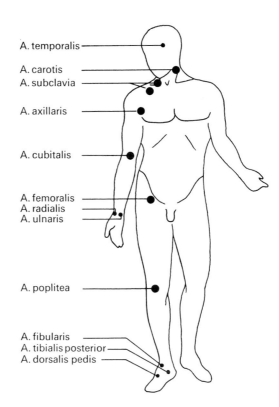

Abb. 42: Palpationsstellen der Arterienpulse.
(Nach HILD et al., Thieme Verlag, Stuttgart 1969)

*Verschlußlokalisation-Lokalisationstypen*

Drei Verschlußzonen werden unterschieden, die isoliert aber auch kombiniert (Mischtypen) entstehen können (s. S. 59). Diese haben für das Muskel- und Gefäßtraining nach SCHOOP (1964) und für die Einschätzung der Erfolgsaussichten Bedeutung BOLLINGER (1975).

– *Peripherer Typ:* Die Erkrankung spielt sich im Unterschenkel und Fuß ab d. h. in den Unterschenkel-, Fuß- und Digitalarterien. Sie wird bei jungen Männern häufig durch die Endangiitis obliterans verursacht. Die Pulse in der A.dorsalis pedis, A.tibialis posterior oder A.tibialis anterior sowie in der A.poplitea sind abgeschwächt oder nicht tastbar. Die Schmerzlokalisation ist verschieden. Beim Verschluß der Fuß- und Digitalarterien wird der Schmerz im Fußbereich angegeben, der sofort verschwindet, wenn der Patient stehen bleibt. Beim Verschluß der A.poplitea entsteht der typische Wadenschmerz.

– *Oberschenkeltyp:* Die A.femoralis ist verschlossen. Es kommt zum typischen Bild der Claudicatio intermittens d. h. zum Wadenschmerz (s. oben). Die Leistenpulse sind normal tastbar, der Kniekehlenpuls in der A.poplitea und die Fußpulse sind abgeschwächt oder fehlen ganz.

– *Beckentyp«:* Verschluß der A.iliaca. Die Leistenpulse sind abgeschwächt oder fehlen ganz. Die Patienten klagen über tiefsitzende Kreuzschmerzen und Schmerzen, die in die Gesäßmuskulatur ausstrahlen und bei Belastung zunehmen. Als Wadenschmerzen zwingen sie zum Stehenbleiben.

## 2 Hautveränderungen

– *Hauttemperatur – Hautfarbe*

Mit der Streckseite beider Hände (Finger- und Handrücken) prüfen wir beim liegenden Patienten an beiden Unterschenkeln und Füßen die Hauttemperatur. Wir prüfen Seitendifferenzen und Unterschiede zwischen Fußrücken und Unterschenkel mit der gleichen Hand. Eine kalte und blasse Haut – beim peripheren Typ auch gelegentlich feucht – ist Zeichen für die Drosselung des arteriellen Zustroms d. h. Mangeldurchblutung der Haut. Meist empfindet der Patient die abgeblaßten Hautabschnitte als kalt. Es kann aber auch zu subjektiven Fehlempfindungen kommen, denn einige Patienten geben die kalten Füße als warm an. Eine kalte (kühle) abnorme Röte bis Zyanose – besonders der Zehen – ist Zeichen weit gestellter Hautkapillaren infolge Tonusverlust der Gefäßwand. Die Zyanose nimmt durch den gestörten Abfluß aus dem venösen Kapillarschenkel zu, weil eine starke $O_2$ Ausschöpfung des Kapillarblutes entsteht. Bei länger bestehenden Gefäßerkrankungen kommt es durch die mangelhafte Ernährung zu «trophischen» Störungen der Haut. Sie wird trocken und pergamentartig dünn. Die Fußnägel zeigen Längsfurchen und haben die Tendenz zu brechen. Patienten mit diesen Zeichen sind häufig schon im Übergang vom Stadium II zu III bzw. im Stadium II b (s. S. 57).

– *Unterhautbindegewebe – «Bindegewebsbefund»*

Bei einigen Patienten finden wir im sakralen Segmentbereich folgende «Bindegewebszonen»:
a) Die sog. arterielle Beinzone, TEIRICH-LEUBE (1980). Das sind breitflächige und schnurartige «Einziehungen» im seitlichen Beckenbereich des Gesäßes (Abb. 43), so daß die Patienten nur noch auf den analen Falten des Gesäßes bzw. bei einseitiger Erkrankung auf einer Gesäßhälfte sitzen.
b) Die sog. Genitalzone, das ist eine flächige Einziehung zwischen den Iliosakralgelenken (bei Männern nach unserer Erfahrung gelegentlich vorhanden, die beim Arzt über Potenzstörungen klagen).

Einige Patienten mit den arteriellen Beinzonen geben außerdem an, daß sie immer unter kalten Füßen leiden. Das wird von uns als konstitutionell gewertet (erhöhte ergotrope Reaktionslage des vegetativen Nervensystems).

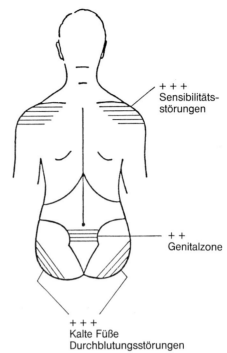

Abb. 43: Bindegewebszonen für Beine und Arme. Rückenschema für Bindegewebszonen nach TEIRICH-LEUBE.

### 3 Muskulatur (Funktion und Tastbefund)

Die Muskulatur distal des Verschlusses ist häufig atrophisch. Besonders beim Beckentyp ist die Atrophie der Gesäß- und Oberschenkelmuskulatur mit deutlich vermindertem Muskeltonus auffällig. Beim Oberschenkeltyp sowie beim peripheren Typ finden wir häufig starke hypertonische Stränge und Myogelosen in der Waden- und Fußmuskulatur, die auf Druck schmerzen und dann als pathologische Muskelverspannungen zu werten sind. Sie können zusätzliche Schmerzen beim Gehen verursachen. Infolge Einschränkungen der Muskelfunktion durch die geminderte Muskelanspannung und -entspannung wird die Gehleistung beeinträchtigt.

### 4 Gelenkfunktion – Fußschwächen

Auch im Stadium II kann infolge Schmerzschonhaltung und infolge der gestörten Muskelfunktion des Unterschenkels und Fußes beim Gehen eine leichte Bewegungseinschränkung in den Zehen- und Fußgelenken entstehen. Bei der Beobachtung der Gelenkbeweglichkeit sollten vom Krankengymnasten auch die Füße der Patienten in bezug auf Senk- und Spreizfüße beurteilt werden. In Einzelfällen werden vom Arzt Einlagen verordnet, wodurch die Gehstrecke verlängert werden kann.

### 5 Gangbild

*Phasen des normalen Ganges:* Für die Beobachtung des Ganges mit Claudicatiosymptomatik ist ein Vergleich mit den Gangphasen des Gesunden nützlich. Das Gehen ist ein ständiges Aufgeben und Wiedergewinnen von Gleichgewicht, wodurch der

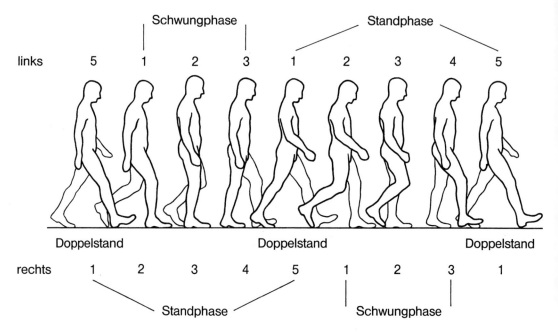

Abb. 44: Stand- und Schwungphasen im Schrittzyklus (Doppelschritt) nach INMANN (1966) in der Übersetzung nach FRICK et al. (1977).

Körperschwerpunkt transportiert wird (s. S. 233). Standphase und Schwungphase wechseln, wobei das gleiche Bein abwechselnd Standbein und Schwungbein ist. Während der Standphase wird der Körperschwerpunkt nach vorne gebracht d. h. das Standbein trägt das Körpergewicht in die Bewegungsrichtung. Standphase und Schwungphase dauern unterschiedlich lang. Das wird an der Gliederung der 2 Phasen in Abschnitte deutlich. Die Standphase enthält 5 und die Schwungphase 3 Abschnitte. Zwischen den beiden Phasen entsteht der sog. Doppelstand bzw. die Doppelunterstützung, während der das Körpergewicht auf beide Beine verteilt ist. Das vordere Bein beginnt seine Standphase mit dem Fersenkontakt und das hintere Bein beendet seine Standphase mit der Zehenablösung. Das ist in dem Schrittzyklus nach INMANN (Abb. 44) dargestellt. Ein Schrittzyklus besteht aus 2 Schritten, sog. Doppelschritt, der mit dem Fersenkontakt des gleichen Beines beginnt und endet s. FRICK et al. (1977).

Während eines Ganges in mittlerem Tempo mit mittelgroßem Schritt («Wanderschritt») beträgt die Standphase 61%, die Schwungphase 39% eines Schrittzyklus nach WEIL und WEIL (1966). Das entspricht einer Geschwindigkeit von ca. 70–75 m/min. In der Regel wird eine bestimmte Gehgeschwindigkeit mit der bestangepaßten Schrittabfolge d. h. mit einem Optimum zwischen Schrittlänge und Schrittfrequenz gewählt. Jeder Mensch findet also in der Regel, die für ihn optimale d. h. ökonomische Abstimmung von Schrittzahl und Schrittlänge für die verschiedenen Gangtempi. «Veränderungen der Ganggeschwindigkeit ereignen sich vorwiegend im Bereich der Standphase, da das pendelartig vorschwingende Schwungbein mit der adäquaten Verkürzung durch Knie- und Fußbeugung eine ungefähr festgelegte Schwingungszeit hat» FELDKAMP (1979). Ein wichtiges Kriterium bei der Beobachtung des Ganges ist also die Standphasendauer, die mit der Gehgeschwindigkeit variiert, DEBRUNNER (1975, 1985). Normalerweise verläuft der Bewegungsablauf des Ganges unbewußt, aus Übungsgründen kann aber die Schrittfolge verändert werden, von etwa 60–120 Einzelschritten/min. Eine schnellere Schrittfolge ist besser mit Laufen (Traben) zu leisten.

*Der Gang beim Patienten im Stadium II:* der Begriff Claudicatio intermittens besagt, daß der Kranke seinen Gang bei unerträglichen Schmerzen in der Wade unterbricht d. h. Stehen bleibt oder sich setzt. Der Wadenschmerz kündigt sich an in Form von Druck oder unangenehmem Ziehen. Wir beobachten – besonders beim Becken-Oberschenkeltyp – wenn der Patient bei beginnenden Schmerzen seinen Gang noch nicht unterbricht, daß das Knie in der Schwungphase etwas höher gehoben und der Fuß mit ganzer Sohle aufgesetzt wird. Die Standphase des kranken Beines beginnt also mit dem Fußsohlenbodenkontakt. Der sog. Mittelstand (Abb. 44) der Standphase scheint nicht verkürzt zu sein. Auffallend ist aber das abgeschwächte «Abrollen» des rückwärtigen Beines d. h. der geringe Wadenmuskel- und Fußsohlenmuskeleinsatz bei der Fersen- und Zehenablösung des Standbeines, der für die Vorwärtsbewegung d. h. den Körperschwerpunkttransport verantwortlich ist. Eine Erklärung für dieses Gangbild beim Claudicatio-Patienten könnte die ischämisch bedingte Störung der Wadenmuskelfunktion sein, die sich in einer verzögerten Wadenmuskelerschlaffung zeigt. Diese Störung der Muskelfunktion wird mit der Registrierung des Achillessehnenreflexes nach Laufbandergometerbelastung erfaßt. Die Zeit der «halben Wadenmuskelerschlaffung im Ablauf des Achillessehnenreflexes» (TRT = true half-relaxation time) ist verlängert, BUHOLZER & BOLLINGER, V. UNGERN-STERNBERG & SCHUSTER (1975). Sie normalisiert sich wieder in Ruhe d. h. nach Rückkehr zu ausreichender Durchblutung. Es ist anzunehmen, daß die nicht entspannungsfähige Wadenmuskulatur des Patienten die dorsale Extension des Fußes im oberen Sprunggelenk beim Fersenkontakt behindert. Damit entfällt auch die «Vordehnung» der Wadenmuskulatur als propriozeptive Stimulation für die Kontraktion der Wadenmuskulatur bei der Zehen- und Fersenablösung (Fußabdruck) des rückwärtigen Standbeins. Geht der Patient ohne Claudicatiobeschwerden ist die «Fußabrollbewegung» des normalen Ganges wieder erkennbar. Störungen in der Gangmechanik z. B. ungleiche Belastung eines Beines in der Standphase, geringe Abrollbewegung des Fußes, verringerte Streckfähigkeit in der Hüfte ungleiche Schrittlängen, die sich während beschwerdefreiem Gehen beim Patienten zeigen, sind daher immer auf durchblutungsunabhängige Faktoren (Gelenkarthrosen, Lumbalsyndrome der Wirbelsäule, Senkfüße, Paresen) zurückzuführen. Diese müssen in der Behandlung berücksichtigt werden.

Es gibt nun immer wieder Patienten, die beim Schildern ihrer Beschwerden angeben, daß sie nach einer gewissen Gehzeit den Schmerzbeginn spüren. Wenn sie dann weitergehen, läßt dieser Schmerz nach d. h. diese Kranken «durchwandern ihren Schmerz». Das Phänomen wird als «walking-through» bezeichnet.

Diese Kranken haben nach angiologischer Auffassung eine günstige Prognose. Man erklärt sich dieses Phänomen mit der Hypothese, daß diese Kranken bei Schmerzbeginn vasoaktive Stoffe (die man noch nicht kennt) entwickeln und damit ihre Durchblutungsstörung zusätzlich zu einem ausgebildeten Kollateralkreislauf kompensieren. Diese Stoffe öffnen die Gefäße in minderdurchbluteten Muskelkompartimenten (Blutumverteilung) so daß keine Ischämie entstehen kann. Das Stadium des «walking-through» gilt als der leistungsfähige Alltagsbereich, der durch Training der noch trainierbaren Patienten erzielt werden soll, BOLLINGER et al. (1975).

## 6 Funktionsproben

Wir führen – je nach Bewegungsfähigkeit der Patienten in den Fußgelenken – die Lagerungsprobe nach RATSCHOW oder den Hochhaltetest durch. Diese Funktionsproben orientieren über den Kompensationsgrad des arteriellen Verschlusses und geben uns die Möglichkeit einer zusätzlichen Erfolgsbeurteilung (zusätzlich zur Verbesserung bzw. Verschlechterung der Gehleistung).

– *Lagerungsprobe nach* RATSCHOW

Technisch wird so vorgegangen: der Patient hält in Rückenlage die Beine – durch Umgreifen seiner Oberschenkel mit beiden Händen (s. S. 63), mit Unterstützung durch den Behandler oder auch ohne Unterstützung – hoch. Er führt dann Fußkreise etwa im Tempo 1 Kreis/s aus oder ein Auf- und Abbewegen in den Fußgelenken etwa im Tempo 1 Bewegung/s. Die Bewegungsbelastung der Unterschenkelmuskulatur kann bis zu 2 Minuten ausgeführt werden. Beim Kranken brechen wir eher ab. – Beim Hochhalten sinkt der intraarterielle Druck infolge des Schwerkrafteinflusses ab. Der Patient führt unter erschwerten arteriellen Einstrombedingungen Muskelarbeit durch. Das arterielle Blut muß «gegen die Schwerkraftrichtung» in die Füße einströmen d. h. «einen Druckgradienten von 60 mm Hg (80 cm $H_2O$) überwinden» (s. S. 63). Der Blutstrom kann das nur leisten, wenn der intraarterielle periphere Blutdruck ausreicht. Dieser ist aber beim Patienten mit PAVK erniedrigt. Wenn jetzt durch Muskelarbeit ein vasodilatierender Effekt in den Kapillaren eintritt, sinkt der intraarterielle Druck weiter ab, was beim gesunden Gefäßsystem gegenregulatorisch durch geringe Erhöhung der Gefäßwandspannung in den Venolen und den Arteriolen ausgeglichen wird. Beim Gesunden ist aber auch nur ein geringes Abblassen der Fußsohle zu erkennen. Beim Kranken entsteht dagegen ein starkes Abblassen (bis Leichenblässe), das um so ausgeprägter ist je schlechter die Kompensation des Arterienverschlusses durch einen Kollateralkreislauf ist und je ausgedehnter der Verschluß ist. Außerdem fehlt die Gegenregulation über die Wandspannung in den Arteriolen und Venolen. Man erkennt also schon beim Hochhalten, daß die Zirkulation insuffizient ist. Wir notieren die Zeit bis zum Abblassen und die Zahl der schmerzfreien Bewegungen d. h. wann der Schmerz in der Wade (ev. im Fuß) eintritt (Abb. 45 s. S. 195).

Dann setzt sich der Patient auf und läßt seine Beine herunterhängen. Durch den Einfluß der Schwerkraft steigt der intraarterielle Druck an d. h. das Gewicht der Blutsäule addiert sich zum arteriellen Systemdruck. Das ergibt einen «Druckgewinn von 80 mm Hg» (s. Kap. III und IV). Die Kapillaren in den beanspruchten Muskeln sind noch erweitert und werden durch den hohen Druck «druckpassiv» noch stärker eröffnet. So entsteht eine reaktive Hyperämie. Diese ist bei Gesunden in ca. 5 Sekunden eingetreten, die von einer Auffüllung der Venen des Fußrückens begleitet wird. Die Röte klingt nach einigen Sekunden zur individuellen Hautfarbe ab, denn beim Gesunden gehen Arteriolen und Venolen auf Grund der sympathischen Gegenregulation schnell auf den normalen myogenen Gefäßwandtonus zurück.

Beim Patienten mit PAVK setzt die reaktive Hyperämie verzögert ein. Zehen und Fußrücken des erkrankten Beines bleiben noch länger blaß (u. U. 10–20 Sekunden). Die Röte setzt langsam – oft fleckförmig – ein und auch die Venen des Fußrückens füllen sich verzögert auf. Es vergehen u. U. 1–2 Minuten bis eine vollständige Röte da ist, die sich tiefrot verfärbt, was bei einseitigem Verschluß gut zu erkennen ist (Abb. 46 s. S. 195). Die Röte kann in eine Zyanose übergehen. Ursache dieser pathologischen Reaktion ist der behinderte arterielle Einstrom und der niedrige arterio-venöse Druckgradient zur Venenfüllung. Die Venenfüllzeit gibt Auskunft über die Kapillardurchströmung. Bei hohem arterio-venösen Druckgradienten ist die Mikrozirkulation schneller als bei niedrigem. Darum ist die Venenfüllzeit auch das sicherste Kriterium für die Beurteilung der arteriellen Strömung. Die Hautröte kann außerdem durch die Raumtemperatur beeinflußt werden. Die ev. eintretende Zyanose ist Kennzeichen für eine verlangsamte Strömung in den dilatierten Endstromgefäßen, so das die $O_2$ Ausschöpfung groß ist. (Bekanntlich entsteht eine Zyanose, wenn in 100 ml Kapillarblut 5 oder mehr Gramm reduziertes Haemoglobin vorhanden ist.) Wir messen am herabhängenden Fußrücken mit der Stoppuhr die reaktive Hyperämie und die Venenfüllzeit in Sekunden:
– Auftreten der ersten z. Teil fleckförmigen Röte,
– Venenfüllung bzw. Venenfüllzeit,
– vollständige Röte.

Diese Werte tragen wir in eine Tabelle (Tab. 7) ein und kontrollieren sie in bestimmten Zeitabständen.

– *Hochhaltetest*
Ist der Patient zum Fußbewegen nicht in der Lage, führen wir den Hochhaltetest durch, d. h. Hochhalten der Beine bis zum Abblassen der Fußsohle und Schmerz-

Hochhaltetest ☐    Lagerungsprobe ☐    Faustschlußprobe ☐
Datum                                   Probe ankreuzen

|  | Beine | | | | Arme | | | |
|---|---|---|---|---|---|---|---|---|
| Schmerz nach Sekunden + nach Bewegungszahl<br><br>Hochgradige Blässe nach Sekunden | Hochhalte | | Fußrollen<br>1 Kreis/s | | Hochhalte | | Fingerbeugen + -strecken<br>1 Bew./s | |
| | re | li | re | li | re | li | re | li |
| Schmerz: Hochhalte (s) | | | | | | | | |
| Schmerz: Bewegen (Zahl) | | | | | | | | |
| Blässe (s) | | | | | | | | |
| Röte + Venenfüllung in Sekunden | Hängen | | Hängen | | Hängen | | Hängen | |
| | re | li | re | li | re | li | re | li |
| 1. Röte (s) | | | | | | | | |
| Venenfüllzeit (s) | | | | | | | | |
| Vollst. Röte (s) | | | | | | | | |

Tabelle 7: Eintragen von Meßdaten der Funktionsproben

angabe. Dann Herunterhängenlassen der Beine und Beobachten von Röte und Venenfüllzeit wie bei der Lagerungsprobe. Die Werte werden ebenfalls in eine Tabelle eingetragen (Tab. 7).

– Gehtest

Im Stadium der Claudicatio intermittens gibt der «Gehtest» – als die einfachste Belastungsmethode – Auskunft über den Kompensationsgrad des Verschlusses. Außerdem wird er zur Einstellung der Dosierung beim Gehtraining nach dem Intervallprinzip herangezogen. Um den Gehtest optimal durchzuführen, benötigt man eine ebene Strecke. Der Patient muß Schuhe tragen (keine Pantoffeln ohne Fersenhalt). Die zeitliche Normierung wird durch ein Metronom gegeben. Die energetisch günstigste Gehgeschwindigkeit ist beim Gesunden 4 km/h, de MAREES-MESTER (1981). Das entspricht bei einem 70 kg schweren Menschen einem Gehtempo, das zwischen 100–120 Schritten/min liegt. Das Tempo 100–120 Schritte/min wird als normal bis schnell bezeichnet. Es hat sich bei den Patienten, die trainierbar sind, bewährt. Es ist ein Tempo, um schnell zu einem Meßergebnis zu kommen. «Forciertes Gehen empfiehlt sich, da hierbei der Leistungsendpunkt weniger stark von subjektiven Faktoren abhängt. Wenn Schmerzen beginnen, nehmen sie meist rasch an Intensität zu und zwingen zum Stehenbleiben. Bei langsamer Gehgeschwindigkeit ist die Schwankungsbreite zu groß, da Beschwer-

den längere Zeit erträglich bleiben können» Schoop (1975). Der Gehtest wird einmal wöchentlich geprüft und in eine Tabelle wie Tab. 8 eingetragen.
Die Beurteilung der schmerzfreien Gehleistung wird unterschiedlich gehandhabt. Einige Angiologen belasten bis Schmerzbeginn, andere bis zum Schmerz, der zum Stehenbleiben zwingt. In unserer Mainzer Klinik wird der Schmerzbeginn als Leistungsendpunkt angesehen. Gut kompensierte Beinarterienverschlüsse zeigen Gehstrecken von mehr als 500 Meter, mäßig kompensierte liegen zwischen 100–500 Meter im Tempo 100–120 Schritte/min. Eine Gehleistung unter 50 Meter spricht für eine schlechte Kompensation.
Bei der Durchführung des Gehtests und beim folgenden Gehtraining muß sehr genau nach dem Auftreter und Verschwinden des Schmerzes gefragt werden. Nur der Schmerz, der während des Gehens auftritt und beim Stehen verschwindet, ist ischämisch verursacht. Schmerzen, die beim Gehen auftreten und nicht beim Stehen völlig verschwinden oder u. U. noch stärker werden bei längerem Stehen, können statisch bedingt sein z. B. durch ein lumbo-vertebrales Syndrom. Dieses muß dann mitbehandelt werden. Kombiniert sich ein arterielles Verschlußleiden mit einer Phlebitis können Schmerzen während des Stehens auftreten, die beim Gehen verschwinden. Eine leichte Kompression während des Trainings, die im Liegen entfernt werden soll, kann diese venös bedingten Schmerzen beheben (s. S. 270).
Nicht mehr «trainierbare» Patienten, deren Gehleistung erhalten bleiben soll bzw. nur geringfügig gebessert werden kann, lassen wir im individuellen Tempo gehen. Das ist meist eine Gehgeschwindigkeit von ca. 1,6–2,8 km/h für einen 70 kg

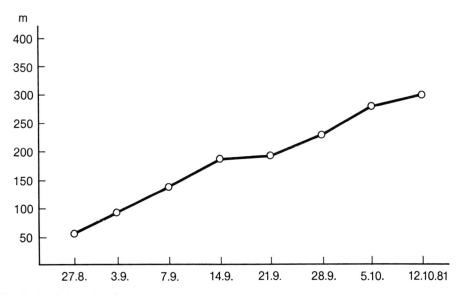

Tabelle 8:   Gehstreckeneintragung

schweren Menschen (wird als Durchschnittsgewicht angenommen SPITZER u. HETTINGER (1969)). Die Schrittzahl/min beträgt 60–80 und entspricht einem sehr langsamen bis langsamen Gehen EHRENBERG (1985).
Die Durchführung des Gehtests ist erschwert oder unmöglich:
– bei Gehbehinderung durch Arthrosen oder Arthritiden,
– bei stark eingeschränkter kardio-pulmonaler Leistung,
– bei lumbo-vertebralen Syndromen und bei Paresen.

– *Laufbandergometertest*
Unter exakt reproduzierbaren Bedingungen kann die Gehleistung auf dem Laufbandergometer ermittelt werden. Das Laufband wird auf eine bestimmte Gehgeschwindigkeit mit einem bestimmten Steigungswinkel eingestellt z. B. auf das Tempo 4–5 km/h. Der Patient bewegt sich gegen die Bewegungsrichtung des Laufbandes auf der Stelle. Für die Leistung gilt Kraft × Hubhöhe : Zeit (s. S. 41).

## Krankengymnastische Behandlung

Bewegung d. h. Muskelarbeit zur Unterstützung der Kompensation von peripheren Gefäßerkrankungen ist ein gesicherter Teil der konservativen Therapie im Stadium II der peripheren arteriellen Verschlußkrankheit (PAVK). Das Verständnis für die Kompensationsmechanismen setzt beim Behandler die Kenntnis der hämodynamischen (zirkulatorischen) und metabolischen Prozesse voraus, die sich bei der Beanspruchung ischämischer Muskelgruppen ereignen.
Bewegung führt im Gesamtkreislauf zu einer Umverteilung des Blutes in die arbeitende Muskulatur. Dazu ist erforderlich, daß das Herzminutenvolumen ansteigt, der venöse Rückstrom zunimmt, der systolische Blutdruck in Abhängigkeit von der Belastungsintensität höher steigt und der periphere Gefäßwiderstand absinkt. Der diastolische Blutdruck verhält sich je nach Belastungsform unterschiedlich, tendiert im allgemeinen zu einer Zunahme. Distal des arteriellen Verschlusses entsteht – zusätzlich zu der vorhandenen Gefäßweitstellung (s. S. 56) – eine Vasodilatation. Das geschieht aktiv durch Erweiterung der Arteriolen und druckpassiv durch den erhöhten Bluteinstrom in die Kapillaren. Dieser Vorgang zeigt die noch vorhandene Durchblutungsreserve.
Infolge der prästenotischen Blutdruckerhöhung und poststenotischen Blutdrucksenkung erhöht sich der prä-poststenotische Druckgradient. Die Kollateraldurchströmung nimmt zu.
Im Bereich der Kapillaren distal des Verschlusses entsteht eine erhöhte Muskel- und Hautdurchblutung. Steigt nun die Muskelbeanspruchung stark an, kommt die Muskulatur distal des arteriellen Verschlusses d. h. des Strömungshindernisses immer wieder in Situationen, in denen – trotz des entstandenen Kollateralkreislaufes – das verminderte Blutangebot den Bedarf an Sauerstoff und Substraten nicht decken kann. Je öfter das der Fall ist, um so mehr paßt sich die Muskelzelle mit

ihrem Enzymmuster bzw. durch größeren Enzymbesatz an diese Situation an (Ischaemiereiz). Die Zelle ist dann in der Lage, aus dem verminderten Blutangebot mehr Sauerstoff und Substrate auszuschöpfen und zu verwerten (Utilisation). Mit Ischämiereiz ist der Beginn der gestörten Funktion infolge des arteriellen Strombahnhindernisses gemeint, der noch nicht zur Nekrose führt.
Um die **Kompensationsmechanismen des Körpers voll auszunutzen,** wird die Bewegungstherapie durchgeführt. Mehrere Mechanismen werden gegenwärtig diskutiert, die nach CACHOVAN (1981, 1982) wie folgt unterschieden werden:

*1  Die Blutzufuhr steigernden Mechanismen*
– Entwicklung des Kollateralkreislaufs, in die sich die Bewegungstherapie nur dann fördernd einschalten kann, wenn der arterielle Verschluß nicht länger als 1 Jahr besteht, da die Kollateralausbildung nach ca. 1 Jahr abgeschlossen ist BOLLINGER (1979).
– Unterstützung der arteriolären Vasodilatation und der günstigeren Blutstromverteilung in der minderdurchbluteten Muskulatur.

*2  Die Blutbedarf senkenden Mechanismen*
– Optimierung der Muskelkoordination für eine gegebene Bewegung, so daß der $O_2$ Bedarf für diese Bewegung sinkt,
– muskuläre Adaptation durch Änderung im Enzymmuster der Zelle, die zu vermehrter Utilisation des verminderten Blutangebots führt (s. S. 80).
– Steigerung der alaktaziden anaeroben Kapazität,
– Beseitigung von – die Durchblutung ungünstig beeinflussenden – Faktoren (z. B. Verspannungen in der ischämischen Muskulatur).

**Behandlungsziele**

a) Bei trainierbaren Patienten Verbesserung der verkürzten Gehleistung,
b) Bei nicht mehr trainierbaren Patienten Erhaltung der verbliebenen Gehleistung (Patienten mit schlecht kompensierten Verschlüssen, Patienten mit eingeschränkter kardio-pulmonaler Leistungsfähigkeit wie Herzkranke (häufig Koronarsklerotiker und Postinfarktpatienten), obstruktive Emphysematiker, Patienten mit behinderter Gelenkfunktion (z. B. Arthrotiker) und mit Paresen).

**Prinzipien**

– Unterstützung der Kompensationsmechanismen im Sinne Blutzufuhr steigernder oder senkender Effekte (s. vorne),
– Segmentale Beeinflussung der arteriellen Durchblutung,
– Motivation der Patienten zum Bewegen.

# Techniken

## Aktive Techniken*

Die Bewegungstherapie der Patienten mit PAVK im Stadium II ist eine Ausdauerbeanspruchung mit dynamischen Muskelkontraktionen in intermittierender oder kontinuierlicher Dauerform. Wir verstehen darunter ein Bewegen gleicher Muskelgruppen über längere Zeit. Formen des Bewegens in Dauerform sind Bewegungsserien der Extremitäten und des Rumpfes sowie Gehen in verschiedenen Tempi, Treppengehen, Radfahren, Bewegen und Schwimmen im Wasser. Das Bewegen in *intermittierender Dauerform* wird mit den durchblutungsgestörten Gliedmaßen in Anlehnung an das sportliche Intervallprinzip durchgeführt. Das Bewegen in mehr *kontinuierlicher Dauerform* beansprucht dagegen die minderdurchbluteten und normal durchbluteten Muskelgruppen in gleicher Weise im Sinne einer allgemeinen Gymnastik mit geringer Belastungsintensität.

Kennzeichen der *Intervallarbeit* ist der rhythmische Wechsel von Belastung und Erholung, wobei die Erholungspause unvollständig ist. Sie wird als «lohnende Pause» GRAF (1930), LEHMANN (1962) bezeichnet, weil für die Erholungsvorgänge im Organismus der Pausenanfang wichtiger ist als das Pausenende. Im ersten Quartal der Pause liegen ⅔ der Gesamterholung (s. S. 42). In Abb. 47 ist der Erholungswert der einzelnen Pausenanteile dargestellt.

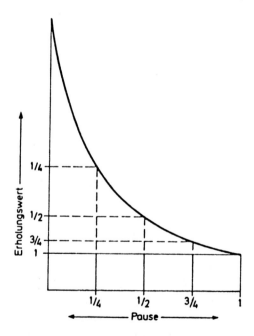

Abb. 47: Erholungswerte der Pausenanteile.

---

* Gliederung der krankengymnastischen Behandlungstechniken in: EHRENBERG/HÄUSERMANN/JÜCKSTOCK «Krankengymnastik», Band 1, Taschenlehrbuch, Hrsg. COTTA/HEIPERTZ/HÜTER-BECKER/ROMPE G. Thieme Verlag Stuttgart, 1985, 2. Auflage.

Der Organismus befindet sich nach der «lohnenden Pause» noch in Arbeitseinstellung (z. B. die Kapillaren im Muskel sind noch erweitert), so daß ein Bewegen mit herausgeschobener Ermüdungsgrenze resultiert, HOLLMANN (1959). Man unterscheidet daher heute das Belastungsintervall und das Pausenintervall. Im *Belastungsintervall* werden die Bewegungsreize nach der *Reizintensität* d. h. Größe der Muskelspannung und Höhe des Bewegungstempos sowie nach der *Reizdauer* d. h. Anzahl der Bewegungswiederholungen dosiert. Im *Pausenintervall* wird die *Erholung* festgelegt. Die Gesamtbelastung der Intervallarbeit der sog. *Reizumfang* d. h. die Zahl der Belastungs- und Pausenintervalle muß individuell für jeden Patienten ausprobiert werden.

Wegen der *eingeschränkten kontinuierlichen Ausdauer* der Patienten mit Claudicatiobeschwerden bot sich für die Bewegungstherapie die *Intervallarbeit* an. Sie wurde zu Beginn der 60er Jahre in Zusammenarbeit zwischen Ärzten und Krankengymnastinnen bei PAVK Patienten im Stadium II eingeführt. SCHLÜSSEL und FLÜGGE entwickelten in der Med. Univ. Klinik Köln das «Gehtraining im Intervall» und SCHOOP und KINDLER in der Med. Univ. Klinik Freiburg das «Muskel- und Gefäßtraining gemäß Verschlußlokalisation im Intervall». Die Intervallarbeit wurde damals nach den Empfehlungen von HOLLMANN und Mitarbeitern (1959) angewandt, die das Milchsäure- und Brenztraubensäureverhalten bei submaximaler Belastung von untrainierten Personen auf dem Fahrradergometer untersucht hatten. Sie stellten einen «säuremindernden» Effekt bei dieser Intervallarbeit fest und empfahlen für das Belastungsintervall eine Intensität von 70% d. h. $\frac{2}{3}$ der Maximalleistung. – Die Intervallarbeit wurde damals auch gewählt, weil man erkannte, daß im Pausenintervall zwischen den Belastungen sich das Maximum der arteriellen Mehrdurchströmung vollzieht. Dieser zirkulatorische Effekt wurde damals für das Kollateralwachstum erstrebt, SCHOOP (1964). Der Wert der «stoßartigen» Belastung der minderdurchbluteten Muskeln distal des arteriellen Verschlusses wird heute auch mit sauerstoffunabhängigen Wirkungseffekten erklärt, KÖHLER (s. S. 98). Da die Erholungsvorgänge im ischämischen Muskel nach Belastung sehr langsam ablaufen (s. S. 98) kann diese intermittierende Belastung für den PAVK Patienten – trotz der Pausen bis zu 3 Minuten – noch als Intervalltraining gemäß der Definition des Pausenintervalls von der kurzen «unvollständigen» Pause bezeichnet werden. Für diese Patienten ist die Pause *immer noch unvollständig*, v. UNGERN-STERNBERG (1979).

Heute werden *2 Arten von Belastungsintervallen* in der Bewegungstherapie verwandt und von angiologischer Seite befürwortet:
– *Belastungsintervalle mit ca. 70% = $\frac{2}{3}$ der schmerzfreien Bewegungsleistung*, SCHOOP (1975), KÖHLER (1975), KRAUSE et al. (1976), HARTMANN (1982) oder mit 90%, CACHOVAN et al. (1976). Das erfordert ein Austesten der beschwerdefreien Leistung unter der Vorstellung, beim Training auch schon den Beginn der Ischämie wegen der Gefahr des Zellunterganges zu vermeiden.
– *Belastungsintervalle bis zum Eintritt des Schmerzbeginns* bzw. bis der Patient die Vorzeichen des Schmerzes empfindet, BUCHWALSKI et al. (1971), HEIDRICH (1981).

Diese Art der Belastung wird wegen der größeren Praktikabilität von den Angiologen befürwortet, die bei den meist älteren Patienten (durch Umfragen) feststellten, daß diese das Training ohne Schmerzsymptomatik nicht durchführen konnten. Der Schmerzbeginn bedeutet – wie Langzeitstudien, BUCHWALSKI et al. (1971/74/75) und die Erfahrung vieler Angiologen gezeigt haben – noch keine Gefahr im Sinne der Nekrose. Gefahr für einen Gewebsuntergang d. h. für eine Nekrose soll erst dann bestehen, wenn beim Training immer bis zu dem Schmerz belastet wird, der zum Aufgeben des Gehens zwingt, HEIDRICH (1981). Das Gehen bis Schmerzbeginn wird sogar als Reiz zur enzymatischen Anpassung der Zelle von einigen Angiologen befürwortet.

Für die *Dauer der Pausenintervalle* gibt es zwei Hinweise:

1. Die Erfahrung über die geringere Belastbarkeit der Patienten, wenn die Pausenintervalle zu kurz bemessen werden z. B. weniger als 1 Minute. Vielmehr muß die Dauer so lang sein, daß die nachfolgenden Belastungsintervalle keine Claudicatioschmerzen hervorgerufen, SCHLÜSSEL & FLÜGGE (1966).

2. Untersuchungen über die Laktatkonzentration bei der Belastung der ischämischen Muskelgruppen gemäß Verschlußlokalisation (sog. Muskel- und Gefäßtraining nach SCHOOP) von KÖHLER (1975) haben ergeben, daß die Energienachlieferung auch glykolytisch erfolgt. Es fällt während und nach der Belastung der ischämischen Wadenmuskulatur vermehrt Laktat an. Dieses wird nur sehr allmählich aus der Blutbahn entfernt. Er empfiehlt daher wegen der «gestörten Energierestitution sollten die Ruhepausen (Intervalle) 2–3 Minuten nicht unterschreiten» (1975). Durch Training wird allerdings «nach den Untersuchungen bei Femoralisverschluß eine Laktatsenkung im femoral-venösen Blut hervorgerufen», KÖHLER (1976).

Als Richtschnur für die Dauer des Pausenintervalls kann gelten: je schlechter die Kompensation ist (kurze Gehleistung, wenig Bewegungsserien) und je intensiver die Belastung ist, d. h. hohe Spannung bei dynamischer Muskelarbeit, um so länger muß das Pausenintervall sein. Denn liegt die Muskelspannung bei dynamischer Muskelkontraktion über 15–20% der maximal statischen Kraft, werden auf Grund des erhöhten Muskelinnendrucks die Kapillaren komprimiert und der Muskel muß seine Energie vorwiegend anaerob bereitstellen. Das gilt vor allem für die selektive Belastung der ischämischen Muskelgruppen distal des Verschlusses, SCHOOP (1964), bei der erhöhte Laktatwerte gemessen wurden, KÖHLER (1972). Beim Gehtraining sind Pausenintervalle von ca. 2 min Dauer erfahrungsgemäß ausreichend. Viele Patienten geben an, daß sie die «Stehpause» so lange halten bis das Wärmegefühl abgeklungen ist. Das scheint auszureichen, denn die Belastungsintervalle werden nicht kürzer. Bessert sich die Gehleistung können die Pausenintervalle verkürzt werden (1–2 min), bis im günstigsten Fall das Stadium des «walking through» (s. vorne) als optimales Endziel oder eine Gehstrecke von mehr als 1000 m erreicht ist. Läßt man dagegen Patienten mit kurzer Gehstrecke den Fuß «gut abrollen», dann verkürzt sich die Gehleistung und das Pausenintervall muß verlängert werden. Beim Fußabrollen muß sich die Waden- und Fußsohlenmuskulatur, die in der 4. und 5. Standbeinphase den Körper nach vorne bewegt (s. S. 88), stärker kontrahieren.

Die erhöhte Spannung bewirkt eine vermehrte Kapillarkompression und die schon geminderte Durchblutung wird weiter beeinträchtigt. Es ist also besser den Patienten mit geringer Gehleistung ohne Tempovorgabe seine Gehtechnik finden zu lassen. Diese besteht meist in einer Verkleinerung der Schrittlänge und dadurch verminderter Fußabrollbewegung, Schoop (1972), Schröter (1980).

Die **Bewegungstherapie** wird gegenwärtig in den verschiedenen Therapiezentren (Krankenhaus, angiologische Fachklinik, Rehabilitationsklinik) sehr variabel gestaltet. Sie läßt sich aus der Sicht der verschiedenen Bewegungsformen folgendermaßen einteilen:

*1 Gehtraining als Intervallarbeit*

a) Intervallgehtraining mit Tempovorgabe durch ein Metronom im Gehtakt von 80–120 Schritten/min,
 - mit 70% d. h. ⅔ der Maximalleistung = schmerzfreien Gehleistung im Belastungsintervall (sog. ⅔ Training),
 - bis Schmerzbeginn im Belastungsintervall.

*2 Gangschulung*
 - schnelles Gehen ohne Tempovorgabe bis Schmerzbeginn bzw. bis zum ersten Auftreten der Ermüdungserscheinungen,
 - Gangschulung auf dem Laufbandergometer.

*3 Bewegungsserien der Beine mit Muskelgruppen distal der Verschlußlokalisation als Intervallarbeit*
 - Ratschow'sche Rollübungen (Umlagerungsübungen),
 - Zehenstände mit Variationen,
 - Kniebeugen mit Variationen,
 - Radfahren.

*4 Allgemeine Gymnastik (allgemeines Bewegungstraining)*

a) Gymnastik mit und ohne Gerät, auch Fußgymnastik,
b) Bewegen im temperierten Wasser.
 Dabei gilt als **Grundsatz:**
 - der typische Claudicatioschmerz muß vermieden werden,
 - das Vorstadium bzw. der Schmerzbeginn kann toleriert werden.

### Ad 1  Gehtraining als Intervallarbeit

– *Intervallgehtraining mit 70% d. h. ⅔ der schmerzfreien Gehstrecke im Belastungsintervall*

Das Gehtraining mit der ⅔ Belastung ist (wie Umfragen ergaben) die von den Krankengymnasten am häufigsten angewandte Intervallarbeit. Es steht in unserer Klinik auch an erster Stelle. Wir führen die Belastungsintervalle mit dem Patienten ebenfalls mit ⅔ der schmerzfreien Gehstrecke durch. Dazu testen wir unsere

Patienten – wie im Gehtest beschrieben – im Tempo 100–120 Schritte/min oder in dem ihnen möglichen langsameren Tempo von 80–90 Schritten/min aus. Von der schmerzfreien Teststrecke wird ⅔ errechnet und so die Trainingsstrecke ermittelt. Der Patient trainiert 3 mal täglich 3 Belastungsintervalle und 3 Pausenintervalle auf einer ebenen Strecke, so daß der Reizumfang d. h. die Gesamtbelastung ca. 10–20 min beträgt. Im Pausenintervall von ca. 2–3 min Dauer lassen wir unsere Patienten – wenn möglich – etwas erhöht sitzen, damit die Beine locker herunterhängen können. Wir nehmen an, daß die geringe Muskelspannung im Sitzen den hydrostatischen Druck, der den arteriellen Einstrom in der senkrechten Beinstellung unterstützt, fördert. Andere Behandler lassen den Patienten stehen, was unsere Patienten auf der Straße auch tun müssen. – Auffallend ist das Auftreten der reaktiven Hyperämie zu Beginn des Pausenintervalls, sichtbar an der Röte der Fußhaut. Für das Gehen längerer Strecken im Alltag (Spazierengehen) empfehlen wir den Patienten etwas unter ihrem Trainingstempo zu bleiben und immer bei Schmerzbeginn eine Pause einzulegen.

– *Intervallgehtraining bis Schmerzbeginn im Belastungsintervall*

Diese Form des Gehtrainings wird von HEIDRICH (1981) befürwortet und in der angiologischen Abteilung des Berliner Franziskuskrankenhauses durchgeführt. Zur Gehstreckenbestimmung wird der Patient ebenfalls einmal wöchentlich auf ebener Strecke im Schrittempo von 100–120/min nach Metronom ausgetestet. «Der Patient soll Laufschuhe oder Turnschuhe tragen und geht bis Schmerzbeginn, er wiederholt nach einer Pause von 1–3 Minuten im Stehen die Belastungs- und Pausenintervalle noch 2mal. Die schmerzfrei erreichte Gehstrecke wird in ein besonderes Krankenblatt eingetragen. – Das Gehtraining soll 2mal täglich durchgeführt werden und der Reizumfang soll ca. 15–20 min betragen. Die Indikation für das Gehtraining wird von angiologischer Seite sehr genau gestellt, d. h. nur Patienten mit einer Gehstrecke von 100–500 m werden trainiert. Liegt die Gehleistung über 500 m spricht das für eine gute Kompensation mit einer für den Alltag ausreichenden Gehleistung. Ein zusätzliches Training entfällt. Liegt die Gehstrecke unter 100 m ist der Patient nicht mehr trainierbar» IHBE (1981).

**Ad 2   Gangschulung**

– *Schnelles Gehen ohne Tempovorgabe bis zum Auftreten der ersten Ermüdungserscheinungen bzw. Schmerzbeginn*

Wiederholtes rasches Gehen (auch als Gehübungen bezeichnet, SCHRÖDER (1980)) dienen nach SCHOOP und Mitarbeitern der Änderung der Gehtechnik. Der Patient soll mehrmals auf ebener Strecke so schnell gehen wie er kann und kurz vor Schmerzbeginn d. h. beim Auftreten der ersten Ermüdungserscheinungen eine Pause von ca. 3 min einschalten. Dabei wird er vom Behandler nicht in seiner Gehweise korrigiert. Auf diese Weise soll der Patient ein «geschickteres» Gehen und über die optimale Koordination eine Gangökonomie erzielen, die den $O_2$ Bedarf mindert. Auf diese Weise kann sich die Gehstrecke verlängern. Die dabei beobachtete Gehtechnikänderung liegt meist bei einer kleineren Schrittlänge und in einer dadurch bedingten Verringerung der Fußabrollbewegung. Diese «Gehübungen» werden in der Aggertalklinik, Klinik für Gefäßerkrankungen, Engelskirchen durchgeführt.

- *Gangschulung auf dem Laufbandergometer,* CACHOVAN (1981)
Eine Gangschulung auf dem Laufband mit einem auf die Belastbarkeit des Patienten eingestellten Bandtempo wird z. Teil in angiologischen Abteilungen von Krankenhäusern und Rehabilitationskliniken durchgeführt. Der Vorteil liegt in der besseren Reproduzierbarkeit der physikalischen Leistung und der exakten Dosierbarkeit. Man hat den Eindruck, daß die Patienten – nach Gewöhnung an das Laufbandgehen – einen sehr lockeren Gang erwerben und ein gutes Tempogefühl für ihre Belastbarkeit der ischämischen Muskeln bekommen (Abb. 48). Der Patient, der eine Kur in der Rehabilitationsklinik absolviert, nimmt auch am Gehtraining und der Allgemeingymnastik teil.

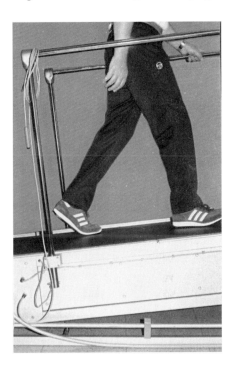

Abb. 48: Patient mit Oberschenkeltyp beiderseits bei Gangschulung auf dem Laufband im Tempo 4,5 km/h bei einer Steigung von 10%.
(Herz- und Kreislaufklinik Bad Bevensen, angiol. Abtg.)

**Ad3 Bewegungsserien der Beine mit Muskelgruppen distal der Verschlußlokalisation als Intervallarbeit, sog. Muskel- und Gefäßtraining,** SCHOOP (1964)

Die stoßartige Belastung der ischämischen Muskelgruppen distal des Verschlusses ist ein Intervalltraining, das neben dem Gehtraining oder den Gehübungen (s. oben) von den Krankengymnasten den Patienten vermittelt wird. Im Pausenintervall entsteht eine starke periphere Vasodilatation, die über die Vergrößerung des prä-poststenotischen Druckgradienten die Blutströmungsgeschwindigkeit im belasteten Bein erhöht. Vor Jahren wurde als Trainingseffekt das Wachstum der Kollaterale-

fäße angenommen. Neuere Untersuchungen haben ergeben, daß die Verbesserung der Gehleistung durch Adaptationsvorgänge im Muskel verursacht wird, die zu einer Verbesserung der sauerstoffunabhängigen Energiebereitstellung geführt hat KÖHLER (1975).
Wir bieten daher unseren Patienten zusätzlich zum Gehtraining das Intervalltraining gemäß Verschlußlokalisation an.

– *Training beim peripheren Typ*

  *a)* RATSCHOW'sche Rollübungen als Intervallarbeit
  Test: In Rückenlage bei hochgestreckten Beinen Füße rollen oder auf- und abbewegen im Tempo 1 Kreis oder 1mal auf- und abbewegen/Sekunde bis zum Auftreten des Wadenschmerzes. Dann hinsetzen, Beine hängen lassen und Pausenintervall von 3–5 min einhalten (Abb. 49 und 50). Schmerz, Röte und Venenfüllung in Tabelle 9 eintragen. Mit ⅔ der schmerzfreien Bewegungen das Training mit Pausenintervall im Sitzen von 3–5 min Dauer durchführen. Der Reizumfang bzw. die Gesamtbelastung umfaßt ca. 10–15 min. Treten während der Belastungsintervalle Schmerzen auf, muß entweder die Bewegungsanzahl verringert oder das Pausenintervall verlängert werden. Auf die längere Pause wird auch von anderen Behandlern hingewiesen, KÖHLER (1975).

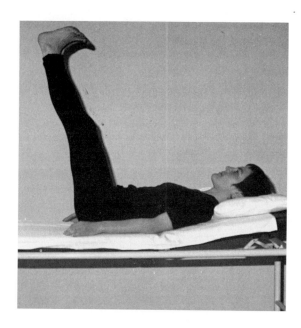

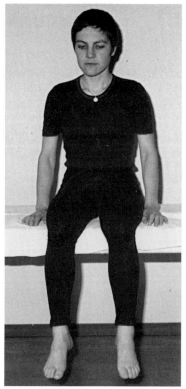

Abb. 49: Fußrollen bei hochgehaltenem Bein *(links)*.

Abb. 50: Hängelage der Beine *(rechts)*.

Nach einer Woche wird die Trainingszeit neu ausgetestet. Patienten, für die das Fußabrollen bzw. Fußauf- und Abbewegen zu anstrengend ist, lassen wir die Beine hochhalten bis Schmerzbeginn und trainieren mit ⅔ der Hochhaltezeit, dem Pauseninterval bei hängenden Beinen von 2–3 min Dauer und entsprechenden Wiederholungen.

*b) Fußgymnastik* zur Kontraktion der kleinen Fußmuskeln im Sitz auf Hocker: Zehenkrallen, -strecken, -spreizen auf weicher Unterlage. Bei Abblassen der Akren (Zehen, Fußrücken) Pausen einhalten. Gesamtbelastung ca. 10 min.

**Beinteste für Training im Intervallprinzip für 4 Wochen**

Name:

Verschlußlokalisation:

| Übung und Datum/Woche | Testzahl re. | li. | 1. Röte re. s | li. s | Venenfüllung re. s | li. s | Vollst. Röte re. s | li. s | Trainingszahl re. | li. |
|---|---|---|---|---|---|---|---|---|---|---|
| *Rollübung* 1. | | | | | | | | | | |
| 2. | | | | | | | | | | |
| 3. | | | | | | | | | | |
| 4. | | | | | | | | | | |
| *Zehenstand* 1. | | | | | | | | | | |
| 2. | | | | | | | | | | |
| 3. | | | | | | | | | | |
| 4. | | | | | | | | | | |
| *Kniebeugen* 1. | | | | | | | | | | |
| 2. | | | | | | | | | | |
| 3. | | | | | | | | | | |
| 4. | | | | | | | | | | |
| *Ausfallschritt* 1. | | | | | | | | | | |
| 2. | | | | | | | | | | |
| 3. | | | | | | | | | | |
| 4. | | | | | | | | | | |

Tabelle 9: Tabelle für Beinteste.

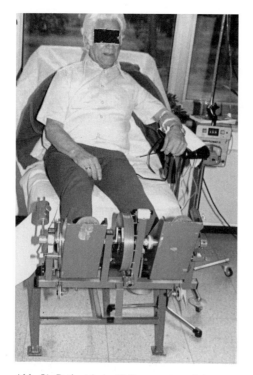 Bei älteren und wenig belastbaren Patienten kann durch Treten eines Fußergometers die ischämische Wadenmuskulatur bei gleichzeitiger medikamentöser intravenöser Infusion durchgeführt werden s. 70jähriger Patient beim *Fußergometertraining* nach HILD und intravenöser Infusion (Abb. 51, Herz- und Kreislaufklinik, Bad Bevensen, angiol. Abtg.)

Abb. 51: Patient beim Fußergometertraining. (Herz- und Kreislaufklinik, Bad Bevensen, angiol. Abtg.).

– *Training beim Oberschenkeltyp*

a) *Zehenstandsübungen* als Intervallarbeit, weil die Unterschenkelmuskulatur belastet werden muß.
Test: Ausgangsstellung ist der Stand, beide Beine stehen parallel. Die Fersen werden vom Boden gehoben und wieder gesenkt. Dann die Vorfüße so weit wie möglich hochziehen (Abb. 52). Tempovorgabe mit Metronom = 1 Bewegung/ Sekunde. Bewegen bis Eintreten des Ischämieschmerzes, anschließend – wenn möglich – etwas erhöht Sitzen und Herunterhängen der Beine oder Stehen. Beobachten von Eintreten der Röte und Venenfüllung/s, in Tab. 9 eintragen. Der Patient trainiert mit ⅔ der schmerzfreien Anzahl der Zehenstände und mit dem Pauseninterval von 2–3 min Dauer. Dabei dürfen keine Schmerzen auftreten. Bei Patienten mit Gleichgewichtsschwierigkeiten kann das Festhalten am Stuhl, Sprossenwand oder am Bett (Abb. 53) eine Hilfe sein. Beim Festhalten am Bett darf der Patient sich nicht zu stark auf das Bett stützen.

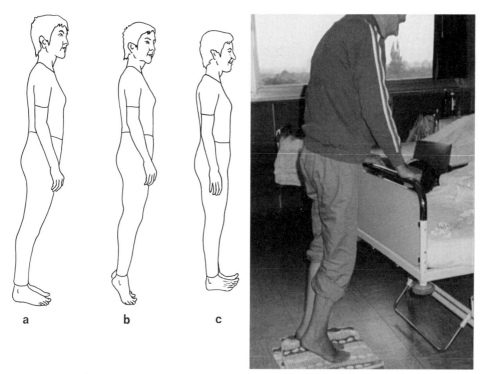

Abb. 52: Zehenstandsübungen
a) Stand auf ganzer Sohle,
b) Zehenstand,
c) Vorfuß hochgezogen.

Abb. 53: Zehenstand mit Festhalten am Bett, ohne Aufstützen.

b) *Variationen für Patienten, die zusätzliche Übungen wünschen: wechselseitige Zehenstände* (Abb. 54)

Bei diesen Übungen ist darauf zu achten, daß beim Wechsel jeweils das Körpergewicht hochgedrückt wird.

*Zehenstände mit Drehung* (Abb. 55)

Im einseitigen Zehenstand wird jeweils die Ferse des erhobenen Fußes zur Fußspitze des anderen Fußes gedreht.

*Übungen auf dem Sportkreisel* (Abb. 56)

Durch wechselnden Druck auf Vorfuß und Ferse auf dem Kreisel balancieren.

- *Training beim Beckentyp*

    a) **Kniebeugen** als Intervallarbeit, weil die Unterschenkel-, Oberschenkel- und Gesäßmuskulatur belastet werden muß.

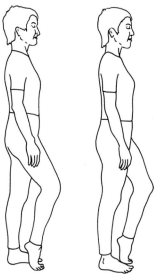
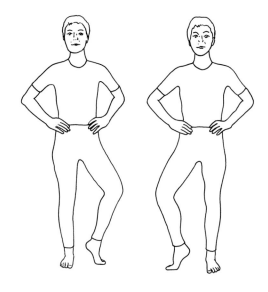

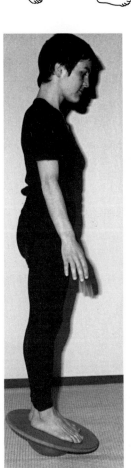

Abb. 54: Wechselseitige Zehenstände *(oben links)*.
Abb. 55: Zehenstände mit Drehung *(oben rechts)*.
Abb. 56: Übung auf dem Sportkreisel *(unten links)*.

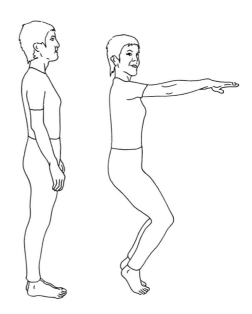

Abb. 57: Kniebeugen im Zehenstand
a) Stand auf ganzer Sohle,
b) Zehenstand mit Kniebeuge.

Test: Ausgangsstellung ist der Stand, beide Füße in paralleler Stellung. Fersen vom Boden heben und mit angehobenen Fersen beide Knie beugen (Abb. 57 a–b). Hier ist darauf zu achten, daß die Kniebeugen eine wirkliche Belastung der Muskeln sind und der Patient keine Ausweichbewegungen macht (z. B. Rumpfvorbeugen) und damit die Hubarbeit für die Beinmuskulatur mindert. Die Knie sollten nicht zu stark gebeugt werden. Bei Gleichgewichtsschwierigkeiten sollte der Patient sich an der Sprossenwand festhalten. Tempovorgabe mit Metronom: 2 Bewegungen/s. Das Pausenintervall im Sitzen mit hängenden Beinen oder im Stehen ausführen und auf 2–3 Minuten begrenzen. In Tabelle 9 eintragen und mit ⅔ der Testzeit trainieren. Die Gesamtbelastung = Reizumfang soll ca. 15 min. betragen.

*b) Variationen für Patienten, die mehr Übungen wünschen:*
– *Ausfallschrittübungen* als Intervallarbeit (Abb. 58)

Wechselweise das rechte und linke Bein vorsetzen im Ausfallschritt. Die schmerzfreie Anzahl der Ausfallschritte austesten und mit ⅔ der schmerzfreien Anzahl trainieren. Dabei ist darauf zu achten, daß die Druckbelastung für die Kniegelenke nicht zu stark wird. Bei auftretenden Schmerzen im Kniegelenk sind daher diese Übungen nicht geeignet. Wegen der starken Druckbelastung der Knie soll der Reizumfang ca. 10 min betragen.

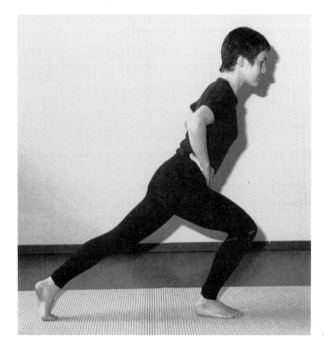

Abb. 58: Ausfallschritt.

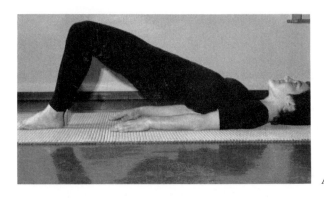

Abb. 59: Anheben des Gesäßes.

- *Anheben des Gesäßes als Intervallarbeit*

Ausgangsstellung ist die Rückenlage mit angestellten Beinen. Das Gesäß mehrmals vom Boden abheben und wieder zur Rückenlage ablegen. Die schmerzfreie Anzahl austesten und mit ⅔ der ermittelten Anzahl trainieren. Dabei ist darauf zu achten, daß die Oberschenkel mit dem Becken eine gerade Linie bilden (Abb. 59). Reizumfang ca. 10 min.

c) *Radfahren* auf dem Heimtrainer oder im Freien auf ebener Strecke kann ebenfalls beim Beckentyp durchgeführt werden. Zwei Trainingsformen haben sich bewährt, wobei die Trainingspulsfrequenz vom Arzt festgelegt werden muß und meist 120/min nicht überschreiten soll:
– Radfahren in kontinuierlicher Dauerform mit wechselnden Geschwindigkeiten z. B.:
2 min Radfahren auf Belastungsstufe 25 Watt,
1 min Radfahren auf Belastungsstufe 75 Watt,
diesen Wechsel 2–3mal wiederholen.
– Radfahren in kontinuierlicher Dauerform:
5 Minuten Radfahren auf Belastungsstufe 25 Watt als Trainingsbeginn, innerhalb von 2 Monaten wird die Dauer des täglichen Trainings (Reizumfang) auf 20 min gesteigert.

Abschließend sei erwähnt, daß die *Belastungsintervalle* beim Training mit den beschriebenen Bewegungsserien (Zehenstände, Kniebeugen, Ratschow'sche Rollübungen mit Variationen) auch *bis zur Schmerzgrenze* durchgeführt werden, BUCHWALSKI et al. (1974). Das demonstrierte die Berliner Kollegin A. IHBE 1981 auf einer Arzt-Krankengymnastentagung in Berlin. Das entspricht dem von HEIDRICH befürworteten Intervallgehtraining bis Schmerzbeginn (s. S. 100).

### Ad 4 Allgemeine Gymnastik bzw. allgemeines Bewegungstraining in Gruppen

Mit dem gezielten Training der ischämischen Muskelgruppen und dem Gehtraining wird in verschiedenen Fachkliniken für Gefäßkranke, in ambulanten Gruppen an physikalisch-therapeutischen Abteilungen, in Rehabilitationskliniken für Herz- und Kreislaufkranke eine Allgemeingymnastik und ein Bewegen im temperierten Wasser verbunden. Diese Übungen der Gliedmaßen und des Oberkörpers mit und ohne Handgeräte werden so dosiert, daß bei langsamem Tempo und geringer Kraft niemals ein ischämischer Schmerz auftritt. Es sind Bewegungsabläufe ohne Bevorzugung der durchblutungsgestörten Gliedmaßen. Sie dienen vor allem der Koordinationsverbesserung und größeren Flexibilität bei den gegebenen Bewegungen und beanspruchen die Muskeln auf lokale dynamische aerobe Muskelausdauer sowie auf allgemeine aerobe Ausdauer. (Lokale Muskelausdauer ist die Ausdauer einer Muskelmasse, die weniger als $\frac{1}{6}$–$\frac{1}{7}$ der Skelettmuskulatur beträgt. Unter allgemeiner Ausdauer versteht man die Ausdauer einer Muskelmasse, die mehr als $\frac{1}{6}$–$\frac{1}{7}$ der Skelettmuskelmasse beträgt, HOLLMANN-HETTINGER (1980). Auf lokale dynamische aerobe Muskelausdauer werden kleine bis mittelgroße Muskelgruppen beansprucht, wenn die Muskeln mit dynamischen Muskelkontraktionen über längere Zeit (mindestens 6 Minuten) arbeiten. Ist die Bewegungsfrequenz nicht zu schnell und bleibt die Muskelspannung unter 20–30% der maximal statischen Kraft, dann arbeiten die Muskeln im aeroben Bereich d. h. unterhalb ihrer Dauerleistungsgrenze d. h. des aerob-anaeroben Übergangs bzw. der aerob-anaeroben Schwelle.

(Statische Kraft ist die Spannung, die ein Muskel in einer Körperposition willkürlich gegen einen fixierten Widerstand auszuüben vermag. Die bei willkürlich maximal statischer Muskelspannung aufwendbare Kraft wird als Maximalkraft bezeichnet, HOLLMANN u. HETTINGER (1980)). Bei einer Muskelspannung von 20–30% der Maximalkraft bleibt die Durchblutung der Muskulatur erhalten d. h. die Kapillaren werden nicht durch den erhöhten Muskelinnendruck komprimiert. Beim Gesunden ist dieser Spannungsbereich an der langen Wiederholungsfähigkeit erkennbar. Er ist in der Allgemeingymnastik für die ischämischen Muskelpartien ebenfalls von Bedeutung. Wichtig ist auch hier die Körperwahrnehmungsschulung der Patienten zur richtigen Einschätzung der niedrigen Belastung ihrer ischämischen Muskelgruppen im Rahmen des allgemeinen Bewegungstrainings.

Über die *Wirkung von Allgemeingymastik* und über die *Motivation zum Training* bei Patienten mit PAVK informieren Langzeitstudien von BUCHWALSKI et al. (1971/1974). Drei Patientengruppen mit Claudicatio intermittens Symptomatik wurden gebildet und 3 Jahre in der Krankengymnastischen Abteilung der Freiburger Med.-Univ.Klinik (leit. Krankengymnastin R. DRAEGER) mit 2 unterschiedlichen Trainingsformen behandelt. Die Gruppe A wurde 30 min mit sog. gezieltem Training der ischämischen Muskelgruppen mit Intervallarbeit belastet. Dabei sollte während des Belastungsintervalls die «ischämische Schmerzschwelle» erreicht werden d. h. bis Schmerzbeginn geübt werden. Das Pausenintervall wurde etwas länger als die Schmerzempfindung bestand gehalten, um die völlige Relaxationsphase der beanspruchten Muskulatur abzuwarten. Im Anschluß an dieses Training übten die Patienten im Schwimmbad Bewegungsübungen und schwammen. – Die Gruppe B wurde zu allgemeinen gymnastischen Bewegungsabläufen angeleitet ohne Bevorzugung der minderdurchbluteten Muskelgruppen. Es waren Bewegungen von Gliedmaßen und Rumpf auf dem Hocker und auf der Übungsmatte mit und ohne Geräte (Stäbe, Bälle). Die Bewegungen wurden so dosiert, daß niemals ein ischämischer Schmerz auftrat. Die Patienten übten 15 min und bewegten sich anschließend 15 min im Schwimmbad. Beide Gruppen kamen 5mal in der Woche. Es handelte sich um Patienten mit Becken- und Beinarterienverschlüssen. – Der Gruppe C wurden die Übungen wie der Gruppe A empfohlen mit dem Auftrag, diese zu Hause allein durchzuführen. Sie wurden vom Hausarzt in bezug auf die Durchführung überwacht. Von den 90 beobachteten Patienten konnte nach 6–12 Monaten Training über 60 Patienten berichtet werden BUCHWALSKI et al. (1971) und über 30 Patienten nach 3 Jahren (1974).

Diese Langzeitstudie hat für die Krankengymasten folgendes interessante *Ergebnis:*
1 Die Patienten der Gruppe A und B zeigten «eindrucksvolle Besserung der Claudicatio intermittens», ⅔ wurden beschwerdefrei d. h. in das Stadium I nach Fontaine überführt. *«Die unterschiedliche Trainingsart war ohne entscheidenden Einfluß geblieben.»* Das gezielte, die ischämischen Muskelgruppen beanspruchende Training und das «unterschwellige Training» mit Allgemeingymnastik hatten den gleichen positiven therapeutischen Effekt.
2 *Entscheidend für den Erfolg des Trainings ist die Motivation des Patienten* zur

systematischen und regelmäßigen Durchführung des Trainings. Das zeigte die Gruppe C. Sie hatten ihr Training – allein auf sich gestellt – nicht konsequent durchgeführt. 80% der Patienten litten nach 3 Jahren unverändert an Claudicatio intermittens. Stadienverschlechterung mit Auftreten ischämischer Ruheschmerzen und Nekrosen waren in dieser Gruppe häufiger zu beobachten als bei den Trainingspatienten der Gruppen A und B.

3 Die *körperliche Aktivität scheint die Progredienz* eines arteriellen Gefäßleidens *zu verlangsamen* aber nicht aufzuhalten. Bei körperlich inaktiven Patienten schien das Leiden rascher fortzuschreiten.

Die ärztlichen Verlaufskontrollen (oszillographische, venenverschlußplethysmographische, nuklear-diagnostische Methoden und die Kontrollangiographien (s. Kap. IV, 4) ergaben keine Zunahme der Muskel- und Hautdurchblutung sowie von Kollateralarterien, BUCHWALSKI et al. 1974 (1982). Auch diese Ergebnisse sprechen für die sauerstoffunabhängigen Faktoren, die für die Verlängerung der Gehleistung von Bedeutung sind (s. S. 102).

**Selbsteinschätzung und Motivation der Patienten**

Ein wichtiger Faktor beim Training mit PAVK Patienten ist – wie bei allen chronisch Kranken – die Schulung der *Körperwahrnehmung* für das schmerzfreie Gehtempo bzw. die schmerzfreie Gehstrecke, für die Muskelanspannung und -entspannung, die Lockerheit beim Bewegen. Hier gilt es die Aufmerksamkeit des Patienten systematisch zu lenken. Der Patient lernt dann seine verbliebene *Leistungsfähigkeit einzuschätzen* und erwirbt eine optimale Bewegungsökonomie in seiner Alltagsbelastung.

Bei der Bewegungstherapie ist die intensive Mitarbeit der Patienten von größter Wichtigkeit und entscheidet oft über Erfolg oder Mißerfolg der Behandlung. Darum gehört die *Information des Patienten* z. B. über den Sinn des Trainings, die Vermeidung der Claudicatioschmerzen, die Bedeutung der Intervallarbeit zu den Aufgaben der Krankengymnasten. Nur ein gut *motivierter Patient* führt sein Training auch zu Hause gewissenhaft durch. Denn der Patient mit PAVK muß für sein ganzes Leben seine Bewegungstherapie beibehalten.

Die Informationen lassen sich während des Trainings geben, z. B. wenn die Krankengymnasten die Patienten beim Gehtraining begleiten. Außerdem sind folgende *Ratschläge* wichtig:
- sich vor Auskühlung und Nässe schützen,
- keine zu engen Schuhe tragen,
- täglich wenigstens ½ Stunde spazieren gehen,
- sich vor Verletzungen der Beine schützen,
- Fuß- und Nagelpflege möglichst von einer Fachkraft ausführen lassen.

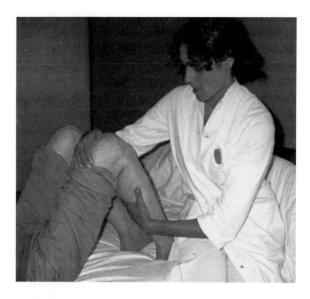

Abb. 60: Weiche Knetung der Wadenmuskulatur.

## Passive Techniken

Sie haben im Stadium II eine untergeordnete Rolle, sollen jedoch, wenn die Befundaufnahme es erfordert, ausgewählt angewandt werden.

*Klassische Massage*

Weiche Knetungen (Abb. 60) Vibrationen, Schüttelungen und Walkungen beseitigen Muskelverspannungen im Wadenbereich, die oft Beschwerden verursachen und die Gehstrecke verkürzen können.

*Bindegewebsmassage*

Die Bindegewebsmassage bewirkt – wie die Erfahrung zeigt – eine Umschaltung der vegetativen Reaktionen nach der parasympathischen Seite, TEIRICH-LEUBE 1980), d. h. ein erhöhter Sympathikustonus wird gesenkt. Der Gefäßtonus wird über das Nachlassen des Sympathikustonus gedämpft, so daß eine Gefäßdilatation eintritt. Kennzeichen der Gefäßerweiterung sind für den Behandler die warmen Füße während und nach der Massage, die von vielen Patienten angegeben werden. Bisher konnte aber eine Verlängerung der Gehleistung nach der Bindegewebsmassage noch nicht festgestellt werden. Der Wert liegt vor allem in der verbesserten Beintemperatur und dem angenehm wohligen Empfinden im behandelten Bein in Ruhe und unter Belastung. Durchführung der Bindegewebsmassage: Ausgangsstellung des Patienten für die Behandlung der unteren Extremität ist die Seitlage für den Becken- und Hüftbereich (Abb. 61) und die Rückenlage für die Beine selbst. Gearbeitet wird mit der Faszien- und Unterhauttechnik nach TEIRICH-LEUBE (1980), zuerst im Bereich des Kreuzbeins und der Trochanter beidseitig (Abb. 62), dann die Beine wobei besonders das betroffene Bein intensiver behandelt werden muß (Abb. 63).

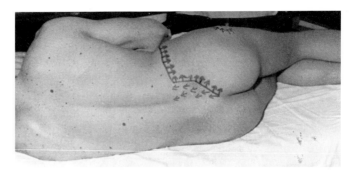

Abb. 61: Bindegewebsmassage: Anhakstriche auf dem Kreuzbein, am Beckenkamm und am Trochanter major.

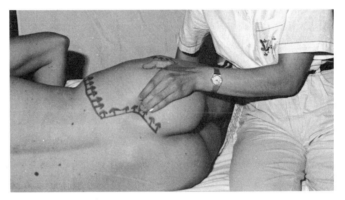

Abb. 62: Technik der «Anhakstriche vom Kreuzbein weg».

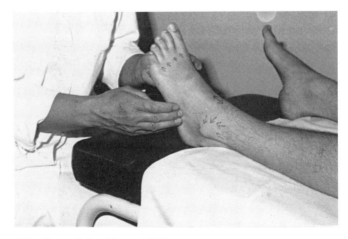

Abb. 63: «Anhakstriche» am Fuß.

## Unterstützende und ergänzende Maßnahmen

*Arterielle Drosselungen*

Drosselungen mit einer 10 cm breiten Gummibinde sind dann angezeigt, wenn die Hautdurchblutung verbessert werden soll. Sie können daher zur Anwendung kommen beim peripheren Typ d. h. bei Verschlüssen am Unterschenkel und Fuß. Das Anlegen der Drosselbinde ist bei empfindlichen Geweben sehr unangenehm, dann empfiehlt es sich (besonders am Arm) eine Blutdruckmanschette zu verwenden.*
Der arterielle Zustrom soll beim Drosseln verhindert werden. Die Extremität distal der Binde muß daher weiß und nicht bläulich werden bei angelegter Drosselbinde (Abb. 64 s. S. 195).

Die Binde bleibt im Anfang 10 Sekunden liegen. Je nach Verträglichkeit kann die Drosseldauer auf maximal 2 Minuten gesteigert werden. Nach dieser Zeit wird die Drosselbinde schnell entfernt und der Patient läßt das Bein anschließend locker herunterhängen. Die reaktive Hyperämie ist sehr stark und setzt sehr schnell ein. Beim Gesunden erfolgt sie nach 5 Sekunden, beim geschädigten Gefäßsystem kann die vollständige Hyperämie ihren Höhepunkt nach 3–4 Minuten erreicht haben. Nach mehreren Drosselbehandlungen geben einige Patienten ein über Stunden anhaltendes Wärmegefühl an. Einige geben außerdem das Ausbleiben des lästigen kalten Fußschweißes an.

*Heiße Rolle*

Als sog. Kreuzbeinrolle wird sie angewandt beim Befall der unteren Extremitäten. Technik: in 4 festgerollte Handtücher wird 1 Liter kochendes Wasser gegossen (Abb. 65). Die Rolle wird dann in das 5. Handtuch gehüllt und in 20 Minuten langsam mit intermittierenden Drückungen über dem Kreuzbein und der Fossa Ischiorectalis mit Gegenrolle abgerollt. Mit der heißen Rolle wird die therapeutische Wirkungsweise des Wassers, der Wärme und der Massage zur Anwendung gebracht. Es wird eine tiefe, lang anhaltende Durchwärmung des behandelten Gebietes – ausgehend von den zugehörigen Segmenten – erreicht. Die Patienten geben oft schon während der Behandlung ein Warmwerden der Füße an. Taubheitsgefühle sowie Paraesthesien können verschwinden. Die Wirkung kann 2–3 Stunden anhalten.

## Durchführung der krankengymnastischen Behandlung im Stadium II

Die krankengymnastische (physiotherapeutische) Behandlung wird in Akutkrankenhäusern und deren Ambulatorien BRECHT (1979), IHBE (1981), GÖHRING (1979), in Rehabilitationskliniken SCHROEDER (1970, 1980), WIRAEUS (1983), in ambulanten Behandlungszentren KRAUSE et al. (1978), HARTMANN (1982), WEIDINGER (1982)

---

* In der Klinik für Gefäßerkrankungen «Aggertalklinik» (Chefarzt: Prof. SCHOOP) werden breite (extra angefertigte) Blutdruckmanschetten für die Beindrosselungen verwandt (SCHROEDER, 1984).

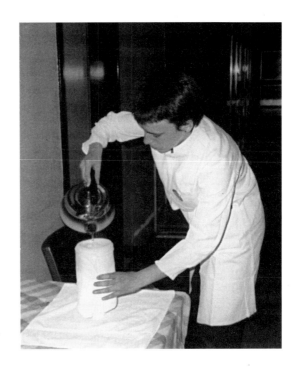

Abb. 65: Heiße Rolle: Einfüllen von 1 L Heißen Wassers.

sowie in einigen Praxen niedergelassener Krankengymnasten FLÜGGE (1983) in Einzel- und Gruppenbehandlung sehr variabel durchgeführt.

**Einzelbehandlung**

In unserer Mainzer Klinik kombinieren wir aktive und passive Techniken:
1 Gehtest und Intervallgehtraining:
 Nach dem Gehtest wird der Patient im Intervallgehtraining angeleitet und führt dieses schon während des Krankenhausaufenthaltes alleine durch. Wir testen 1mal wöchentlich aus.
2 Bewegungsserien als «Muskel- und Gefäßtraining» gemäß Verschlußlokalisation als Intervallarbeit,
3 Bindegewebsmassage, wenn erforderlich klassische Massage,
4 Heiße Rolle.

Nach dem Klinikaufenthalt kommt der Patient zur Massage und heißen Rolle ambulant für einige Wochen weiter und wir üben mit ihm die Bewegungsserien. Das Intervallgehtraining übt der Patient zu Hause alleine. Wir testen ihn während der ambulanten Behandlung lediglich aus. Auch die Bewegungsserien übt er nach unseren Anweisungen zu Hause. Wir machten die Erfahrung, daß die meisten Patienten das Intervallgehtraining und die Bewegungsserien gemäß Verschlußlokalisation gewissenhaft ausgeführt haben. Sie müssen aber in bestimmten Zeitabständen (monatlich), bei längerer ambulanter Betreuung wenigstens vierteljährlich neu ausgetestet werden. Häufig wird die Bindegewebsmassage mit dem Argument abgelehnt, daß sie für die Gehstreckenverbesserung zu wenig leiste und damit zu zeitaufwendig sei. Trotz des Zeitaufwands setzen wir sie – wenn Patienten eine Wärmeempfindung angeben – ein und halten sie für eine wertvolle Unterstützung der aktiven Techniken. Wir haben neben Verbesserungen der Gehleistung (trotz planmäßigen Trainings und entsprechender Medikation ärztlicherseits) auch **Verschlechterungen** erlebt, die – vom behandelnden Arzt – auf **erneut auftretende arterielle Verschlüsse zurückgeführt wurden** (s. S. 121).

**Gruppenbehandlung**

– *Gruppen in Rehabilitationskliniken*

Die Patienten mit PAVK werden nach Gehleistung und motorischem Können bzw. motorischer Vorerfahrung z. B. in der Herz- und Kreislaufklinik Bad Bevensen* in 2 Gruppen zusammengefaßt.

*1 Gruppe von 50 min Dauer*

Das sind Patienten mit einer Gehstrecke von mehr als 500 m Gehleistung im Tempo 120 Schritte/min, die kardial mehr als ¾ Watt pro kg Körpergewicht belastbar sind. Der Stundenaufbau ist folgender:
- 5 Minuten Einstimmung in die Übungsstunde mit Information über die Bedeutung des Trainings, den Wert der Aufwärmung. Dabei beobachtet der Behandler die Patienten in bezug auf ihr Verhalten. Die Patienten gehen in einem Tempo, das sie selbst wählen. Sie sollen ihr Tempo so einschätzen, daß sie keine Schmerzen im Fuß oder in der Wade bekommen. Dabei werden die Arme gekreist, geschwungen, auch mal die Knie hoch angebeugt. Zum Aufwärmen gehören auch Übungen zum schnellen Reagieren (z. B. auf Zuruf die Richtung ändern, andere Gymnastikformen einschalten), weitere Bewegungsfolgen zum Lockern und zum Beweglichmachen der Gelenke (Flexibilität). Auch während der Bewegungsabläufe geht die Information des Gruppenleiters weiter.
- 10 Minuten Intervallgehtraining: die Belastungsintervalle werden bis zum Schmerzbeginn durchgeführt, in den Pausenintervallen stehen die Patienten 2–3 Min. Die Information läßt sich mit dem Training kombinieren, wichtig ist die Bedeutung des Pausenintervalls und die Vermeidung des Claudicatioschmerzes. Die Gehstrecke wird einmal wöchentlich ausgetestet und die Strecke in die Patientenkarte eingetragen.
- 5 Minuten Üben der Beinbeweglichkeit (Flexibilität) mit bestimmten Dehnübungen, die der Patient – möglichst täglich – auch zu Hause üben kann. Die Beweglichkeit ist Voraussetzung für das Training der lokalen dynamischen anaeroben und aeroben Muskelausdauer sowie der allgemeinen aeroben Ausdauer des Patienten. Das Dehnen schult die Körperwahrnehmung für das Dehnempfinden jeder Muskelgruppe, da die Dehnung langsam gesteigert wird

---

* Unter Mitarbeit von Lars Wiraeus, leitd. Krankengymnast der Herz- und Kreislaufklinik, Bad Bevensen.

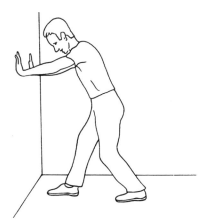

Abb. 66: Wadenmuskeldehnung (gebeugtes Knie).

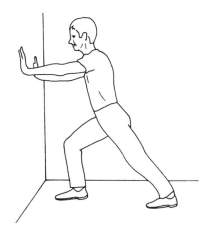

Abb. 67: Wadenmuskeldehnung (gestrecktes Knie).

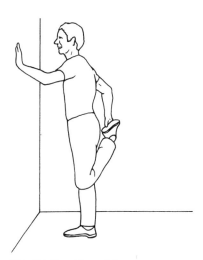

Abb. 68: Quadricepsdehnung.

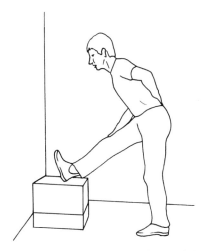

Abb. 69: Dehnung der ischiocruralen Muskulatur.

und die Dehnspannungen an der Dehngrenze (ohne Federn!) ca. 15 Sekunden gehalten wird. Die Abbildungen 66–69 zeigen einige Beispiele von Dehnungen der Beinmuskeln:
- Wadendehnung mit gebeugtem und gestrecktem Knie (Abb. 66, 67)
- «Quadrizepsdehnung» im Einbeinstand (Abb. 68),
- «Ischiocruralendehnung» mit Fuß auf Hocker, Langbank (Abb. 69) (aus der Herz-Kreislaufklinik Bad Bevensen, WIRAEUS, 1984),
- 10 Minuten Bewegungsserien für die ischämischen Muskelgruppen der Beine distal der Verschlußlokalisation (s. S. 104–108):
  - Zehenstände und Kniebeugen werden angeboten und vom Patienten im individuellen Tempo ausgeführt. Dabei üben die Patienten bei einseitigem

Verschluß im Wechsel mit dem kranken und mit dem gesunden Bein jeweils bis Schmerzbeginn. Das Training des gesunden Beins soll auch in diesem Bein die Kraft erhalten. Die Pausenintervalle des kranken Beins können dann abgekürzt werden, da die ischämische Muskulatur des erkrankten Beines schon während der Arbeit des Gesunden Pause hatte.
- 15 Minuten «Spiele ohne Sieger» z. B. Ballspiele im Sitzen oder Stehen, Family Tennis u. a.. Beim Spiel lernt der Patient seine Reaktion beim Einordnen in der Gruppe wahrnehmen. Das Spiel macht Spaß und entspannt.
- 5 Minuten Ausklang wieder mit lockernden Bewegungen oder Dehnungen der Beinmuskeln wie beim Einstimmen (s. S. 116) oder mit Entspannen durch Konzentration auf die Atembewegungen im Liegen oder im Sitzen.

## 2  Gruppe von 30 min Dauer

Das sind Patienten mit einer Gehstrecke von weniger als 500 Meter im Tempo 120 Schritte/min, die ev. auch kardial weniger als 1 Watt/kg. Körpergewicht belastbar sind. Der Stundenaufbau ist folgender:
- 5 Minuten Einstimmung in das Üben s. Gruppe 1 und Ausführen von Bewegungsabläufen zur „Bewegungsbereitschaft" ev. auch im Sitz auf dem Hocker d. h. Lockerung von Arm- und Beingelenken wie Kreisen, Rumpfbeugen, -drehen,
- 5 Minuten Bewegungsserien für die ischämischen Muskelgruppen distal der Verschlußlokalisation = Zehenstände ev. Kniebeugen s. bei Gruppe 1,
- 5 Minuten Dehnübungen s. Gruppe 1 (Abb. 70),
- 5 Minuten Intervallgehtraining, das Belastungsintervall bis Schmerzbeginn ausführen, Dauer des Pausenintervalls 2–3 Minuten und Information des Patienten s. Gruppe 1,

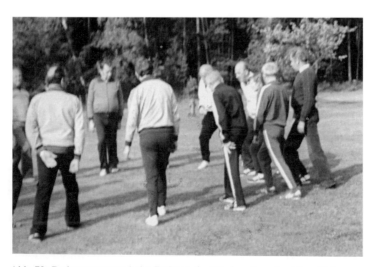

Abb. 70: Patientengruppe beim Dehnen der Wade mit gestrecktem Knie.

- 5 Minuten Spiel im Sitzen als Kommunikationsspiel (z. B. Namensspiel),
- 5 Minuten Ausklang mit nochmal Dehnübungen oder einer Entspannung durch Konzentration auf die Atembewegungen.

In beiden Gruppen wird die *Information* über den Sinn – wegen der Fortführung des Bewegungsprogramms zu Hause – immer wiederholt. Besonderer Wert wird auf das Einschätzen der Patienten für ihr individuelles Bewegungstempo (Tempogefühl!) gelegt und auf das Wahrnehmen der Dehnfähigkeit. Die Patienten erhalten ein Merkblatt bei der Entlassung aus der Rehabilitationsklinik für das häusliche Übungsprogramm. Sie werden aufgefordert täglich ½–1 Stunde spazieren zu gehen.

Viermal in der Woche üben die Patienten ca. 10 Minuten im temperierten Wasser von 28 Grad. Dabei wird unterschieden:
- Wassergewöhnung d. h. der Patient lernt sich im Wasser zu bewegen, so nimmt er wahr wie ihn die Auftriebskraft «trägt» oder wie er den Wasserwiderstand z. B. beim Gehen oder bei Armbewegungen empfindet.
- Hinführen zum Schwimmen bei entsprechender Belastbarkeit.

Die Patienten sind alle kardial auf ihre Belastbarkeit untersucht worden. Außerdem werden sie von den Krankengymnasten in einer sog. Testgruppe auf ihre senso-motorischen Fertigkeiten kontrolliert z. B. welche sportlichen oder gymnastischen Vorerfahrungen hat der Patient, wie beweglich ist er, wie schnell kann er einen einfachen Bewegungsablauf nachvollziehen. Nach den medizinischen und krankengymnastischen Kriterien wird die Gruppeneinordnung also vorgenommen, so daß auch in der Gruppe die Individualität gewahrt bleibt.

Gelegentlich üben die PAVK Patienten in der Gruppe mit Herzkranken unter der pädagogischen Führung durch den Gruppenleiter bzw. -leiterin. Diese Einordnung in die Herzgruppe erzieht den Patienten beim Intervalltraining zur Disziplin. Er darf sich nicht verleiten lassen «in seinen Schmerz hineinzugehen» wenn die anderen Gruppenmitglieder weitergehen. Abb. 71 zeigt einen Patienten in knieender Haltung, der sich zu stark belastete und sich seinen krampfhaften Schmerz in der Wade zu lindern versucht.

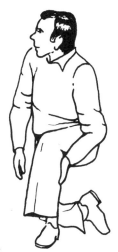

Abb. 71: Patient in knieender Haltung, weil die Wade schmerzt.

– *Ambulante Gruppen*

Wegen der großen Bedeutung der *Motivation* (s. S. 121/122) zur Verbesserung der Gehstrecke wird von Angiologen der Aufbau *ambulanter Gruppen für* Gefäßkranke befürwortet. In der Abteilung für Physikalische Therapie des Klinikums Berlin-Steglitz bestehen seit Beginn der 70er Jahre ambulante «Gefäßgruppen» KRAUSE et al. (1973, 1975, 1978). Diese üben anfangs über einen Zeitraum von 6 Wochen 5mal in der Woche ein Programm von ca. 1 Stunde. Das Programm ist an das Konzept von SCHOOP angelehnt und hat folgende Inhalte:

1) Bewegungsserien der Beine oder Arme mit Muskelgruppen distal der Verschlußlokalisation als Intervallarbeit. Die Patienten werden ausgetestet und trainieren mit 70% d. h. ⅔ der Maximalleistung Zehenstände, Kniebeugen bei Beinverschlüssen oder Hantelstemmen bei Armverschlüssen. Die Pausenintervalle sollen 3–5 Minuten dauern. RATSCHOW'sche Rollübungen und Fußgymnastik werden bei peripheren Verschlüssen angewandt.
2) 30 Minuten Allgemeingymnastik oder Übungen im Bewegungsbad, 1mal wöchentlich wird die Gehstrecke ausgetestet im Tempo 120 Schritte/min. Wenn dieses Tempo von den Patienten nicht toleriert werden kann, muß das Tempo gedrosselt werden auf 104 bzw. 90 Schritte/min.

Für das gleichzeitig durchzuführende häusliche Programm wird den Patienten aufgegeben:

1) 2mal täglich die Bewegungsserien gemäß Verschlußlokalisation als Intervallarbeit zu trainieren und zwar 3 Belastungs- und 3 Pausenintervalle. Die Patienten testen sich auch 1mal wöchentlich alleine aus und richten die Zahl der Bewegungsserien nach diesem Test. Es dürfen aber niemals Schmerzen entstehen.
2) 2mal täglich rasches Gehen bis zum Auftreten der ersten Zeichen von Ermüdung.
3) Täglich Spazierengehen, Radfahren oder Schwimmen.

Die Patienten sollen sich 1mal wöchentlich ihre Gehstrecke im schnellen Tempo austesten.

An dieses 6 Wochenprogramm schließt sich ein sog. Dauertraining an, «bei dem die Patienten einmal wöchentlich zum Gruppentraining sich treffen und angehalten werden die Übungen auch zu Hause zweimal täglich konsequent durchzuführen». Günstige Ergebnisse brachte auch ein kleines Patientenkollektiv von 11 Patienten (sog. Trainingsgruppe) mit Beinarterienverschlüssen vom Becken- und Oberschenkeltyp im Vergleich zu einer Kontrollgruppe von 11 Patienten mit gleichen Verschlußtypen der Beinarterien. Die Trainingsgruppe, die 1½ Jahre unter krankengymnastischer Anleitung trainiert hatte, zeigte einen Gehstreckenzuwachs von 33%. Die Kontrollgruppe, die nach einem anfänglichen ambulanten Training keine krankengymnastische Übungsbehandlung erhalten hatte, sondern auf sich gestellt trainieren sollte, zeigte eine Abnahme der Gehstrecke um 48% gegenüber dem Ausgangswert. Auch dieses Ergebnis macht deutlich, daß eine ambulante Langzeittherapie entscheidend dazu beitragen kann eine «Kompensa-

tion des durchblutungsgestörten Beines über Jahre aufrechtzuerhalten» Hartmann (1982).
Einen günstigen Einfluß auf die Verlängerung der Gehstrecke hat nach Weidinger (1982) ein Intervallgehtraining auf dem Rasen im Rahmen einer ambulanten Langzeitbetreuung.
Aufgrund dieser positiven Ergebnisse wird von Angiologen heute der Aufbau ambulanter Gruppen – in ähnlicher Organisationsform wie die ambulanten Koronargruppen (Herzgruppen) – für die gefäßkranken Patienten unterstützt Denk, Hagemüller, Brunner (1982).

## Erfolgsaussichten und Erfolgsbeurteilung

Aufgrund der Angaben in der Literatur hängt der Erfolg der Bewegungstherapie von zahlreichen Faktoren ab, die von Bollinger (1979) in *2 Gruppen* eingeteilt wurden:

*Günstige Gruppe*
- kurze Anamnese (unter 1 Jahr)
- einseitige Verschlüsse
- Femoralisverschlüsse
- gute haemodynamische Werte (Stadium IIa)
- normaler Bewegungsapparat
- normale Herz- und Lungenfunktion
- positive Motivation

*Ungünstige Gruppe*
- lange Anamnese (über 1 Jahr)
- doppelseitige Verschlüsse
- Becken- und Mehretagenverschlüsse
- schlechte haemodynamische Werte (Stadium IIb/III)
- konkomitierende Erkrankungen des Bewegungsapparates
- kardiorespiratorische Insuffizienz
- fehlende Motivation

Die Krankengymnasten müssen wissen, daß wesentliche Voraussetzung für eine erfolgreiche konservative Therapie ein stabilisierter Kreislauf ist, d. h. Herzinsuffizienz und Herzrhythmusstörungen müssen medikamentös behandelt werden. Ebenso wichtig zur Einschätzung der Erfolgsaussichten ist für den Krankengymnasten die Kenntnis über die Trainierbarkeit des Patienten, die er vom Arzt erfährt. Ein Bewegungstraining bei einem systolischen Knöcheldruck von weniger als 50 mm Hg ist nicht erfolgversprechend. In diesem Falle ist die Aufgabe des Krankengymnasten, die Gehleistung zu erhalten.
Die Gehstreckenverbesserung kann schnell oder langsam eintreten. Eine rasche Verlängerung der Gehstrecke z. B. innerhalb von 14 Tagen ist ein sog. Übungseffekt und dann Zeichen einer verbesserten koordinativen Leistung der Muskulatur für ein gegebenes Gehtempo mit dem Effekt der $O_2$ Einsparung. Eine langsamere Verlängerung der Gehleistung z. B. innerhalb von 2–3 Monaten (s. Gehstreckentest S. 93) entspricht einem echten Trainingseffekt mit muskulärer Adaptation im Sinne der enzymatischen Anpassung der Muskelzelle und der besseren Blutstromverteilung in den minderdurchbluteten Muskeln (s. bei Kompensationsmechanismen S. 95).

Die positiven Ergebnisse der Bewegungstherapie mit PVAK Patienten im Stadium II sind in der Literatur zahlreich dokumentiert SCHLÜSSEL (1966), SCHOOP-KÖHLER – SCHMIDTKE (1966–1977), BUCHWALSKI et al. (1971/73) MARTIN (1972) KRAUSE et al. (1976) GÖHRING (1979), HARTMANN (1982), WEIDINGER (1982).
Obwohl das Training in Art und Dosierung der Belastungsintervalle (s. Zusammenstellung S. 99) verschieden ist, wird von allen Autoren bei noch trainierbaren Patienten von Erfolgen berichtet. Daraus müssen wir schließen, daß **nicht so sehr die Art der Bewegungsausführung** entscheidend ist, sondern vielmehr die Tatsache, daß die Patienten – unter Vermeidung ischämischer Schmerzen – trainieren. Der wichtigste therapeutische Faktor scheint daher die **positive Motivation** der Patienten zum regelmäßigen Bewegungstraining zu sein.

## 6.1.2 Krankengymnastik bei arteriellen Verschlüssen der unteren Extremitäten im Stadium III und IV

Im Stadium III ist die Durchblutung der Beine so unzureichend, daß schon in Ruhe Schmerzen auftreten und zwar besonders in Horizontallage. Die Patienten lassen daher häufig das erkrankte Bein aus dem Bett heraushängen. Sie bewegen sich kaum.

Im Stadium IV ist es zu Nekrosen gekommen. Durch bakterielle Einwirkung kann sich aus der Nekrose eine Gangrän entwickeln, wobei wir unterscheiden müssen zwischen der Mumifikation d. h. der trockenen Gangrän, welche nicht selten an den Zehen zu finden ist, und der Sphacelsus, d. h. der feuchten (stinkenden) Zersetzung des abgestorbenen Gewebes durch Fäulnisbakterien.

### Krankengymnastische Befunderhebung

**1 Beschwerden**

Die Patienten klagen über mehr oder weniger starken Ruheschmerz, der sich beim Herabhängen der Beine bessert und sich beim Hochlegen verschlechtert, über kalte Füße bzw. einen Fuß des betroffenen Beines.

**2 Hautveränderungen**

– *Hauttemperatur – Hautfarbe*

S. bei Befunderhebung im Stadium II. Häufig zeigt sich zyanotisch verfärbte Haut an den Zehen, am Vorfuß und an der Ferse sowie Störungen der Trophik als schwarz verfärbte Nekrosen.

– *Unterhautbindegewebe – «Bindegewebsbefund»*

Wie beim Stadium II beschrieben, finden wir in einigen Fällen die arteriellen Beinzonen.

### 3 Muskulatur (Funktion und Tastbefund)

Atrophien und Muskelverspannungen entsprechen denjenigen wie bei Stadium II beschrieben. Die Muskelatrophien sind – je nach Schweregrad der Erkrankung – sehr ausgeprägt.

### 4 Gelenkfunktion

Infolge Schmerzschonhaltung können Kontrakturen in Hüft-, Knie- und Fuß/Zehengelenken entstanden sein, weil die Patienten das erkrankte Bein in Außenrotation angebeugt in Hüft- und Kniegelenken bei plantarflektiertem Fuß ruhig halten.

## Krankengymnastische Behandlung
### Behandlungsziele

a) So weit wie möglich Erhaltung der Bewegungsfunktion,
b) Beseitigung von Faktoren, die die Durchblutung ungünstig beeinflussen,
c) Senkung eines erhöhten Sympathikotonus.

### Prinzipien

– Vermeidung von Muskelatrophie, Gelenkkontraktur, Osteoporose,
– druckpassive Gefäßdilatation mittels Schwerkrafteffekt,
– segmentale Beeinflussung der arteriellen Durchblutung,
– Minderung der Druckkonzentration an Auflagestellen der Bettdecke und der Gliedmaßen,
– Erhaltung der Eigenwärme.

## Techniken
### Passive Techniken

*Lagerung*

Das durchblutungsgestörte Bein wird tief gelagert, 10–15° unter die Horizontale. Die Tieflagerung führt durch Erhöhung des hydrostatischen Druckes «druckpassiv» zur vermehrten Durchblutung der Endstrombahn und zur Linderung des ischämischen Schmerzes. Nachteilig kann sich die Tieflagerung auswirken, wenn es zu lymphatischen Ödemen kommt. Sie verringern die Mikrozirkulation, weil der extravasale Druck über den intravasalen angestiegen ist. Die Patienten müssen zeitweise mit dem durchblutungsgestörten Bein wieder horizontal gelagert oder zu Gehübungen im gepolsterten Schuh angeleitet werden. Bei starken Ödemen ist Tieflagerung kontraindiziert.

*Wattestiefel und Polsterung der belasteten Körperstellen*

Wattepackungen, Watte-Stiefel bzw. -strümpfe verhindern die Abkühlung und die Polsterung vermeidet Drucknekrosen. Die Watte wird lose um Fuß und Unterschenkel gewickelt. Eine weitere Lagerungshilfe zum Schutz vor Druck der aufliegenden Bettdecke ist ein über die Beine gestelltes Drahtgestell (Abb. 72).

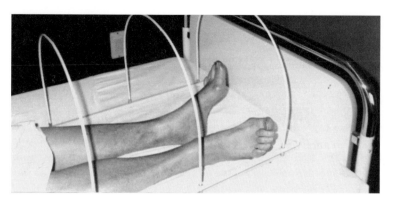
Abb. 72: Drahtgestell zum Schutz gegen den Druck der Bettdecke.

*Passives und unterstütztes Bewegen der Zehen-, Fuß-, Knie- und Hüftgelenke, kombiniert mit Halten*

Je nach Befund und Schmerzempfinden des Patienten werden ruhig gehaltene Gliedmaßenabschnitte – möglichst mehrmals am Tag – vorsichtig bewegt. Das Bewegen kann auch in Tieflagerung erfolgen. Zur Vermeidung von zu starker Muskelatrophie sollten Haltephasen für die Oberschenkel- und Unterschenkelmuskeln zwischen das passive oder unterstützte Bewegen eingeschaltet werden. Dabei muß beim stärkeren Abblasen der Haut das Bewegen und Halten abgebrochen und das Bein so lange über die Bettkante nach unten gehängt oder im Bett tiefgelagert werden bis das Abblassen der Haut verschwunden ist.

*Trockenbürstungen*

Am gesunden Bein zur Ausnutzung der konsensuellen Wirkung und am betroffenen Bein proximal der sichtbaren Hautveränderungen können Bürstungen zur Weitstellung der Hautgefäße ausgeführt werden. Es zeigt sich Hautröte und die Patienten geben eine kurzfristig andauernde Wärmeempfindung an.

*Bindegewebsmassage*

Wie im Stadium II beschrieben kann die Bindegewebsmassage ausgeführt werden. Sie ist wegen des segmentalen Angriffs (d. h. in den Lumbal- und Sakralsegmenten des durchblutungsgestörten Beines) besonders zur Verbesserung der Hautdurchblutung – über die Dämpfung des Sympathikustonus – geeignet. Wenn im Stadium IV eine Nekrose besteht, wird diese «strahlenförmig» angehakt.

*Klassische Massage*

Bei Muskelverspannungen im Wadenbereich werden Knetungen, Vibrationen angewandt s. Stadium II.

## Aktive Techniken

*Bewegen der gesunden Gliedmaßen im Bett*

Um die Kraft und Gelenkigkeit der gesunden Gliedmaßen zu erhalten, müssen diese mit Halten und Bewegen beansprucht werden.

*Stehen vor dem Bett* (auch mit Stützhilfen)

Möglichst einmal am Tag sollte sich der Patient bei erträglichem Schmerz (der u. U. nicht hypoxisch, sondern auch entzündlich bedingt sein kann) vor das Bett stellen, um Knochenatrophie der Beine vorzubeugen.

*Langsame Gehübungen im gepolsterten Schuh:*

Haben sich durch Tieflagerung Ödeme gebildet, sollten diese Patienten zu langsamem Gehen im dicken Watteschuh, im sog. Astronautenschuh (s. Abb. 73) oder im speziellen nach Maß angefertigten Schuh angeleitet werden. Wir konnten auch gelegentlich bei schweren Hautischämien eine Besserung der Durchblutung unter Gehbelastung feststellen.

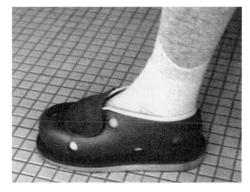

Abb. 73: «Astronautenschuh».

*Bewegen der Arme zur Ausdauerbeanspruchung*

Patienten, die im gepolsterten Schuh mit Gehhilfen belasten können, werden zur Verbesserung der allgemeinen Leistungsfähigkeit in der Rehabilitationsklinik mit Arm-Ergometerarbeit beansprucht. Sie führen mit den Pedalen eines auf Sattel und Lenkstange stehenden Fahrradergometers «Drehkurbelarbeit» durch (WIRAEUS, 1984). Die Trainingspulsfrequenz gibt der Arzt an, sie soll 120/min nicht überschreiten.

*Einschätzung der Leistungsfähigkeit und Motivation*

Auch im Stadium III und IV ist die Körperwahrnehmung beim Bewegen zur Einschätzung der verbliebenen Leistungsfähigkeit wichtig. Erfahrungsgemäß motiviert die verbesserte Körperkenntnis diese schwer behinderten Patienten zum behutsamen Bewegen und erhöht die Koordination für die alltäglichen – oft mühsamen – Bewegungen.

## Unterstützende und ergänzende Maßnahmen

*Heiße Rolle*

Wie im Stadium II beschrieben kann die «Kreuzbeinrolle» auch im Stadium III und IV angewandt werden. Über den segmentalen Effekt entsteht eine Dämpfung des Sympathikustonus mit gefäßerweiternder Wirkung wie die vom Patienten empfundene Wärme zeigt.

*Anmerkung zum Stadium IV:* Die Nekrosen an den Zehen weisen immer auf einen Verschluß größerer oder kleinerer Gefäße organischer Art hin. In diesem fortgeschrittenem Stadium kann dem Patienten durch die konservativen und passiven Maßnahmen nur Linderung verschafft werden.

## 6.2 Krankengymnastik bei arteriellen Verschlüssen der oberen Extremitäten im Stadium II

Diese arteriellen Verschlüsse sind häufiger bei Frauen. Sie werden zum kleinen Teil konservativ behandelt.

### Krankengymnastische Befunderhebung

**1 Beschwerden**

Die Patienten klagen über rasche Ermüdung und Schweregefühl im Arm bei Muskelarbeit. Sie geben weniger Schmerzen an, da sie schon bei der Ermüdung d. h. vor Schmerzbeginn mit der Muskelarbeit aufhören, berichten aber von Kälteempfindungen der Hände.

*Verschlußlokalisation – Lokalisationstypen*

– Schultergürteltyp: es besteht ein Verschluß im Bereich der A.subclavia. Die Armpulse sind abgeschwächt oder nicht tastbar, häufig einseitig.
– Armtyp: Verschlüsse sind im Bereich der A.axillaris, A.brachialis, A.radialis. Der Radialispuls ist abgeschwächt oder fehlt.
– Digitalarterienverschlüsse: es fehlen die Digitalarterienpulse.

**2 Hautveränderungen**

– *Hauttemperatur – Hautfarbe*

 Wir finden meist kalte, blasse Finger, deren Nägel rissig sein können und leicht brechen.

– *Unterhautbindegewebe – «Bindegewebsbefund»*

 Armzonen (Abb. 43) zeigen sich als flächige Einziehungen auf dem Schultergürtel – besonders über dem Schulterblatt – über die hintere Deltaportion verlaufend. Sie können getastet werden und sind bei einseitigem Verschluß besonders ausgeprägt.

**3 Muskulatur (Funktion und Tastbefund)**

Die atrophierte Muskulatur distal des Verschlusses ist besonders beim Schultergürteltyp früh feststellbar. Es sind Atrophien des M.deltoideus und des M.biceps brachii.

**4 Gelenkfunktion**

Bewegungseinschränkungen der Finger- und Handgelenke haben wir bei den PAVK Patienten weniger gesehen (mehr beim Raynaudphänomen, wenn es Zeichen einer org. Grundkrankheit war (s. S. 67).

**5 Armbewegungen**

Die Gebrauchsbewegungen sind in ihrem Ablauf meist nicht wesentlich beeinträchtigt.

## 6 Funktionsproben

Wir führen am Arm die Faustschlußprobe oder den Hochhaltetest durch. Diese Funktionsproben orientieren wie beim Bein die Lagerungsprobe (s. vorne) über den Kompensationsgrad des arteriellen Verschlusses und geben uns die Möglichkeit der Erfolgsbeurteilung. Die haemodynamischen Bedingungen entsprechen denen des Beines bei den Proben (s. vorne).

*Faustschlußprobe* (Lagerungsprobe des Arms)

Meist sitzt der Patient auf einem Hocker oder Stuhl und wird aufgefordert, beide Hände zur Faust zu schließen und zu öffnen. Die zeitliche Normierung geschieht durch das Metronom. 80 Faustschlüsse/min haben sich als günstigstes Tempo erwiesen. Wir notieren die Zeit bis zum Abblassen der Hand und die Zahl der schmerzfreien Faustschlüsse. Dann läßt der Patient die Arme hängen. Beim erkrankten Arm setzt die reaktive Hyperämie verzögert ein. Wir messen am herabhängenden Handrücken mit der Stoppuhr die reaktive Hyperämie und die Venenfüllzeit in Sekunden:
– Auftreten der ersten – z. Teil fleckförmigen – Röte,
– Venenfüllung bzw. Venenfüllzeit,
– Vollständige Röte.

Die reaktive Hyperämie ist beim Gesunden in ca. 5 Sekunden eingetreten. Die Kompensation des Strombahnhindernisses ist um so schlechter, je verzögerter die vollständige Röte und die Venenfüllzeit eintritt (s. vorne). Die Werte tragen wir in die Tabelle 7 (s. vorne) ein und kontrollieren sie in bestimmten Zeitabständen.

*Hochhaltetest*

Der Patient, der keine Faustübungen oder Handkreise durchführen kann, hält im Sitzen die Arme hoch bis zum Auftreten des Schmerzes. Gleichzeitig beobachten wir das Abblassen der Finger des erkrankten Armes. Dann die Arme hängenlassen und Hyperaemie sowie Venenfüllzeit (s. oben) messen, in Tabelle 7 die Werte eintragen.

## Krankengymnastische Behandlung

### Behandlungsziel

Verbesserung der lokalen Muskelausdauer von Arm und Schultergürtel.

### Prinzipien

– Unterstützung der Kompensationsmechanismen im Sinne Blutzufuhr steigernder oder senkender Effekte (s. S. 95),
– Segmentale Beeinflussung der arteriellen Durchblutung,
– Motivation der Patienten zum Bewegen.

# Techniken
## Aktive Techniken

Die Bewegungstherapie ist eine Ausdauerbeanspruchung mit dynamischen Muskelkontraktionen in intermittierender Dauerform. *Bewegungsserien der Arme* mit Muskelgruppen distal der Verschlußlokalisation als Intervallarbeit ist das adäquate Training. Die Armintervallarbeit wird im Belastungsintervall im individuellen Tempo durchgeführt:
- Entweder mit 70% d. h. mit ⅔ der Maximalleistung = beschwerdefreie Bewegungsleistung,
- oder bis Schmerz- bzw. Ermüdungsbeginn.

Das Pausenintervall sollte 2–4 Min. dauern. Wir arbeiten im Belastungsintervall mit ⅔ der Maximalleistung.

- *Training beim Armtyp (peripherer Typ)*

    a) *Dumont-Handtrainerübungen*

    Mit diesem Gerät werden in der Hauptsache die Unterarm- und Handmuskeln belastet. Die mit Luft gefüllten Gummikammern stehen miteinander in Verbindung und können wechselweise zusammengedrückt werden.

    Test: Zusammendrücken bis zum Auftreten des Schmerzes oder starker Ermüdung (Armhaltung vor dem Körper (Abb. 74). Dann Arme hängen lassen, Röte und Venenfüllung/s kontrollieren.

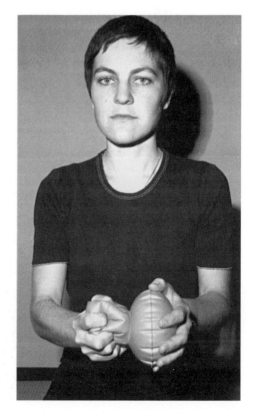

Abb. 74: Übung mit Dumont-Handtrainer.

Training: mit ⅔ der beschwerdefreien Anzahl im Belastungsintervall arbeiten. Das Pausenintervall ca. 2–4 Minuten mit hängendem Arm einhalten. Mindestens 3 Bewegungsserien ausführen.
Kontrolle: zur Dokumentation der Trainingsergebnisse tragen wir in eine Tabelle (z. B. wie Tabelle 10) folgende Daten ein: Testzahl, 1. Röte/Venenfüllung/vollständige Röte in Sekunden, Trainingszahl. Das wird 1mal pro Woche durchgeführt und dann jeweils die Trainingszahl festgelegt bis eindeutige Verbesserungen nach einigen Wochen eintreten.

*b) Bällchenübung (Schaumbällchenübung)*

Test: Sitz, bei hochgehaltenen Armen werden die Bälle wechselweise zusammengedrückt bis der Schmerz eintritt, dann die Arme herunterhängen und Röte mit Venenfüllung beobachten, in Tabelle 10 eintragen. In der gleichen Weise das Belastungs- und Pausenintervall – wie vorne beschrieben – durchführen.
Die Arme sollen wegen der Gefahr einer Kompression der A.subclavia im Schultergelenk nicht bis 180° gehoben werden, sondern wie auf Abb. 75 dargestellt.

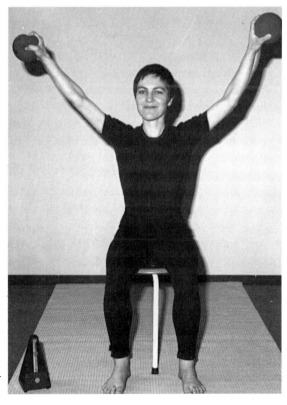

Abb. 75: Bällchenübung in Armhochhalte.

– *Training beim Schultergürteltyp*

a) *Hantelstemmen (Stemmübungen)*

– Test: Patient sitzt auf dem Hocker oder Stuhl, eine Hantel (1–1 1/2 kg Gewicht) wird aus gebeugter Armstellung schräg nach oben gestemmt bis zum Auftreten des Schmerzes, dann Arme herunter hängen lassen und Gewichte auf den Boden legen. Röte und Venenfüllung beobachten, Daten in Tabelle 10 eintragen. Belastungs- und Pausenintervalle wie oben beschrieben durchführen (Abb. 76).

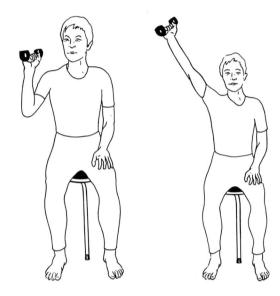

Abb. 76: Hantelstemmen. Links gebeugter Arm, rechts gestreckter Arm.

b) *Liegestütz*

Test: Ausgangsstellung ist die Bauchlage, beide Beine sind geschlossen, die Füße angestellt und die Hände in Schulterhöhe aufgesetzt. Der Körper wird nach oben gedrückt, wobei die Ellenbogen nicht ganz durchgestreckt werden sollen. Die Stütze wiederholen bis zum Auftreten des Schmerzes, die Testzahl in Tabelle 10 eintragen. Mit der gleichen Intervallarbeit s. vorne trainieren (Abb. 77).

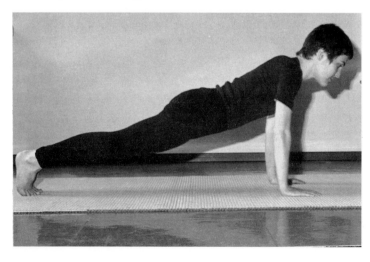

Abb. 77: Liegestütz.

**Armteste für Training im Intervallprinzip für 4 Wochen**

Name:

Verschlußlokalisation:

| Übung und Datum/Woche | Testzahl re. | li. | 1. Röte re. s | li. s | Venenfüllung re. s | li. s | Vollst. Röte re. s | li. s | Trainingszahl re. | li. |
|---|---|---|---|---|---|---|---|---|---|---|
| *Faustschluß* 1. | | | | | | | | | | |
| 2. | | | | | | | | | | |
| 3. | | | | | | | | | | |
| 4. | | | | | | | | | | |
| *Dumottrainer* 1. | | | | | | | | | | |
| 2. | | | | | | | | | | |
| 3. | | | | | | | | | | |
| 4. | | | | | | | | | | |
| *Hantelstemmen* 1. | | | | | | | | | | |
| 2. | | | | | | | | | | |
| 3. | | | | | | | | | | |
| 4. | | | | | | | | | | |
| *Liegestütz* 1. | | | | | | | | | | |
| 2. | | | | | | | | | | |
| 3. | | | | | | | | | | |
| 4. | | | | | | | | | | |

Tabelle 10: Tabelle für Armteste.

Der Patient soll nicht aus falschem Ehrgeiz oder ähnlichen Motiven über seine Schmerzschwelle hinaus üben, sondern sich genau an die Anweisungen der Krankengymnasten halten. Beim Armtraining muß nach unseren Erfahrungen das Pausenintervall länger sein als beim Training mit den Beinen, besonders bei starkem Krafteinsatz wie beim Stemmen und beim Liegestütz weil die Kapillaren komprimiert werden und die Energie anaerob bereitgestellt werden muß (s. S. 50).

## Passive Techniken
*Bindegewebsmassage*

Es werden die Arbeitsgänge an der dorsalen Thorax- und Rumpfwand, an Achselhöhle und Arm bis einschließlich Finger ausgeführt (s. TEIRICH-LEUBE «Grundriß der Bindegewebsmassage»).

## Unterstützende und ergänzende Maßnahmen
*Heiße Rolle*

Beim Befall der oberen Extremitäten wird die heiße Rolle im Schulter-Nackenbereich ausgeführt.

*Hauffe'sches Armbad (Ansteigendes Armbad)*

Eine gute Hyperämie wird mit dem in Temperatur und Wassermenge ansteigenden Armbad erzielt. Man beginnt mit einer Temperatur von 33–34° (d. h. etwas über der sog. Indifferenztemperatur) und steigert von einer Minute zur anderen die Wassertemperatur um 1° bis auf ca. 40°. Die Wassermenge nimmt ebenfalls zu. Dauer anfangs 10, später 15 Minuten. Nach dem Bad gibt man keinen kühlen Abguß.

## Durchführung der krankengymnastischen Behandlung im Stadium II
### Einzelbehandlung

Die krankengymnastische Behandlung umfaßt in unserer Mainzer Klinik aktive und passive Techniken:
– Die Bewegungsserien gemäß Verschlußlokalisation,
– die Bindegewebsmassage,
– die Heiße Rolle.

Da die Patientinnen die aktiven Techniken selbständig durchführen sollen, steht auch hier die Motivation zum gewissenhaften Training und die Patienteninformation im Vordergrund.

In den Jahren 1971–73 wurden ca. 30 Patienten (überwiegend Frauen) mit arteriellen Durchblutungsstörungen der oberen Extremitäten in unserer Klinik-Ambulanz behandelt. Etwa 10% dieser Patienten waren damals als Raynaud diagnostiziert worden, die anderen als Patienten mit PAVK. – Die Patienten wurden während eines Jahres betreut, anfänglich täglich. Die Patienten lernten ihre Übungen und erhielten Bindegewebsmassage z. T. kombiniert mit heißer Rolle. Sie konnten nach ca. 14 Tagen zu Hause selbständig 3mal täglich trainieren bzw. üben. Nach 2 Monaten erfolgte die Behandlung 3mal wöchentlich, dann nach 4 Monaten 2mal wöchentlich und abschließend während ½ Jahres einmal wöchentlich. Auf diese Weise wurden mehrere Behandlungsserien über einen längeren Zeitraum möglich, was von den entsprechenden Krankenkassen übernommen wurde. – Die Einzelbehandlung umfaßte 45 Minuten und begann mit der Bindegewebsmassage, an die sich die heiße Rolle anschloß. Nach Aussagen der Patienten muß die Heiße Rolle im

Anschluß an die Bindegewebsmassage den hyperämisierenden Effekt der Bindegewebsmassage verstärken. Denn die Patientinnen berichteten über ein sehr intensives und langanhaltendes Wärmegefühl in den Armen, z. Teil auch im ganzen Körper. Das war nicht der Fall bei Patientinnen, die ausschließlich mit Bindegewebsmassage behandelt wurden.

Von den vorne beschriebenen Bewegungsserien, die als «Hausaufgaben» von den Patientinnen geübt wurden, haben sich besonders die Schwimmbällchenübungen bewährt. Die Trainingszahl nahm kontinuierlich zu. Von den Patientinnen wurden sie am praktikabelsten bezeichnet d. h. sie konnten am besten in den Tageslauf eingefügt werden.

*Erfolgsbeurteilung*

Von den Patientinnen wurde bei dieser intensiven Behandlung der größte Teil beschwerdefrei. Leider wurden – wie anfänglich von uns vorgesehen – die Behandlungsergebnisse nicht dokumentiert. Wir führen aber auch heute nach diesem Schema unsere Therapie durch. Bei der Bewertung der Techniken ist aber auch bei diesem Beschwerdebild festzuhalten, daß die aktiven Techniken am wirkungsvollsten sind.

**Gruppenbehandlung**

– *Gruppen in Rehabilitationskliniken*

Die Patienten mit arteriellen Verschlüssen der oberen Extremitäten werden auch in der Gruppe mit den Bewegungsserien der Arme und mit Allgemeingymnastik behandelt. Ihre Zahl ist wesentlich geringer als die der Patienten mit arteriellen Verschlüssen der unteren Extremitäten.

– *Ambulante Gruppen*

Über Patienten mit Verschlüssen der oberen Extremitäten, die in ambulanten Gefäßgruppen behandelt werden, ist wenig bekannt.

## 6.3 Krankengymnastik bei Funktionellen Durchblutungsstörungen

Das Raynaud Phänomen ist, wie auf Seite 70 erläutert, durch krankengymnastische Techniken und physikalische Maßnahmen gut beeinflußbar.

**Krankengymnastische Befunderhebung**

**1 Beschwerden**

Bei der anfallsweise auftretenden Durchblutungsstörung der Finger (s. S. 65) haben die Patienten beim Abblassen ein starkes Kälteempfinden. Schmerzen werden meist nach dem Abblassen angegeben d. h. wenn die weiße Farbe in eine rote Verfärbung übergeht und die Finger warm werden. Die Schmerzen klingen ab, wenn sich die Hautfarbe wieder normalisiert.

## 2 Hautveränderungen

*– Hauttemperatur – Hautfarbe*

Außer den Daumen werden 4 Finger meist beider Hände kalt und weiß als Zeichen einer «arteriolären Vasokonstruktion» (s. S. 66–69). Hört der Arteriolenspasmus auf, werden die Finger wieder warm und bekommen ihre normale Farbe. Geht der Anfall aber weiter d. h. entsteht durch Spasmus der Venolen eine Stase der Mikrozirkulation werden die Finger rot und dann zyanotisch. Das Blut wird stark von $O_2$ ausgeschöpft, $CO_2$ nicht ausreichend abtransportiert.

*– Unterhautbindegewebe – «Bindegewebsbefund»*

Armzonen können sich bei funktionellen Durchblutungsstörungen zeigen und zwar als flächige Einziehungen auf den Schulterblättern (Abb. 43).

## 3 Muskulatur (Funktion und Tastbefund)

Bei häufigen Anfällen ist die Unterarmmuskulatur – infolge der Schmerzschonhaltung – atrophiert. In der Nackenmuskulatur können sich hypertonische Muskelbezirke und Myogelosen zeigen. Ob ihre Entstehung mit Schmerzverkrampfung zusammenhängt, ist schwer zu entscheiden.

## 4 Gelenkfunktion

Die Fingergelenke müssen in ihrer Beweglichkeit beachtet werden, wenn das Raynaudphänomen Symptom einer organischen Grunderkrankung ist (s. S. 65). Dann zeigen sich neben beginnenden Fingerkuppennekrosen auch Kontrakturen der Endgelenke. Bei der ausschließlich funktionellen Durchblutungsstörung sind keine Kontrakturen vorhanden.

## 5 Armbewegungen

Keine Auffälligkeiten

## 6 Funktionsproben

Entfallen

## Krankengymnastische Behandlung

**Behandlungsziel**

Verringerung – wenn möglich – Beseitigung der Anfallsbereitschaft

**Prinzipien**

– Dämpfung des erhöhten Sympathikotonus,
– Vermeidung von Kälteeinfluß.

## Techniken
### Passive Techniken

Die passiven Maßnahmen stehen bei der funktionellen Durchblutungsstörung anfangs im Vordergrund. Wir unterscheiden:

*Massagen*
- Bindegewebsmassagen (Aufbau s. BGM der oberen Extremität),
- Klassische Massage des Schulter- und Nackenbereichs mit Bevorzugung der getasteten Muskelverspannungen und Myogelosen.

*Trockenbürstungen*
Bürstungen der Arme kann der Patient auch selbsttätig ausführen.

### Unterstützende und ergänzende Maßnahmen

- Heiße Rolle im Schulter- und Nackenbereich,
- Hauffe'sches Armbad, das sehr dosiert d. h. mit sehr langsam ansteigender Temperatur und nicht bis auf 40° ausgeführt werden muß. Bei zu abruptem Anstieg der Temperatur ist immer mit einer paradoxen Gefäßreaktion im Sinne einer arteriolären Vasokonstriktion zu rechnen. Diese äußern sich in Schmerzen. Dagegen kann ein Raynaud Anfall bei langsamer Erwärmung im ansteigenden Armbad auch behoben werden.
- *Arterielle Drosselungen*

  Kurzfristig mit der Blutdruckmanschette die art. Zufuhr drosseln mit einer Drosseldauer von anfangs 10–15 s. Hierbei ist wichtig die Hautfarbe und Schmerzsymptomatik zu beobachten, da bei zu langer Drosselung paradoxe Gefäßreaktionen auftreten können d. h. die Haut bleibt zu lange weiß bzw. blaßt zu stark ab und die reaktive Hyperämie dauert zu lange und macht zu starke Schmerzen.

### Aktive Techniken

*Umlagerungen*
Hochlagern bzw. Hochhalten der Arme bis die Haut der Finger anfängt abzublassen (niemals bis zum Schmerz warten, weil dann die Gefäße mit Konstriktion reagieren), anschließend Herabhängenlassen der Arme und die reaktive Hyperämie abwarten. Beim Hängen sollen weder starke Schmerzen noch Zyanose auftreten d. h. auch die Zeit des Herabhängens dosieren. Die Umlagerungen 3mal hintereinander ausführen.

*Bewegungsserien der Arme als Intervallarbeit*
Da es sich meist um junge Frauen handelt, die sich gerne belasten, können alle vorne beschriebenen Armübungen angeboten werden:
- Schaumbällchenübungen (Abb. 75),

– Stemmübungen (Abb. 76)
– Liegestütze Abb. 77)

Wichtig ist für die Dosierung der Bewegungsserien in den Belastungsintervallen, daß immer erheblich unter dem Schmerzbeginn geblieben werden muß, um Gefäßreaktionen im Sinne einer arteriolären Vasokontstriktion auszuschalten. Darum ist die Beobachtung der Hautfarbe der Finger beim Üben wichtig. Weiße Finger sind immer das Zeichen für die Beendigung des Belastungsintervalls. Auch hat sich bewährt, das Pauseninterval so lange zu halten wie sichtbare Röte vorhanden ist. Zyanose der Haut als Zeichen starker $O_2$Ausschöpfung infolge «Vasomotorenlähmung» sollte vermieden werden.

Diesen Patienten sind folgende *Ratschläge* zu geben:
- Kälte vermeiden, weil diese Anfälle provoziert d. h. Wattehandschuhe tragen in kalten Jahreszeiten und sog. Taschenöfchen verwenden,
- Heiße Getränke nehmen, wenn Körper sehr ausgekühlt ist,
- im Anfall die Finger nur langsam erwärmen, starke Hitzezufuhr vermeiden,
- psychische Erregungen «vermeiden» bzw. möglichst gelassen in psychisch belastenden Situationen reagieren. Darum ist auch Entspannen bei diesen Patientinnen angezeigt. In der oben geschilderten Behandlung sollte daher die Körperwahrnehmung als Mittel zur Entspannung berücksichtigt werden. Die dabei ausgelösten Entspannungsreaktionen gehen mit einer reduzierten ergotropen Reaktionslage einher.

## Durchführung der krankengymnastischen Behandlung bei Funktionellen Durchblutungsstörungen

*Einzelbehandlung und Gruppenbehandlung*

Wegen der Bedeutung der passiven Techniken wird die krankengymnastische Behandlung vorwiegend eine Einzelbehandlung sein. In Rehabilitationskliniken lassen sich die aktiven Techniken auch im Rahmen einer Allgemeingymnastik üben.

*Erfolgsbeurteilung*

Der Erfolg der Behandlung richtet sich nach der Mitarbeit und dem disziplinierten Verhalten der Patientinnen. Dabei ist auch die Kunst des Behandlers in der günstigen Abstimmung von passiven und aktiven Techniken von ausschlaggebender Bedeutung.

# Literatur

BOLLINGER, M., Funktionelle Angiologie, Thieme Verlag, Stuttgart, 1979.
BRECHT, D., Arterielle Verschlußkrankheiten der Beine, Krankengymnastik, 31, 76–80, 1979.
BUCHWALSKY et al, Standartisiertes Trainingsprogramm bei peripherer arterieller Verschlußkrankheit, Verh. Dt. Gesellschaft für Kreislaufforschung 37, 907, 1971.
BUCHWALSKY et al., Arteriographischer Verlauf der peripheren arteriellen Verschlußkrankheit unter dreijährigem körperlichem Training, Verh. Dt. Gesellschaft Kreislaufforschung 40, 239–242, 1974.
BUCHWALSKY et al., Ergebnisse eines dreijährigen, unterschiedlich intensiven kontrollierten Trainings an hand ergometrischer, Hämodynamischer und arteriographischer Parameter in A. Bollinger und A. Grüntzig, Hrsg., Ergometrie und Ergotherapie bei arteriellen Durchblutungsstörungen, Huber, Bern, 1975.
BUCHWALSKY, R., Längsschnittuntersuchungen mehrjähriger Bewegungstherapie nach Herzinfarkt in H. Weidemann und L. Samek (Hrsg.) Bewegungstherapie in der Kardiologie, Steinkopf Verlag Darmstadt, 1982.
BUHOLZER, F. und A. BOLLINGER, Differentialdiagnose zwischen Claudicatio und Pseudoclaudicatio mit Laufband-Ergometrie und Registrierung des Achillessehnenreflexes in Bollinger und Grüntzig (Hrsg.) Ergometrie und Ergotherapie bei arteriellen Durchblutungsstörungen, Huber, Bern, 1975.
CACHOVAN, M., H. DE MARÈES und G. KUNITZSCH, Einfluß von Intervalltraining auf die Leistungsfähigkeit und periphere Durchblutung bei Patienten mit Claudicatio intermittens, Z, Kardiol. 65, 54–67, 1976.
CACHOVAN, M., Konservative Therapie bei Arterienerkrankungen, Inter. Welt 9, 257–361, 1981, Teil I.
CACHOVAN, M., Konservative Therapie bei Arterienerkrankungen, Inter-Welt 10, 410–420, 1981, Teil II.
CACHOVAN, M., Mündliche Mitteilung, 1982.
DEBRUNNER, H. U., «Ganganalyse mit der Mehrkomponentenmeßplattform» in Ergometrie und Ergotherapie Hrsg. A. Bollinger und A. Grüntzig, Huber, Bern, 1975.
DEBRUNNER, H. U., Biomechanik des Fußes, Enke Verlag, 1985.
DENK, H., G. W. HAGEMÜLLER, U. BRUNNER, Arterielle Durchblutungsstörungen der unteren Extremitäten, Grenzzonen der Therapieentscheidung, Diskussion über Bewegungstherapie, S. 223–226, TM Verlag, Bad Oeynhausen, 1982.
DRAEGER, R., Mündliche Mitteilung.
EHRENBERG, H., Krankengymnastische Behandlungstechniken = Bewegen in Dauerform in Taschenlehrbuch «Krankengymnastik», Band I Hrsg. Cotta/Heipertz/Hüter-Becker/Rompe, G. Thieme Verlag 2. Auflage, 1985.
FLÜGGE, CH., mündliche Mitteilung 1983.
FRICK, H., H. LEONHARDT, D. STARCK, Allgemeine Anatomie, Band 1, G. Thieme Verlag 1966.
GÖHRING, H., Die krankengymnastische Behandlung des ischämischen Schmerzes, Orth. Praxis, 15, 402–404, 1979.
GRAF, O., Beiträge zur Erforschung der Arbeitsbedingungen bei Fließarbeit, Arbeitsphysiologie Z., 575, 1930.
HOLLMANN, W., TH. HETTINGER, Sportmedizin – Arbeits- und Trainingsgrundlagen, 2. Auflage, F. K. Schattauer Verlag, 1980.
HEIDRICH, H., Periphere Gefäßerkrankungen und ihre klinischen Konsequenzen in der Rehabilitation, Vortrag Berlin: Arzt, Masseur, Krankengymnast in der Rehabilitation (unveröffentlicht) 1981.
HEIDRICH, H., Periphere arterielle Durchblutungsstörungen, ZFA 57, 742–750, 1981.
HARTMANN, B., Ambulante Bewegungstherapie bei Patienten mit Claudicatio intermittens, in Denck, H., Hagemüller G. W., Brunner, U. in arterielle Durchblutungsstörungen der unteren Extremität, TM Verlag Bad Oeynhausen, 1982.
IHBE, A., Methoden, Wirkungen und Ziele der Krankengymnastischen Behandlung bei peripheren Gefäßerkrankungen Vortrag mit Demonstration, Berlin 1981, Symposion Arzt, Krankengymnast und Masseur in der Rehabilitation (unveröffentlicht.)

KINDLER, K., Die Behandlung der arteriellen Verschlußkrankheit nach Art des Intervalltrainings, Krankengymnastik, 17, 392, 1965.

KÖHLER, M., Möglichkeiten und Grenzen der konservativen Therapie bei peripheren art. Durchblutungsstörungen, Med. Welt 26, 1855–1860, 1974.

KÖHLER, M., Metabolische und haemodynamische Untersuchungen zum Intervalltraining des durchblutungsgestörten Skelettmuskels. Verhandl. Dt. Gesellschaft für Innere Medizin, 78. Band, F. J. Bergmann, München 1972.

KÖHLER, M., Behandlung peripherer arterieller Druchblutungsstörungen, Krankengymnastik 27, 169–173, 1975.

INMAN V. T., Human Locomotion Canad. Med. Ass. J. 14, 1047–1054, 1966.

KRAUSE, D., K. DITTMAR, Untersuchungen zur Frage der Kombination Krankengymnastischen Intervalltrainings mit vasoaktiven Substanzen bei der Claudicatio intermittens, Zt. f. Phys. Med., 1976.

KRAUSE, D., K. DITTMAR., Kombination aktiver Übungsbehandlung mit vasoaktiven Pharmaka bei Claudicatio intermittens, Münch. Med. W. 120, 69–72, 1978.

DE MARÉES, H., J. MESTER, Sport (Sportphysiologie I) Moritz Diesterweg/Sauerländer, 1981.

MARTIN, M., Diagnostik, Klinik, Therapie häufiger angiologischer Krankheitsbilder in Almanach für die ärztliche Fortbildung, J. F. Lehmann München, 1972/73.

MOSER, F., Zehenstandsübungen als Belastungsprüfung in der peripheren Kreislaufdiagnostik Z. Kreislaufforschung 50, 653–658, 1961.

SCHLÜSSEL, H., Das Intervalltraining in der phys. Therapie der chronischen Beinarterienverschlüsse, Sportarzt und Sportmedizin 5, 145–167, 1964.

SCHLÜSSEL, H., Ch. FLÜGGE, Das Gehtraining im Intervall Krankengymnastik 5, 140–142, 1966.

SCHMIDTKE, J., Bisherige Ergebnisse eines mehrwöchigen Trainings in «Metabolische und haemodynamische Trainingseffekte bei normaler und gestörter Muskeldurchblutung» Hrsg. M. Köhler und W. Schoop, Huber, 1973.

SCHOOP, W., Bewegungstherapie bei peripheren Durchblutungsstörungen, Med. Welt 15, 502, 1964.

SCHOOP, W., Praktische Angiologie, 3. Auflage, G. Thieme Verlag, 1975.

SCHROEDER, I., Die Physikalische Therapie bei arteriellen Durchblutungsstörungen Krankengymnastik, 212–217, 1970.

SCHROEDER, I., Trainingstherapie bei arteriellen und venösen Zirkulationsstörungen. Krankengymnastik aktuell, R. Pflaum Verlag, 1980.

SCHROEDER, I., Mündliche Mitteilung 1984.

TEIRICH-LEUBE, Grundriß der Bindegewebsmassage, 9. Auflage, 1980.

ULMER, W., Einführung in die Forschungsmethoden der Sportphysiologie Trainingswissenschaft, Limpert Verlag 1982.

v. UNGERN-STERNBERG A., C. J. SCHUSTER, Änderungen der Muskelfunktion nach Laufbandergometerbelastung bei Patienten mit Diabetes mellitus und arterieller Hypoxie in Bollinger-Grüntzig (Hrsg.) Ergometrie und Ergotherapie bei arteriellen Durchblutungsstörungen, Huber, Bern 1975.

v. UNGERN-STERNBERG, A., Mündliche Mitteilung.

WEIDINGER, P., Ergebnisse eines Langzeit-Gehtrainings bei arteriell gefäßkranken Patienten in Denk, H., G. W. Hagemüller, U. Brunner: Arterielle Durchblutungsstörungen der unteren Extremitäten, Grenzzonen der Therapieentscheidung. TM Verlag, Bad Oeynhausen, 1982.

# 7 Krankengymnastik bei chirurgischen Eingriffen am arteriellen Gefäßsystem in der frühen postoperativen Phase

H. EHRENBERG, H. ERASMI unter Mitarbeit von H. HOFMANN und CH. LEHMANN

## Einführung

Bei den chirurgischen Eingriffen am arteriellen Gefäßsystem wird die Krankengymnastik prä- und postoperativ durchgeführt.
1. **Präoperative Behandlung**
   a) zur Erhaltung der vorhandenen Bewegungsleistung (s. Kompensationsmechanismen der PAVK, S. 95) und zur Vermeidung bzw. Minderung von Fehlhaltungen der durchblutungsgestörten Gliedmaßen,
   b) zur Vorbereitung auf die postoperative Pneumonie- und Thromboseprophylaxe.
2. **Postoperative Behandlung**
   a) zur dosierten Beanspruchung der operierten Gliedmaßen und Verhütung postoperativer Schmerzschonhaltungen,
   b) zur Vermeidung respiratorischer Komplikationen (Atelektasen, Sekretstau in den Bronchien, Pneumonie) und Bildung venöser Thromben,
   c) zur Behandlung neuro-muskulärer und artrogener Störungen, die als postoperative Komplikationen infolge von Nervenläsionen, Lymphfistelbildungen und Wundheilungsstörungen, längere Ischämie des Unterschenkels mit Muskelnekrosen und Peronaeusparesen (sog. Compartmentsyndrom) in einzelnen Fällen entstehen können.

Für die postoperative Behandlung müssen die Krankengymnasten die Art der Gefäßrekonstruktion, die Region des Eingriffs und den Sitz des Operationsschnittes kennen.

## 7.1 Gefäßoperationen

Kurze Übersicht über die Arterien-Chirurgie
H. Erasmi
Das Ziel der rekonstruktiven Gefäßchirurgie ist es, die Oberflächen-Kontinuität einer erkrankten oder verletzten Arterie wiederherzustellen oder, wenn das nicht möglich ist, die verschlossene, verengte, aufgeweitete oder zerrissene Arterie durch eine Gefäßprothese zu ersetzen.

## Operationsverfahren

Je nach Art und Lokalisation der Gefäßerkrankung kommen unterschiedliche Operationsverfahren zur Anwendung. Grundsätzlich sind folgende Operationen zu unterscheiden:

1 **die direkte Gefäßnaht,**
2 **die Desobliteration** (Thrombendarteriektomie, Ausschälplastik),
3 **die Wiederherstellung durch Prothesenimplantation**

### Ad 1

Die *direkte Gefäßnaht* kann bei kleinen Gefäßverletzungen eine Läsion korrigieren. – Eine Arteriotomie (Quer- oder Längseröffnung einer Arterie) kann ebenfalls durch direkte Naht versorgt werden. So wird bei einem akuten Gefäßverschluß (Embolie oder arterielle Thrombose) über eine Arteriotomie mit einem Ballon-Katheter Verschlußmaterial aus dem Gefäßlumen entfernt.

### Ad 2

Bei der *Desobliteration* wird das erkrankte Gefäß eröffnet, und die arteriosklerotisch veränderten Wandschichten werden von der Außenwand abgelöst und entfernt. Die Stelle der Arteriotomie kann durch direkte Naht oder durch einen Erweiterungs-«Patch» aus Prothesenmaterial verschlossen werden. – Die Desobliteration ist ein erprobtes Operationsverfahren bei Stenosen der Arteria carotis comunis-, interna- und externa (Carotis-Desobliteration) und bei Stenosen im Bereich der Arteria femoralis communis und der Arteria profunda femoris (Profundapatchplastik).

### Ad 3

Ist die Wiederherstellung der arteriellen Strombahn weder durch direkte Naht noch durch Desobliteration möglich, muß eine Gefäßprothese implantiert werden. Sie kann Verwendung finden:
a) als Umleitung (Bypass),
b) als Interponat.
Als Gefäßersatz haben sich heute neben der körpereigenen Vene Kunststoff-Prothesen (z. B. Teflon, Dacron) und biologisches Material (z. B. Nabelschnurvene, Kalbscarotis) bewährt.
Bei einer *Bypass-Operation* wird die Gefäßprothese ober- und unterhalb des verschlossenen oder hochgradig eingeengten Gefäßquerschnittes mit der arteriellen Strombahn anastomosiert. *Das erkrankte Gefäß wird also durch die Prothese umgangen.* Ein Beispiel hierfür ist der femoro-popliteale Bypass, der von der Arteria femoralis communis oder der Arteria profunda femoris zur Arteria poplitea führt und einen Verschluß der Arteria femoralis superficialis im Oberschenkel umgeht. (Abb. 78).

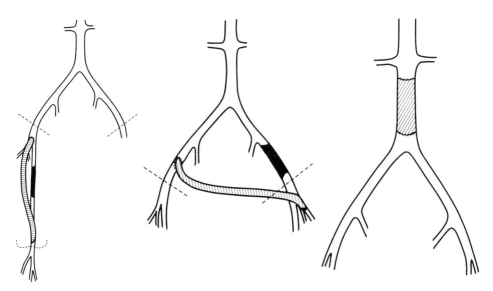

Abb. 78: Femoro-popliteale Umleitung – Beispiel für einen Bypass.

Abb. 79: Iliaco-femoraler Bypass (von der A. iliaca ext. rechts zur A. femoralis links) – Beispiel für eine extraanatomische Gefäßumleitung.

Abb. 80: Rohrprothese der Bauchaorta – Beispiel für ein Gefäßprotheseninterponat.

*Gefäßumleitungen* können dem anatomischen Verlauf der Gefäße folgen. Sie können aber auch *extra-anatomisch* placiert werden. In diesem Fall werden sie subcutan von einem leicht zugänglichen oberen Gefäßabschnitt zu einem distal gelegenen geführt und umgehen so den Arterienverschluß. Häufigste Verfahren hierfür sind:
– der axillo-femorale oder -bifemorale Bypass = von der Arteria axillaris zur Arteria femoralis einer oder beider Seiten oder
– der iliaco-femorale Bypass = von der Arteria iliaca externa zur Arteria femoralis der Gegenseite (Abb. 79).

Wegen ihrer oberflächlichen Lage ist die Implantation extra-anatomischer Prothesen für den Patienten weniger belastend, so daß sie bevorzugt bei Risikopatienten eingesetzt werden. Allerdings muß wegen der Länge der extra-anatomischen Umleitungen und der empfindlichen subcutanen Lage eine höhere Thromboserate in Kauf genommen werden.

Das *Interponat* dagegen ermöglicht eine anatomische Rekonstruktion. Der befallene Gefäßabschnitt wird durch eine Gefäßprothese ersetzt. Dieses Operationsverfahren kommt z. B. beim Bild der krankhaft erweiterten Bauchschlagader (Bauchaortenaneurysma) zur Anwendung (Abb. 80).

## Sympathektomie

Kann die arterielle Strombahn durch rekonstruktive Maßnahmen nicht wiederhergestellt werden, so ist eine verbesserte Funktion gelegentlich durch die chirurgische Entfernung einiger Ganglien des Grenzstrangs (Sympathektomie) zu erzielen. Bei nun fehlendem Sympathikotonus kommt es zur Weitstellung der kleinen Arterien in Haut, Fingern und Füßen. Periphere Durchblutungsstörungen bei Verschluß der Unterschenkel-, Fuß- oder Fingerarterien können daher durch eine Sympathektomie gelegentlich günstig beeinflußt werden.

## Operationsschnitte

Die Zugangswege für die häufigsten Gefäßoperationen sind standardisiert.

### Brustkorb-, Bauch- und Achselschnitte

Fast alle Erkrankungen der unteren Bauchschlagader und der Beckenarterien werden durch einen transperitonealen oder extraperitonealen Zugang versorgt. Beim transperitonealen Vorgehen wird die Bauchhöhle entweder durch einen Mittelschnitt vom Schwertfortsatz bis zum Schambein eröffnet oder durch einen ausgedehnten queren Schnitt oberhalb des Nabels. Der extraperitoneale Schnitt eröffnet den Peritonealsack nicht. Von einem Wechselschnitt oder einem Schnitt parallel zum Seitenrand des Musculus rectus abdominis im Mittel- und Unterbauch wird das Bauchfell mit den Eingeweiden zur Seite gedrängt und das erkrankte Gefäß aufgesucht.
Die lumbale Sympathektomie erfolgt über einen Flanken- oder Wechselschnitt im Mittelbauch, die thorakale Sympathektomie über einen Schnitt in der Achselhöhle.

### Hals-, Schlüsselbein- und Brustbeinschnitte

Erkrankungen der Arteria carotis sind über einen Hautschnitt am Vorderrand des Musculus sternocleidomastoideus zugänglich. Die Arteria subclavia wird durch einen Schnitt am oberen Rand des Schlüsselbeins freigelegt. Bei sehr aortennahen Veränderungen der A.subclavia oder der A.carotis ist eine Spaltung des Brustbeins (= Sternotomie) erforderlich. Beim axillo-femoralen Bypass liegt der Hautschnitt für die obere Anastomose am Unterrand des Schlüsselbeins in seinem äußeren Bereich, da die Prothese nicht unter der Clavicula durchgezogen werden darf.

### Leistenschnitte

Prothesenanastomosen mit der Arteria femoralis communis, der Arteria femoralis superficialis oder der Arteria profunda femoris machen einen Leistenschnitt erforderlich (z. B. Aorto-bifemorale Prothese). Wegen der Gefahr der Lymphfistelbildung sollten alle Patienten mit Leistenschnittwunden postoperativ wenigstens 2–3 Tage Bettruhe einhalten.

Iliaco-femorale Umleitungen (Abb. 79) kreuzen im subcutanen Tunnel über dem Schambein den Unterbauch und erfordern zwei Schnitte: einen oberhalb der Leiste zur Freilegung der Arterie iliaca externa, den anderen als Leistenschnitt zur Präparation der Femoralisgabel.

**Beinschnitte**

Gefäßumleitungen von der Leiste zur Arteria poplitea (femoro-poplitealer Bypass) benötigen neben dem Leistenschnitt einen zusätzlichen Schnitt auf der Innenseite des distalen Oberschenkels (femoro-supraglenoidaler Bypass s. Abb. 78) oder des proximalen Unterschenkels (femoro-infraglenoidaler Bypass), je nach Höhe der geplanten Anastomose. Femoro-crurale Umleitungen werden ebenfalls von der Leiste mit Hilfsschnitten zum Prothesendurchzug zur Arteria tibialis posterior oder Arteria tibialis anterior geführt. Der distale Hautschnitt liegt dann unmittelbar oberhalb des Innen- oder Außenschenkels.

**Schnitte bei Arteriotomie mit Ballonkatheter**

Bei plötzlichen Gefäßverschlüssen durch eine Embolie wird die betroffene Arterie am leicht zugänglichen Ort der Wahl aufgesucht und das Verschlußmaterial mit einem langen Ballonkatheter herausgezogen. Beinarterien-Embolien werden im allgemeinen über einen Leistenschnitt entfernt; Armarterien-Embolien über einen Schnitt in der Ellenbeuge.

# Indikationen

Die Indikation zu einem gefäßchirurgischen Eingriff ist immer dann gegeben, wenn durch konservative Maßnahmen, wie Bewegungstherapie, gefäßerweiternde oder gerinnungshemmende Medikamente das Beschwerdebild des Patienten nicht gebessert werden kann oder wenn sogar eine Verschlechterung eintritt. Als absolute Operationsindikation beim peripheren arteriellen Verschlußleiden werden daher Ruheschmerzen, Nekrosen und Gangrän angesehen, da hier der Verlust der betroffenen Extremität droht.

Als Operationsindikation gilt auch die höhergradige Carotisstenose, da hier der Patient durch einen Schlaganfall bedroht ist und die Subclavia-Stenose, die die Gebrauchsfähigkeit des betroffenen Armes beeinträchtigt. Das symptomlose Bauchaortenaneurysma gilt für uns als absolute Operations-Indikation, wenn der Patient sich in einem operablen Zustand befindet, das penetrierende oder perforierte Bauchaortenaneurysma ist immer eine Notfallindikation.

## 7.2 Präoperative Behandlung

Für die präoperative Krankengymnastik ist zu unterscheiden:
– Vorbereitung der Patienten mit arteriellen Verschlüssen der unteren Extremitäten,
– Vorbereitung der Patienten mit funktionellen Durchblutungsstörungen der oberen Extremitäten,
– Vorbereitung *aller* Patienten auf die postoperative Atemtherapie zur Verhütung respiratorischer Komplikationen.

### 7.2.1 Präoperative Behandlung von Patienten mit arteriellen Verschlüssen der unteren Extremitäten

Patienten mit arteriellen Beinverschlüssen sind die am meisten zu behandelnden Personen. Die gehfähigen Patienten mit der Claudicatiosymptomatik (Stadium II nach Fontaine) werden in Gruppen, die nichtgehfähigen Patienten mit Ruheschmerz und/oder Nekrosen einzeln vorbereitet.

**Patienten im Stadium II**

*a) Gruppenbehandlung im Sitzen*
*Patienteninformation:*
Den Patienten wird erklärt, daß nach der Operation je nach Operationsart mit Bewegungen im Bett ohne große Bewegungsausschläge in Hüft-, Knie- und Fußgelenken begonnen wird, um die Wundheilung in Gelenknähe nicht zu stören. Das gilt besonders für Patienten, die einige Tage liegen müssen. Diese Bewegungsserien im Bett sollen außerdem der Bildung von Blutgerinnseln vorbeugen, die sich bei Bettruhe infolge verlangsamter Blutströmung in den Venen bilden können.
*Fußtretbewegungen* (als Vorbereitung für das Bewegen im Bett)
Die Patienten sitzen auf Hockern (Stühlen) und führen mit leicht ausgestreckten Beinen Fußtreten (Dorsalextension und Plantarflexion) im Tempo 1–2 Bewegungen pro Sekunde als Intervallarbeit durch. Das Belastungsintervall enthält ca. 20–30mal Treten oder (bei kürzerer Bewegungsleistung) Treten bis zum Schmerzbeginn in der Wade. Das Pausenintervall dauert ca. 10–20 Sekunden oder so lange bis der Wadenschmerz verschwunden ist. Andere Bewegungen z. B. Fußkreisen oder Zehenbewegungen werden nicht geübt, weil erfahrungsgemäß nur das Fußtreten von den Patienten postoperativ auch selbsttätig mehrmals am Tag durchgeführt wird. Das Fußtreten ist außerdem mit dem Einsatz der Wadenmuskelpumpe und (mit Ausnahme der peripheren Bypaßoperationen) auch der Sprunggelenkpumpe die praktikabelste Bewegung zur Beschleunigung der verlangsamten venösen Strömungsgeschwindigkeit des in Rückenlage im Bett ruhiggestellten Patienten (s. S. 247).
*Atemtechniken:* Mit den Fußtretbewegungen wird das Lernen der krankengymnastischen Atemtechniken und die Patienteninformation über die Atemtherapie verbunden (s. S. 147).

*b) Bewegungstherapie vor der Operation*

*Patienteninformation:* Den Patienten wird erklärt, daß sie mehrmals am Tag ihr Gehtraining als Intervallarbeit oder die erlernten Bewegungsserien mit Muskelgruppen distal der Verschlußlokalisation wie Zehenstände, Kniebeugen, Rollübungen (s. S. 99–107) ausführen sollen. Auf diese Weise erhalten sie sich ihre verbliebene allgemeine Ausdauerleistung und die lokale Muskelausdauer des erkrankten Beines bzw. beider Beine. Wenn möglich kontrollieren die Krankengymnasten das selbsttätige Bewegen der Patienten.

## Patienten im Stadium III und IV
### Einzelbehandlung des bettlägerigen Patienten
### Krankengymnastische Befunderhebung

Wegen der schon in Ruhe unzureichenden Durchblutung ist für die Dosierung in der präoperativen Behandlung eine exakte Befunderhebung erforderlich (s. S. 83–94). Ruheschmerzen, Kälte und Taubheit im Fuß mit blaßer-roter-zyanotischer-schwarzer Farbe (Nekrose) müssen während der Behandlung beobachtet werden.

*Patienteninformation:* Den Patienten wird erklärt, daß die verbliebene Bewegungsfunktion des erkrankten Beines so weit wie möglich erhalten bleiben muß (s. Behandlungsziele, Prinzipien, Techniken S. 95–114). Durch die Erläuterung der Wirkungen von passiven und aktiven Techniken, die mit dem Patienten durchgeführt werden, können diese Patienten – trotz starker Beschwerden – zur Mitarbeit motiviert werden.

### Passive Techniken (s. S. 112)

*Lagerung:* Tieflagerung des durchblutungsgestörten Beines. Wenn Schwellungen (Ödeme) bestehen wird zwischendurch das erkrankte Bein wieder horizontal gelagert.

*Wattestiefel und Polsterung Dekubitus gefährdeter Hautpartien.*

*Passives und/oder unterstütztes Bewegen:* Je nach Schmerz- und Berührungsempfinden der Patienten werden die Zehen-, Fuß-, Knie- und Hüftgelenke passiv oder unterstützt vom Krankengymnasten bewegt.

### Aktive Techniken (s. S. 96–111)

*Halten:* Statische Muskelkontraktionen proximal des Verschlusses werden zum Krafttraining als Halten der Beinmuskulatur mit submaximaler Kraft von ca. 5 Sekunden Dauer zwischen das passive oder unterstützte Bewegen geschaltet. Fußschmerzen und Abblassen der Fußhaut (Zehen, Vorfuß, Ferse) dürfen nicht eintreten. Sind Schmerzen und abgeblaßte Hautstellen doch entstanden, können sie durch Tieflagerung des Beines beseitigt werden.

*Fußtretbewegungen und Halten mit dem gesunden Bein:* Das Fußtreten zur postoperativen Thromboseprophylaxe und zur Erhaltung der lokalen Muskelausdauer werden den Patienten mit dem gesunden Bein gezeigt. Dabei werden Halten zum Krafttraining mit der gesamten Beinmuskulatur zwischen die Bewegungsserien geschaltet. Der Patient wird angeleitet das Bewegen und Halten mehrmals am Tag selbsttätig zu üben.

*Stehen vor dem Bett:* Einmal am Tag sollte der Patient sich bei erträglichen Schmerzen vor das Bett stellen.

*Atemübungen*

Mit dem Bewegen der Beine wird das Lernen der krankengymnastischen Atemtechniken, Hustentechniken und die Information über die Handhabung der Atemübungsgeräte verbunden s. S. 147.

## 7.2.2 Präoperative Behandlung von Patienten mit Funktionellen Durchblutungsstörungen der oberen Extremitäten

Patienten mit diesen Störungen (z. B. Raynaud-Phänomen) werden in der Gruppe vorbereitet. In dieser Gruppe liegt der Schwerpunkt der Behandlung auf der Atemtherapie, da ein thorakaler Eingriff vorgesehen ist.

## 7.2.3 Präoperative Behandlung aller Patienten mit Atemtherapie

Die Motivation der Patienten zur postoperativen Durchführung der Atemtherapie ist an die präoperative Information über den Sinn der Atemübung (Atemgymnastik) und den Hinweis auf das selbsttätige Üben im Tagesverlauf sowie an eine gute praktische Anleitung gebunden. In den folgenden Abschnitten werden die krankengymnastischen Atemtechniken und mehrere – heute in den chirurgischen Krankenhausabteilungen und Kliniken – verwandten Atemübungsgeräte sowie das Atmen mit Respiratoren geschildert.

*Patienteninformation über die postoperativen respiratorischen Komplikationen speziell Pneumoniegefahr:*
Postoperative Ursachen für den Angriff von Pneumonieerregern sind:
a) eine Sekretretention in den Bronchien, wenn im Anschluß an die Intubationsnarkose mit Hypersekretion und verringerter Flimmerhaartätigkeit in den zentralen Atemwegen eine gestörte bronchiale Reinigung entstanden ist,
b) eine Bildung von Atelektasen im Lungengewebe durch oberflächliches Atmen (Hypoventilation) infolge Wund- oder/und Drainagelagenschmerz,
c) eine Hypostase des Lungenblutes – vornehmlich in den dorsalen Abschnitten des Lungenkreislaufs –, die bei Ruhigstellung der Patienten in Rückenlage im Bett infolge des Schwerkrafteinflusses entstehen kann.
Die Vorbeugung d. h. die Pneumonienprophylaxe wird erreicht durch Verbesserung der pulmonalen postoperativen Situation, so daß die Erreger* ungünstige Bedingungen finden. Das kann erreicht werden:
– durch tiefe Atemzüge, die während Bettruhe mehrmals am Tag in die Ruheatmung eingeschaltet werden. Sie unterstützen über die atemsynchronen Bronchiallumenänderungen den Sekrettransport,

* Pneumonieereger werden nur medikamentös beseitigt.

eröffnen frische Mikroatelektasen und beschleunigen vorübergehend durch die Ein- und Ausatembewegungen der Lunge die Lungendurchblutung,
– durch Hustentechniken mit möglichst schmerzlosem Abhusten des Bronchialsekrets.

*Atemübungen (Atemgymnastik–Atemtherapie)*
*Krankengymnastische Atemtechniken zur vorübergehenden Ventilationsanregung:*\* Die Patienten werden im Wahrnehmen und langsamen Vergrößern der kosto-abdominalen Atembewegungen nach ventral und lateral angeleitet d. h. die Patienten lernen die normalerweise unbewußten Atembewegungen des Abdomens und der unteren Rippen zu empfinden und tiefe Einatemzüge in die Ruheatmung einzuschalten. Patienten, die auf thorakale Eingriffe vorbereitet werden üben auch das Wahrnehmen der kostalen Atembewegungen nach ventral und lateral. Nach dem Einatmen wird eine Pause von 1–2 Sekunden gehalten, damit die eingeatmete Luft Zeit hat, sich auf alle Alveolarabschnitte zu verteilen. Anschließend wird die Luft durch die Nase oder auf aphonische Laute (ff, sch) ausgeatmet und mit aktivem Bauchmuskeleinsatz etwas verlängert. Um Hyperventilation zu vermeiden, lernen die Patienten 3–5mal hintereinander tiefer zu atmen und anschließend unter Konzentration auf die wahrnehmbaren Ruheatembewegungen normal zu atmen. Die tieferen Atemzüge mit der dazwischen geschalteten Normalatmung sollen die Patienten 2–3mal wiederholen. Auf diese Weise werden innerhalb von ca. 10 Minuten 10–20 tiefe Atemzüge in die normale Ruheatmung eingeschaltet.

*Atemübungsgeräte zur vorübergehenden Ventilationsanregung* werden in den chirurgischen Krankenhausabteilungen und Kliniken verschieden eingesetzt. Sie dienen dem gleichen Therapieziel d. h. Verhütung von Atelektasen und Verbesserung des Sekrettransportes. Sie werden meist präoperativ erklärt. Gegenwärtig sind zu unterscheiden:

– *Ausatmen durch einen weitlumigen Schlauch gegen Wasserdruck*

Der Wasserdruck kann durch niedrigeren oder höheren Wasserstand in einer Flasche variiert werden. Dadurch wird der exspiratorische Druckabfall in den Atemwegen während der Ausatmung verlangsamt. Die Atemwege, die beim Ausatmen verengt werden, bleiben länger weit und die in der Lungenperipherie liegenden Alveolen bleiben entfaltet.

– *Einatmen mit «Triflo» Gerät.* Der Patient atmet ein größeres Strömungsvolumen (gemessen in ml/s) d. h. er atmet behutsam Bällchen in Röhren hoch. So lange das eingeatmete Luftvolumen gehalten werden kann, bleiben die Bällchen am oberen Röhrenende stehen. Mit dem Gerät wird eine inspiratorische Vergrößerung des Atemzugvolumens bei langsamer Luftströmung und inspiratorischem Atemanhalten erzielt, das ebenfalls zur Eröffnung weiterer Alveolarbereiche führt.

*Atemübungsgerät zur vorübergehenden Ventilationssteigerung*\*\*
Das *Atmen mit dem «Atemrohr»* nach GIEBEL (sog. variabler, künstlicher Totraumvergrößerer) führt zu einer – central von den Atemzentren gesteuerten – Mehratmung in Körperruhe (Ventilationssteigerung). Der erhöhte Einatemreiz wird durch das Einatmen der kohlendioxidreichen Luft aus dem Rohr (sog. $CO_2$ Rückatmung) hervorgerufen. Die erzielte Mehratmung d. h. das in Ruhe erhöhte Atemminutenvolumen muß mit tiefen Atemzügen, die unter 24/min beim Erwachsenen liegen, geleistet werden, um einen Therapieeffekt in oben geschildertem Sinn zu erreichen. Ist die Atemfrequenz zu hoch (28–30/min) ist entweder der künstliche Totraum zu groß gewählt oder der Patient ist zu schwach, um den Totraum mit größerer Atemtiefe zu kompensieren. Die meisten Gefäßpatienten kompensieren aber postoperativ einen vorgeschalteten Totraum von 200–400 ml (2–4 Ansatzstücke à 100 ml). Das Atmen mit dem Rohr wird den Patienten präoperativ erklärt. Besonders respiratorisch gefährdete Patienten (chronische

---

\* Mit Ventilationsanregung bezeichnen wir tiefere Atemzüge, die intermittierend in die Ruheatmung eingeschaltet werden. Das Atemminutenvolumen bleibt im Normbereich.
\*\* Ventilationssteigerung = Vergrößerung des Atemminutenvolumens (z. B. von 8 l/min auf 15–20 l/min) hervorgerufen durch vermehrte $CO_2$ Produktion bei körperlicher Belastung oder durch $CO_2$ Rückatmung aus dem vorgeschalteten Totraum.

Bronchitiker, Raucher, ältere Patienten) üben – wenn sie die erhöhte Atemarbeit zur Kompensation des Atemrohrs leisten können – präoperativ mit dem Rohr und zwar mit 200–300 ml bis zu 8mal am Tag für mindestens 10 Minuten.

*Atmen mit Respiratoren d. h. mit intermittierendem Überdruck (IPPB)*
Risikopatienten d. h. Personen mit chronisch obstruktiven Lungenerkrankungen und Patienten vor größeren abdominalen und thorakalen Eingriffen üben das Atmen mit IPPB Geräten. Die Patienten lernen, sich bis zum eingestellten endinspiratorischen Druck «aufblasen zu lassen» und entsprechend lange gegen einen exspiratorischen Widerstand im Gerät auszuatmen. Sie atmen größere Atemzugvolumina mit verminderter Atemarbeit, da diese vom Gerät abgenommen wird. Die Atemwegsobstruktion wird außerdem durch Inhalation eines broncholytisch wirkenden Medikamentes behandelt.

*Hustentechnik*
*Hustenmechanismus:* Um die Sekretpartikel aus der Trachea in den Mundraum zu befördern, ist ein großes Luftvolumen erforderlich, daß mit hoher Strömungsgeschwindigkeit durch die Atemwege ausströmt. Vor dem Hustenstoß wird daher tief eingeatmet, dann die Stimmritze verschlossen und mit Anspannung von Bauch- und Thoraxwandmuskulatur (Ausatemmuskeln) ein hoher intralveolarer Druck aufgebaut. Nun ist eine große Druckdifferenz zwischen dem Luftdruck in den Alveolen und dem Luftdruck in der Umgebungsluft entstanden, die für das schnelle Strömen in den Atemwegen erforderlich ist. Zum Hustenstoß wird die Stimmritze geöffnet und mit schnellem Luftstrom werden die Sekretpartikel in den Mund befördert.
*Patienteninformation:* den Patienten wird erklärt, daß beim Hustenstoß – besonders nach abdominalen und thorakalen Eingriffen – die Bauch- und Thoraxmuskulatur stark belastet wird und schmerzt. Damit die Patienten wegen der Schmerzen das Abhusten nicht unterdrücken, müssen sie sich «Hustenhilfen» geben.
*Üben der Hustenhilfe:* Nach tiefer langsamer Einatmung beide Hände auf das Wundgebiet behutsam drücken d. h. die Wundregion ruhig stellen und dann husten. Signalworte für das Abhusten können sein: Einatmen / Druck / Husten. Handhilfen für den zu erwartenden operativen Zugang a) bei abdominalem Zugang Hände auf Region des Bauchschnittes halten, b) bei lateralem thorakalen Zugang entweder mit der Hand der nicht operierten Seite die Wundregion fixieren oder den Arm der operierten Seite – im Ellenbogengelenk gebeugt – fest auf die Wundregion drücken. – *Patienteninformation:* den Patienten wird erklärt, daß Husten ein Reflex ist und daß über Reizung der Rezeptoren im Bereich der Trachea und der großen Bronchien 1 Hustenstoß zum nächsten reizen kann, so daß unproduktive Hustenstösse entstehen können. Besonders Bronchitiker und Raucher werden informiert, daß sie den Sekrettransport in den Atemwegen postoperativ wahrnehmen sollen und erst dann abhusten, wenn sie den Schleim als «Rasseln» im mundnahen Luftröhrenbereich hören oder empfinden. Bei starker Verschleimung wird ihnen Hilfe durch die Krankengymnasten oder das Pflegepersonal postoperativ zugesichert.

## 7.3 Postoperative Behandlung

Vor der Behandlung wird der **krankengymnastische Befund** erhoben, der sich gliedert in den Atembefund und den Extremitätenbefund der Beine und Arme.

### Atembefund – Beurteilung der Atemform in den ersten postoperativen Tagen

Bei peripheren operativen Eingriffen an den Beinen und Armen ist die Atemform unauffällig und entspricht der individuellen Norm. Nach abdominalen und thorakalen Eingriffen wird meist mit erhöhter Atemfrequenz (ca. 20–28/min) und kleinen Atemzugvolumina geatmet. Das Wundgebiet im Bereich des Abdomens oder des lateralen Thorax wird ruhig gestellt d. h. die sichtbaren und mit der Behandlerhand fühlbaren Atembewegungen sind vermindert (Schmerzschonatemform). Häufig wird kosto-sternal geatmet. Bei starker Sekretproduktion sind Atemnebengeräusche (Rasselgeräusche, ev. exspiratorisches Giemen) zu hören. Bei starker postoperativer Schwäche wird mit offenem Mund geatmet.

## Extremitätenbefund
### a) Beine
### 1  Beschwerden
- Wundschmerzen sind abhängig von der Operation, wobei Leistenschnitte und Wunden im Knie- und Unterschenkelbereich (femoro-supraglenoidaler und -infraglenoidaler Bypass) als besonders schmerzhaft empfunden werden,
- Ruheschmerzen im Unterschenkelbereich werden nur von wenigen Patienten angegeben.
- Belastungsschmerzen in der Wade treten erst nach längerer Gehleistung auf. Die Länge der Gehstrecke richtet sich nach der postoperativen Leistungsfähigkeit und der Durchblutung des operierten Beines.

### 2  Hautveränderungen
- Hautfarbe: Im Liegen ist – je nach präoperativem Schweregrad – die Haut des Fußes unauffällig oder rot-zyanotisch bis schwarz verfärbt; im Gehen können sich Fuß und distaler Unterschenkel rot bis zyanotisch färben.
- Hauttemperatur: Die Haut des Unterschenkels und Fußes kann sich warm oder in den ersten postoperativen Tagen noch kühl anfühlen.

### 3  Schwellungen (Ödeme)
a) im Liegen können sich postoperative Schwellungen im distalen Unterschenkelbereich zeigen bes. bei Patienten mit peripheren Bypassoperationen (femoro-crurale Umleitungen mit Schnittwunden unmittelbar oberhalb des Innen- oder Außenknöchels),
b) im Gehen können sich postoperative Schwellungen im distalen Unterschenkel- und Fußbereich entwickeln.

### 4  Muskulatur bzw. Nerven-Muskelsystem
Die Muskelkraft des operierten Beines ist beeinträchtigt
a) bei Patienten, die im Stadium III und IV operiert wurden,
b) bei Patienten mit postoperativen Paresen des N.femoralis oder N.peronaeus (Komplikationen).

### 5  Gelenkfunktion
a) Schmerzschonhaltungen im Liegen mit mehr oder weniger starken Bewegungseinschränkungen der Gelenke haben Patienten, die im Stadium III und IV operiert wurden. Patienten im Stadium II zeigen keine Schmerzschonhaltungen.
b) Bewegungseinschränkungen im oberen Sprunggelenk können beim Gehen in den ersten Tagen bei Patienten mit peripheren Bypassoperationen auftreten.

### 6 Gangbild

Die Patienten gehen in Schuhen mit Fersenhalt, bei Zehen- oder Fersennekrosen wird ein Maßschuh angefertigt, der Zehen und Ferse offenläßt. Einige Patienten zeigen in den ersten Belastungstagen fehlende oder nur geringe «Abrollbewegungen» des Fußes. Der Fuß der operierten Seite wird mit der ganzen Sohle aufgesetzt, d. h. in der Standphase wird mit dem Fußsohlenbodenkontakt begonnen und ohne Fersen- und Zehenablösung beendet (s. Stand- und Schwungphasen des normalen Ganges nach INMANN, S. 88). Es gibt aber auch Patienten mit normalem Gangbild.

### 7 Gehstrecke

In den ersten Gehtagen liegt die Gehstrecke häufig unter 500 m. Die Gehdauer richtet sich einerseits nach der postoperativen Schwäche und andererseits nach der gebesserten Durchblutung des operierten Beines. Ein Gehstreckentest oder Laufbandergometertest können in der frühen postoperierten Phase noch nicht durchgeführt werden.

### b) Arme

### 1 Beschwerden

- Wundschmerzen können bei Achselhöhlenschnitten besonders während der Bewegung im Schultergelenk auftreten,
- Belastungsschmerzen haben Patienten mit schwerer Raynaud Erkrankung,
- Ermüdbarkeit tritt im Vergleich zur präoperativen Leistungseinschränkung weniger auf.

### 2 Hautveränderungen

- Hautfarbe: Rote oder zyanotische Finger haben Patienten mit Raynaud beim Bewegen.
- Hauttemperatur: Hand und Finger sind warm, kühle Finger finden wir postoperativ nur bei schwerer Raynaud Krankheit.

### 3 Schwellungen

Postoperative Schwellungen können bis zum Ellenbogen reichen.

### 4 Muskulatur

Atrophien der Schulter- und Oberarmmuskulatur können sich bei einigen Patienten zeigen.

### 5 Gelenkfunktion

Fingergelenkkontrakturen können bei schwerem Raynaud-Phänomen vorhanden sein.

### Behandlungsziele

- Prophylaxe von Pneumonie, Thrombose, Schultergelenkkontraktur nach Thorakotomie mit lateralem Zugang (Achselschnitte),

- Verbesserung der allgemeinen Ausdauer und der lokalen Beinmuskelausdauer,
- Bei Komplikationen:
  a) Paresen: Erhaltung der kontraktilen Muskelelemente, Verbesserung der Muskelkraft, Kontrakturenprophylaxe,
  b) Wundheilungsstörung: Keine Irritation durch Bewegung.

## Aktive Techniken

*Atemübungen – Atemtherapie*

In den ersten postoperativen Tagen führen die bettlägerigen Patienten die präoperativ erlernten krankengymnastischen Atemtechniken durch und das Atmen mit Atemübungsgeräten. Das am meisten verwandte Gerät ist das «Atemrohr» nach GIEBEL. Die Krankengymnasten kontrollieren das Sekretabhusten und geben bei unproduktivem Husten folgende Hilfen: Der Patient soll nur oberflächlich atmen, Luft nach Einatmung kurz anhalten, gegen geschlossene Lippen anhusten. Er soll sich – wenn möglich – so verhalten bis der unproduktive Husten vorüber ist oder das Sekret mit 1 Hustenstoß abgegeben werden kann. Respiratorisch besonders gefährdete Patienten (Raucher, chronische Bronchitiker, ältere Personen und diejenigen nach thorakalem u. U. auch abdominalem Eingriff) führen öfter am Tag das Atmen mit IPPB Geräten durch oder werden auf der Intensivstation assistiert beatmet. Nach thorakalen Eingriffen werden zur Kontrakturprophylaxe die Bewegungen im Schultergelenk mit den Patienten geübt und sie zum selbständigen Bewegen angeleitet.

*Bewegen im Bett*

a) *Bewegen bei unkompliziertem postoperativem Verlauf:*

Das Bewegen im Bett wird in Rückenlage vorgenommen, da die Patienten die ersten postoperativen Tage nicht umgelagert werden können. Dabei werden extreme Gelenkbewegungen mit den operierten Extremitäten vermieden, um die Wundheilung nicht zu irritieren. Mit den **Beinen** wird das Fußtreten als Intervallarbeit ausgeführt (s.präop. Behandlung), es wird unterbrochen, wenn «Druck» in der Wade auftritt. Dann wird außerdem die Intervallarbeit geändert, entweder das Belastungsintervall verkürzt oder das Pausenintervall verlängert (s. präop. Behandlung, Seite 144). Das Fußtreten ist besonders wichtig für Patienten, die mehrere Tage liegen. Mit den **Armen** werden nach Thorakotomie Bewegungen im Schultergelenk geübt und bewegungseingeschränkte Fingergelenke (nach operiertem Raynaud-Phänomen) passiv und aktiv bewegt.

b) *Bewegen bei kompliziertem postoperativem Verlauf:*
- Nervenläsionen: 1. bei N.Femoralisparese wird mit dem Fußtreten ein statisches Krafttraining des M.quadriceps verbunden (Elektrotherapie ist in den seltensten Fällen nötig), 2. bei N.Peronaeusparese ist zur Kontrakturprophylaxe eine Lagerung des Fußes in Dorsalextension mit weichem Kissen hinter Fußsohle wichtig. Das obere und untere Sprunggelenk werden passiv – ange-

paßt an die Schmerz- und Wundverhältnisse – bewegt. (Elektrotherapie wird je nach Wundheilung am Unterschenkel durchgeführt).
- Wundheilungsstörungen: Bei verzögerter Heilung des Operationsschnittes ist keine Bewegung im Wundbereich erlaubt und der Patient muß längere Bettruhe einhalten. Der behandelnde Arzt ist mit der Anweisung zum Aufstehen sehr zurückhaltend.

*Gehen bzw. Gehtraining*

Bei unkompliziertem postoperativem Verlauf beginnen die Patienten das Aufstehen und Gehen möglichst am Tag nach der Operation. Ausgenommen vom Frühaufstehen sind Patienten mit Leistenschnitten und peripherem Bypass.
Gehtempo und Gehdauer richten sich nach der postoperativen allgemeinen Leistungsfähigkeit und den Beschwerden der Patienten. Gehhilfen sind – außer bei den Patienten im Stadium IV mit Compartmentsyndrom und Nervenläsionen – nicht erforderlich. Die Gehstrecke liegt anfangs meist unter 500 Meter. Das Gangbild ist verschieden. Einige Patienten zeigen ein unauffälliges Gehen ohne Beschwerden. Andere Patienten gehen ohne Fußabrollbewegung. Eine Schwellung im Knöchelbereich, die die Bewegung im oberen Sprunggelenk beeinträchtigt, schwillt nach einigen Gehtagen ab. Eine zu Beginn auftretende Zyanose des distalen Unterschenkels und Fußes, die sich in der Körperaufrichtung entwickelt hat, verschwindet nach einigen Tagen. Die Patienten werden angeleitet, auf Krankenhausfluren und/oder bei der warmen Jahreszeit im ebenen Klinikgelände ihr intervallisiertes Gehen durchzuführen. Sie richten ihr Gehtempo nach einer möglichst langen schmerzfreien Gehleistung (Gehstrecke) und schalten Pausenintervalle im Stehen oder Sitzen ein. Ein Gehen nach dem Takt eines Metronoms wird in dieser frühen postoperativen Phase nicht durchgeführt.

«*Reverschluß*»: Treten beim Gehen vermehrt Schmerzen in der Wade auf d. h. verkürzt sich die Gehstrecke bei gewohntem Gehtempo, muß das Gehtraining unterbrochen und der Arzt informiert werden, da ein erneuter Verschluß eines Gefäßes eingetreten sein kann.

## Entlassung der Patienten

Die Entlassung der Patienten macht der Arzt abhängig vom Allgemeinzustand d. h. von der Erholung der Patienten nach dem operativen Eingriff, von der Wundheilung und vom Erfolg der Operation.
In vielen Fällen wird eine Anschlußheilbehandlung in einer Klinik für Herz- und Kreislaufkranke bzw. Gefäßkranke d. h. in einer Rehabilitationsklinik angeschlossen.

# V.

# Venen- und Lymphsystem

## H. KRISTEN

## 1 Physiologie des Venensystems

Für das Verständnis der Physiologie und besonders der Pathophysiologie der Extremitätenvenen sind drei Punkte von entscheidender Bedeutung:
1. Die klare anatomische Unterscheidung zwischen oberflächlichen (Subkutan-) Venen und tiefen Leitvenen mit der Verbindung beider Systeme durch Venae communicantes bzw. Venae perforantes (Abb. 81 und 82).
2. Der Querschnitt ein und derselben Vene ist wegen des unterschiedlichen Tonus und der hohen Dehnbarkeit ihrer Wand enorm variabel.
3. Der venöse Rückstrom aus den Extremitäten erfolgt entgegen der Schwerkraft, also bergauf.

Wegen seiner besonderen klinischen Bedeutung und der hier besonders ungünstigen Strömungsdynamik wird für die weitere Darstellung das Venensystem der unteren Extremität gewählt.

**Zu 1)** Die Aufgabe der oberflächlichen, zwischen Fascie und Haut in verschwenderischer Fülle angeordneten Venen beschränkt sich rein auf die Drainage von Haut und subkutanem Fettgewebe. Die Subkutanvenen entleeren ihr Blut in die tiefen Venen und zwar zu einem Großteil etagenweise über die Venae communicantes. Da sie dabei die Fascie «perforieren», werden sie meist als Vv.perforantes bezeichnet. Ein anderer Teil des Abflusses erfolgt über die beiden großen subkutanen Längskollektoren, die Venae saphena magna und parva, über deren Mündung in der Leiste, sog. Crosse, bzw. in der Kniekehle (Abb. 83).

Etwa 90% des normalen venösen Rückstroms eines Beines erfolgt über die tiefen Leitvenen in der Muskulatur. Es ist deshalb auch schadlos möglich, bei intaktem tiefem System die Hauptvenenstämme der Haut mit zahlreichen Nebenästen operativ zu entfernen, wie dies z. B. bei der radikalen Operation von Krampfadern nach BABCOCK geschieht. Schäden am tiefen Abflußsystem werden dagegen fast immer erhebliche Funktionsstörungen hervorrufen.

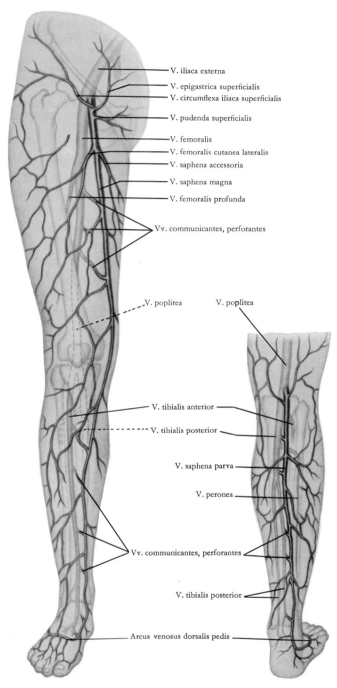

Abb. 81: Anatomie der Beinvenen. Dunkle Adern: oberflächliche Venen. Helle Adern: tiefe Venen.
(Aus Sigg, K.: «Beinleiden», 2. Auflage, Springer Verlag, 1976).

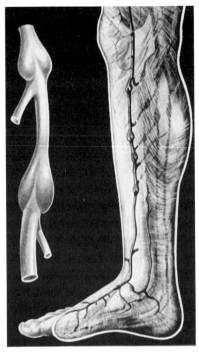
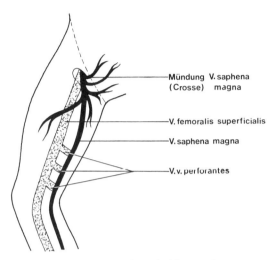

Abb. 82: Darstellung der oberflächlichen und tiefen Venen mit den verbindenden Venae perforantes. Links Venenklappen im Detail.
(Aus SANOL-SCHWARZ Informationen «Venen-Erkrankungen»)

Abb. 83: «Crosse» = Mündung der Vena saphena magna mit Seitenästen (Venenstern) in die Vena femoralis unterhalb des Leistenbandes (in der Leistenregion), mod. nach SALZMANN 1979.

**Zu 2)** Periphere Arterien sind mit ihren starken elastischen und muskulären Wandelementen auch bei hohem Innendruck zur aktiven Verengung fähig. Der sehr viel schwächere Aufbau der Venenwand ermöglicht zwar ebenfalls eine neurovegetativ und hormonal gesteuerte Eigenspannung, den sog. Venentonus. Bereits durch relativ geringe Innendrucksteigerungen wird die Vene jedoch druckpassiv gedehnt, die Blutfüllung nimmt zu. Man kann dies an den Venen des Hand- oder Fußrückens beim Wechsel von der Waagerechten in die abhängige Lage leicht beobachten. So nimmt durch einfache Erhöhung des hydrostatischen Drucks beim Übergang vom Liegen zum Stehen die Gesamtfüllung der Beinvenen beim Venengesunden bereits um ca. 500 ml zu (Abb. 84).
Dieses Blut geht dem Kreislauf vorübergehend gewissermaßen verloren, es wird in den Venen als Teil des sog. Niederdrucksystems deponiert. Andererseits kann diese, für die gesamte Kreislaufregulation wichtige Blutdepotbildung durch Veränderung des Venentonus gesteuert werden. Eine Zunahme der Wandspannung führt unter Verringerung des Querschnitts und der Blutfüllung zur Strömungsbeschleuni-

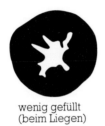

wenig gefüllt
(beim Liegen)

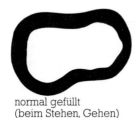

normal gefüllt
(beim Stehen, Gehen)

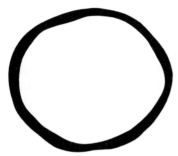

prall gefüllt
(nach langem Sitzen, Stehen)

Abb. 84: Venenquerschnitt mit unterschiedlichem Füllungszustand in Abhängigkeit von der hydrostatischen Belastung.
(Aus SANOL-SCHWARZ Informationen «Venen-Erkrankungen»)

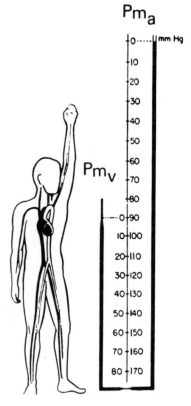

Abb. 85: Hydrostatische Drücke in aufrechter Stellung
$Pm_a$ = arterieller Mitteldruck
$Pm_v$ = venöser Mitteldruck

gung und umgekehrt. Damit wird eine ständige Anpassung des Blutrückflusses zum Herzen an das momentane erforderliche Herzzeitvolumen ermöglicht. Eine Störung dieses Regelmechanismus infolge abnorm erniedrigtem Venentonus (Hitze!) bei gleichzeitiger anhaltender Stehbelastung kann zum Kollaps führen: «das Blut versackt in den Beinen» (s. S. 49)!

**Zu 3)** Im Liegen ist die Niveaudifferenz zwischen dem rechten Vorhof und den Unterschenkelvenen in etwa ausgeglichen. Der geringe, über das Kapillarsystem noch verbliebene Restdruck des arteriellen Schenkels reicht zusammen mit dem

Einfluß der Atmung aus, um den venösen Rückstrom in Gang zu halten. Die Änderungen der intrathorakalen und intraabdominalen Drücke haben einen «Druck-Saug-Pumpeffekt» auf die venöse Strömung s. S. 177.

Beim *Wechsel in die senkrechte Körperlage* nimmt der intravasale Druck in den peripheren Arterien und Venen stark zu und zwar um den Betrag der jeweiligen hydrostatischen Druckdifferenz zum Herzen. Anders ausgedrückt, das Gewicht der Blutsäule bis zum Herzen addiert sich zum jeweiligen intravasalen Blutdruck: in Knöchelhöhe beträgt diese hydrostatische Druckdifferenz mithin etwa 100–120 cm $H_2O$ entsprechend ca. 80–100 mm Hg. Bei einem arteriellen Mitteldruck in Herzhöhe von 90 mm Hg steigt der Druck in der Knöchelarterie beim Stehen also augenblicklich auf etwa 170 mm Hg an (Abb. 85).

In den Venen baut sich diese Druckerhöhung beim Übergang vom Liegen zum ruhigen Stehen erst mit einer *gewissen Verzögerung auf:* zunächst fangen die als Rückschlagventile funktionierenden Venenklappen das Gewicht der venösen Blutsäule fast völlig auf. Erst mit dem wachsenden Zustrom über die Kapillaren steigt von peripher her auch der Venendruck an, und zwar bis fast zum Angleich an die hydrostatische Druckerhöhung des arteriellen Schenkels. Dabei werden die Venen zwangsläufig druckpassiv solange erweitert, wie der Dehnungswiderstand der Venenwand und der umgebenden Gewebe dies zuläßt (Abb. 84). Die arteriell zugeführte Blutmenge fließt in diesem Zeitraum nur partiell zum Herzen zurück, ein Teil «versackt» in den dilatierten Venen. Dabei kann schließlich das Auseinanderweichen der Klappenansatzringe der Venenwand gleichzeitig zu einer relativen Klappeninsuffizienz führen und damit zum endgültigen hydrostatischen Druckangleich beitragen. Grob vereinfacht besteht jetzt eine Situation, in der die gesamte Vene erweitert und mit offenen Klappen unter vollem hydrostatischen Überdruck steht, d. h. peripher etwa 80–90 mm Hg wie in der Arterie. Die gegenüber dem Liegen unveränderte transkapilläre arteriovenöse Druckdifferenz von 15–20 mm Hg kann die anfallende arterielle Blutmenge nun wieder quantitativ «den Berg hinauf transportieren».

Beim Übergang vom Liegen in den ruhigen Stand bleibt also nach Überwindung einer kurzen Anpassungsphase der venöse Rückstrom zum Herzen gesichert. Dies ist jedoch nur möglich um den Preis einer enormen Erhöhung des peripheren Venendrucks mit einer massiven Störung des STARLING-Mechanismus. Die Flüssigkeitsrückresorption aus dem Gewebe in den venösen Kapillarschenkel kann nur funktionieren, wenn der intravasale Druck kleiner ist als die Summe aus dem kolloidosmotischen Druck des Blutes und dem interstitiellen Gewebsdruck (Abb. 86). Diese Relation wird jedoch durch die nun entstandenen Venendrücke am Unterschenkel auf den Kopf gestellt. Der Venendruck ist hier beim ruhigen Stehen etwa 3 mal so hoch wie die Rückfiltrationskräfte. Es kommt zu einer Flüssigkeitsretention im Gewebe, zum *interstitiellen Ödem*. Die im Tagesverlauf auch beim Venengesunden auftretenden *Beinschwellungen* bei Steh- und Sitzberufen finden so eine einfache Erklärung. Hier handelt es sich jedoch um die Folge einer unnatürlichen und extrem unphysiologischen Zwangshaltung im Berufsleben. Die «normale»

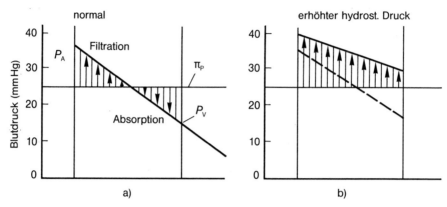

Abb. 86: Schematische Darstellung der kapillaren Filtrations-Reabsorptionsbedingungen:
a) Bei normalen hydrostatischen Drücken in den Kapillaren herrscht relatives Fließgleichgewicht zwischen Filtration im arteriellen und Absorption im venösen Kapillarschenkel. Die Filtrations-Reabsorptionsquote wird durch den effektiven Kapillardruck ($P_a$ = Druck am Anfang, $P_v$ = Druck am Ende der Kapillare) sowie den effektiven kolloidosmotischen Druck des Plasmas ($\pi_p$ = 25 mm Hg) bestimmt.
b) Bei erhöhten hydrostatischen Drücken besteht verstärkte Filtration und keine Absorption mehr in den Beingefäßen des stehenden Menschen.
(Aus: WITZLEB, E.: Münch. med. Wschr. 121 (1979) 2:49)

Lebensweise des Menschen ist immer mit mehr oder weniger ausgeprägter Beinbewegung verbunden.
Durch Bewegung der Beinmuskulatur wird jedoch die beim ruhigen Stand unbefriedigende und für den STARLING-Mechanismus geradezu katastrophale Situation schlagartig gebessert. Durch die Muskelkontraktionen, etwa der Wade, werden die hier eingebetteten tiefen Leitvenen segmental ausgepreßt. Dabei kann das Blut wegen der Ventilfunktion der Venenklappen nur in zentripetaler Richtung, also zum Herzen hin verschoben werden. Bei der Muskelerschlaffung entsteht in dem eben entleerten Venenabschnitt zwischen zwei Klappen ein Unterdruck, der das Blut aus der Peripherie und durch die Venae perforantes von der Haut ansaugt. Dann folgt wieder die Entleerung nach zentral durch die nächste Muskelkontraktion. Der Vorgang entspricht mithin mit diastolischer Füllung und systolischer Entleerung weitgehend dem Mechanismus der Herzaktion, man vergleicht deshalb diese «Muskelpumpe» auch mit einem «peripheren Herzen». Sie bewirkt einen aktiven Paternoster-ähnlichen Bluttransport von Klappenebene zu Klappenebene. Nach neueren Erkenntnissen wird diese Wirkung durch die gleichzeitigen Bewegungen in den kleinen Fußgelenken, sowie im Sprung- und Kniegelenk über die Entleerung von sub- und epifascialen Venenplexus wesentlich unterstützt. Wir sprechen daher heute sinngemäß von der *Gelenk- und Muskelpumpe:* sie verwandelt bereits nach wenigen Schritten den venösen Rückfluß von einem trägen Bach in einen reißenden Strom (Abb. 87).

Abb. 87: Muskelpumpe des Gesunden (nach MAY).
A = Arterie,
V = Vene,
D = Venendruck-Kurve,
K = Kapillargebiet,
F = Filtration,
R = Rückresorption,
E = Dauer der venösen Druckentlastung.

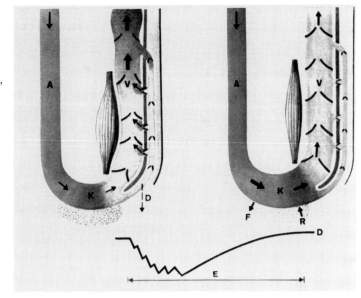

*Links:* Muskelkontraktion führt zur segmentalen Entleerung der tiefen Venen in zentripetaler Richtung (Klappen!). Dadurch Absinken des Venendruckes und Ansaugung des Hautvenenblutes durch die Vv. perforantes.
*Rechts:* Muskelerschlaffung mit «diastolischer» Nachfüllung aus der Peripherie bis zum Ausgleich des Venendrucks.

Abb. 88: Muskelpumpe bei Klappeninsuffizienz (PTS) (nach MAY).
A = Arterie,
V = Vene,
D = Venendruckkurve,
K = Kapillargebiet,
F = Filtration,
R = Rückresorption,
E = Dauer der venösen Druckentlastung verkürzt.

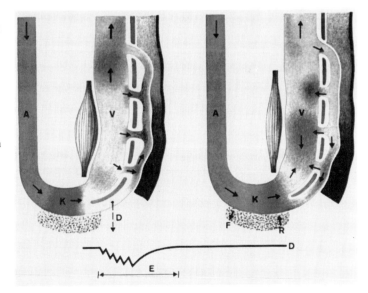

*Links:* Infolge fehlender Klappen bei Muskelkontraktion nur mangelhafte Entleerung der tiefen Venen. Das Blut weicht z. T. retrograd in die Peripherie, z. Teil über insuffiziente Perforansvenen in die Subcutanvenen aus (Varizenbildung!).
*Rechts:* In der Diastole pendelt ein Großteil des eben ausgetriebenen Blutes wieder zurück, da die Klappen fehlen. Die Druckentlastung ist nur gering und zeitlich verkürzt.

Dabei kommt es bereits nach einigen Sekunden zu einem völligen Abbau der hydrostatischen Druckbelastung. Der Venendruck normalisiert sich fast auf das Ausgangsniveau beim Liegen, von 80 auf 25 mm Hg. Die Funktion des STARLING'schen Prinzips ist damit wieder sichergestellt.

Absolute Voraussetzung für das Funktionieren der Muskelpumpe ist ein *intaktes Klappensystem*. Sind die Venenklappen z. B. nach einer Thrombose zerstört, ist ein aktiver Rücktransport des Blutes nicht mehr ausreichend möglich. Der Venendruck bleibt trotz Muskelbewegung erhöht, eine ständige Schwellneigung ist die Folge (Abb. 88, 89).

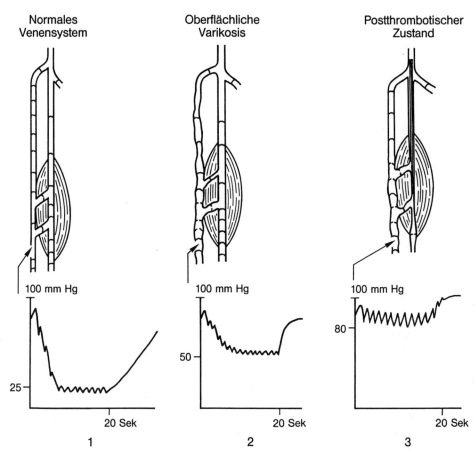

Abb. 89: Venendruckabfall beim Gehen in einer oberflächlichen Knöchelvene,
1 = Druckabfall bei normalem Venensystem,
2 = geringerer Druckabfall bei oberflächlicher Varikose,
3 = fast fehlender Druckabfall beim postthrombotischen Zustand.
(Nach NACHBUR, B. in Z. Allg. Med. 54 (1978) 17: 924)

# 2 Pathophysiologie, Klinik, Untersuchungsmethoden und Therapie der Venenerkrankungen

## 2.1 Oberflächliches Venensystem (Subcutanvenen)

### 2.1.1 Varizen

Unter Varizen oder Krampfadern versteht man das Bild einer dauernden Erweiterung und meist auch gleichzeitigen Schlängelung von Hautvenen durch Verminderung der Quer- und Längselastizität der Venenwand. Sie ist meist mit einem Umbau ihrer Mikrostruktur verbunden. Der Name Krampfader kommt aus dem Mittelhochdeutschen «Krumbader» und hat nichts mit Krampf zu tun. Man unterscheidet primäre und sekundäre Varizen.

*Primäre Varizen* entstehen meist auf dem Boden einer vererbbaren Anlageschwäche. Es handelt sich gewissermaßen um einen präformierten Materialfehler, der eine verminderte hydrostatische Belastbarkeit zur Folge hat. Die Entstehung und Verschlimmerung kann sowohl kontinuierlich wie auch schubweise erfolgen. Frauen sind häufiger betroffen als Männer.

Im Gegensatz dazu entstehen die sog. *sekundären Varizen* infolge einer Überlastung der Hautvenen durch vorangehende Schädigung des tiefen Venensystems, wie etwa beim postthrombotischen Syndrom (s. S. 183).

Entstehung und Verschlimmerung von Krampfadern können durch eine Reihe von endogenen und exogenen Faktoren u. U. sogar erheblich beschleunigt werden. Hierzu zählt der Tonusverlust durch hormonale Auflockerung der Venenwand in der Schwangerschaft oder durch die «Pille» ebenso wie die vermehrte hydrostatische Belastung und Bewegungsarmut bei reinen Steh- und Sitzberufen, sowie schließlich die Adipositas.

Aus anatomischen, pathophysiologischen und therapeutischen Gründen unterscheidet man *4 Haupttypen von Varizen,* die isoliert oder kombiniert auftreten können:
1   Stammvarizen, sie betreffen den Hauptstamm der Vena saphena magna oder parva, oft mit gleichzeitiger Insuffizienz der Mündungsklappe in der Leiste bzw. Kniekehle.
2   Nebenastvarizen, häufig retikulär (netzförmig).
3   Insuffiziente Venae perforantes, oft als Ausgangspunkt von Astvarizen oder im Verlauf von Stammvarizen.
4   Feinretikuläre Varizen oder sog. Besenreiser (nur kosmetische Bedeutung).

Bereits die kosmetische Entstellung kann besonders bei Frauen auch eine erhebliche psychologische und soziale Bedeutung erlangen (Partnerschaft, Hemmungen beim Sport, Beeinträchtigung bei bestimmten Berufen). Die wesentliche medizinische Bedeutung der Varizen liegt aber naturgemäß in den möglichen Beschwerden und Komplikationen.

Die Primärsymptome reichen vom Venendehnungsschmerz über «schwere Beine» bis zu Belastungsödemen mit Spannungsbeschwerden (bursting pain). Sie werden durch Wärme verstärkt, sind bei Frauen nicht selten zyklusabhängig und bei Hochlagerung reversibel.

Besondere Bedeutung für den klinischen Schweregrad und eventuelle Sekundärfolgen kommt der *Klappeninsuffizienz* zu, d. h. der eingeschränkten oder aufgehobenen Ventilfunktion der Venenklappen, besonders an der Einmündung in die tiefen Venen oder im Bereich der Venae perforantes. Hierdurch kommt es zeitweilig oder dauernd unter Belastung zu einer Umkehr der venösen Strömungsrichtung aus der Tiefe an die Oberfläche und von proximal nach distal. Es entsteht ein anhaltender venöser Überdruck in den regionalen und nachgeschalteten Hautvenenplexus, der einerseits zur Ausdehnung des Varizenbefundes und andererseits zu stauungsbedingten Ernährungsstörungen der Haut führen kann (s. oben: Starlingprinzip). Oft entwickelt sich so ein Teufelskreis mit ständiger Zunahme der Varizen und Übergang in eine chronisch venöse Insuffizienz (CVI).

## Behandlung

*Allgemeines*

Nicht jede sichtbare Vene ist eine Varize und nicht jede Varize ist behandlungsbedürftig. Viele leichtere Befunde können durch dosierten Sport (Laufspiele, «Joggen»), Gewichtsreduktion, zeitweilige Anwendung von venentonisierenden Medikamenten oder von leichten Stützstrümpfen völlig ausreichend beherrscht werden.

Den Anlaß, über eine invasive Behandlung der Varizen nachzudenken, geben akute Komplikationen, chronische *Stauungsbeschwerden* im Sinne der CVI, sowie oft auch die Notwendigkeit von Präventivmaßnahmen bei sehr ausgeprägten Befunden und schließlich nicht selten die subjektive kosmetische Indikation des Patienten. In vielen Fällen kann durch die Ausschaltung der Varizen dem Patienten das sonst notwendige dauerhafte Tragen eines festen Kompressionsstrumpfes erspart werden.

*Anamnese und Untersuchungstechnik*

Für die Entscheidung zwischen der sog. radikalen *Varizenoperation*, dem sog. Stripping, und der *Verödungsbehandlung* mit sklerosierenden Substanzen, ist neben einer eingehenden Anamnese und gezielten Venenuntersuchung auch die Würdigung des Lebensalters, Gewichtes, Allgemeinzustands und der persönlichen Lebensumstände des Patienten erforderlich.

Die Vorgeschichte umfaßt besonders die zeitliche Entwicklung der Krampfadern, Hinweise auf eine CVI, auch abgelaufene Phlebitiden oder evtl. tiefe Beinvenenthrombosen. Hier spielen Operationen, Unfälle und Schwangerschaften eine erhebliche Rolle und ebenso die Einnahme von Ovulationshemmern, wie sonstiger Hormone, insbesondere Cortison. Natürlich müssen andere Erkrankungen, insbesondere das Herz- und Kreislaufsystem, erfaßt werden, zumal sie sowohl für die Beurteilung von Stauungszuständen, wie auch für die evtl. Operabilität erhebliche Bedeutung haben können.

Die *Untersuchung* der Varizen erfolgt immer am stehenden Patienten, stets an beiden Beinen und immer vom Fuß bis zur Leiste. Dabei werden zunächst Schwellungen, Verfärbungen und sonstige Stauungsveränderungen der Haut ebenso registriert wie die sichtbaren Varizen. Diese Untersuchung muß unter allen Umständen durch die sorgfältige digitale Abtastung, die Palpation, im Bereich der Hauptvenenstämme ergänzt werden. Viele und oft die wichtigsten Varizenbefunde, etwa im Fettgewebe des Oberschenkels, können nur mit dem tastenden Finger aufgespürt werden. Dies gilt insbesondere auch für die an ihrer Faszienlücke erkennbare Perforanteninsuffizienz und für die Mündungsklappeninsuffizienzen der Leiste und in der Kniekehle. Diese lassen sich nach meiner Erfahrung am einfachsten mit dem sog. Hustentest nachweisen: der Finger wird auf den Saphenastamm dicht unterhalb der Mündung gelegt und der Patient aufgefordert, kräftig zu husten: Besteht eine Insuffizienz der Mündungsklappe, der sog. Crosse (Abb. 83), so wird die rückwärts gerichtete Druckwelle nicht mehr abgefangen, sondern unterhalb der Klappe spürbar. Differenziertere Untersuchungsmöglichkeiten ergeben sich darüberhinaus durch die Dopplersonographie, die Lichtreflexrheographie und die retrograde Preßphlebographie, die in entsprechenden Fällen zur Ergänzung herangezogen werden. Die früher häufig verwendeten klinischen Tests z. B. nach TRENDELENBURG, PERTHES, MAHORNER und OCHSNER seien hier nur erwähnt. Sie haben heute keine praktische Bedeutung mehr.

Als Beispiel für die chirurgische Behandlung der Varizen diene hier die meist geübte *Operation nach* BABCOCK.

Dabei wird die Vena saphena magna unmittelbar an ihrer Mündung in die tiefe Femoralvene unterbunden und durchtrennt unter gleichzeitiger Ligatur aller im Mündungsbereich faßbaren Seitenäste, des sog. Venensterns (Abb. 83). An einer 2. Durchtrennungsstelle vor dem Innenknöchel wird dann eine lange Metallsonde, der sog. Stripper, durch die Vene bis zur Leiste vorgeschoben. Dort wird die abgetrennte Vena saphena magna an der Sonde fixiert und mit dieser im ganzen extrahiert. Häufig werden dabei wegen zu stark gewundener Venenkonvolute weitere zwischengeschaltete Schnitte am Ober- und Unterschenkel nötig, wie sie auch für die anschließende Entfernung von Seitenastvarizen und -konvoluten, sowie zur Ligatur von Perforanteninsuffizienzen erforderlich sein können. Alle diese Hilfsschnitte sind heute nur mehr 1–1,5 cm lang und später als Narben kaum sichtbar. Anschließend wird eine Redondrainage eingelegt und noch auf dem Operationstisch sehr fest bis zur Leiste gewickelt, um der Hämatombildung in dem ausgedehnten Wundkanal entgegenzuwirken. Der Eingriff wird in der Regel in Allgemeinnarkose, seltener in Spinalanästhesie, von einigen spezialisierten Phlebologen auch in Lokalanästhesie durchgeführt. Der Patient kann bereits am *Abend des Operationstages, spätestens jedoch am nächsten Morgen mit Hilfe der Krankengymnasten oder des Pflegepersonals wieder kurz aufstehen*. Er wird dann in den Folgetagen rasch zunehmend mobilisiert unter Beibehaltung der Dauerkompression. Diese erfolgt entweder in Form des Kompressionsverbandes **oder** eines hüftlangen Gummistrumpfes, der dann in den ersten 10 Tagen auch im Bett getragen wird. Die Krankenhausverweildauer kann bei diesem Vorgehen auf weniger als 1 Woche begrenzt werden. Das postoperative Thrombo-Embolierisiko ist in der Hand eines erfahrenen Venenchirurgen und bei *konsequentem Gehen und bei Überwachung der Kompressionstherapie seitens der Krankengymnasten* oder/und des Pflegepersonals in den ersten postoperativen Tagen geringer als bei einer Appendektomie. Der bis zur Leiste reichende Gummistrumpf muß tagsüber noch für 3 Monate p. Op. weitergetragen werden. Der Patient kann sich nach der Krankenhausentlassung entsprechend seinem subjektiven Empfinden zunehmend belasten und nach spätestens 3–4 Wochen die Berufstätigkeit wieder aufnehmen.

Ein zweites häufig geübtes Verfahren zur Beseitigung der Varizen ist die *Verödung* (Sklerosierung). Dabei werden die Varizen nicht entfernt, sondern durch die intravenöse Injektion einer gefäßwandreizenden Substanz zum Verschluß gebracht. Der dadurch ausgelöste Prozeß entspricht einer gesteuerten und abgemilderten phlebitischen Reaktion, die später zur Vernarbung und zur Resorption der verschlossenen Vene führt.

*Technisches Vorgehen:* die Behandlung erfolgt stets ambulant. Die wesentlichsten Voraussetzungen für ihr Gelingen und die Komplikationsfreiheit sind Vermeidung von Bettruhe, ausreichende Bewegung und straffe, bis zur Leiste reichende Kompression mit Binden oder festen Gummistrümpfen während der Behandlung und 4 Wochen danach. Nach meiner Erfahrung kann auf die nächtliche Kompression verzichtet werden, wenn das Fußende des Bettes um etwa 20 cm angehoben wird. Der Patient soll mithin während der Behandlungszeit seinen normalen Lebensrhythmus beibehalten, er kann voll berufstätig bleiben und Sport (Laufen, Schwimmen) treiben. Besteht Ödemneigung oder eine chronisch venöse Insuffizienz, so muß vor Beginn der Verödungstherapie eine optimale Entstauung durch Kompressionsbehandlung herbeigeführt werden. Ich lasse meine Patienten zu diesem Zweck bereits vorher sehr fest angepaßte lange Zweizugkompressionsstrümpfe tragen, deren Sitz und Handhabung ich unmittelbar vor Behandlungsbeginn nochmals kontrolliere. Dabei wird auf eine optimal hohe Befestigung des Strumpfes mit Mieder oder neuerdings auch einen speziellen Klebestift besonderer Wert gelegt. Die Thrombo-Embolie-verhütende Wirkung ebenso wie der Tragekomfort sind gerade bei festen Strümpfen von der Erfüllung dieser Voraussetzungen abhängig. Um dies zu sichern, hat es sich bei mir bewährt, grundsätzlich alle Verödungspatienten 2 Tage vor Beginn der Behandlung bereits den Gummistrumpf tragen zu lassen. So werden Fehler und technische Schwierigkeiten vorzeitig erkannt und können im persönlichen Gespräch abgestellt werden.

Bei der Verödung erfolgt der Einstich der Kanüle am stehenden oder sitzenden Patienten, da meist nur so die Vene ausreichend sicher zu punktieren ist. Die Injektion des Verödungsmittels erfolgt dagegen im Liegen mit hochgelagertem Bein. Dieses Vorgehen soll das Eindringen des Verödungsmittels durch die Venae perforantes in die tiefen Venen und damit deren Schädigung verhindern. Durch die Hochlagerung wird gleichzeitig die Flußgeschwindigkeit in den tiefen Venen stark erhöht und damit etwa übergetretenes Verödungsmittel entsprechend verdünnt und fortgespült. Ich lasse meine Patienten zusätzlich sofort anschließend mit steil erhobenem Bein Fußtretbewegungen durchführen, um auf diese Weise eine sturzbachartige Entleerung der tiefen Venen zu erzwingen. Sofort anschließend wird das verödete Bein bis zur Leistenbeuge mit 4 Binden stramm gewickelt (s. S. 199–215). Die Patienten entfernen den Verband erst abends beim Schlafengehen und legen am nächsten Morgen auf der Bettkante den Gummistrumpf wieder an.

Die Verödung einer ausgedehnten Varikose erfordert stets mehrere Sitzungen, wobei ich in der Regel jeweils etwa 5 Injektionen durchführe. Von den heute gebräuchlichen Verödungsmitteln – ich bevorzuge das wasserklare Aethoxysklerol – werden pro Injektion nur 0,5 bis höchstens 1 ccm verwendet. Auch hierdurch wird die Gefahr des Übertritts in die tiefen Venen und damit der tiefen Thrombose und Embolie gegenüber früher stark vermindert. Insgesamt liegt das Thromboserisiko bei der Verödung von Krampfadern in meinem Erfahrungsgut noch wesentlich unter dem der Varizenoperation, etwa in der Größenordnung von 1 : 1000 Patienten.

Sowohl nach der Varizenoperation als auch nach der Verödungsbehandlung sollte nach etwa 3 Monaten eine *Kontrolluntersuchung* durchgeführt werden. Erst dann kann nämlich mit ausreichender Sicherheit das Dauerresultat der Behandlung beurteilt und gegebenenfalls auch eine Nachverödung von Restvarizen durchgeführt werden.

Von besonderer Wichtigkeit ist die *Aufklärung der Patienten* vor Beginn der Behandlung. Man kann mit beiden Verfahren nur die im Augenblick bereits entwickelten Krampfadern beseitigen. Die Veranlagung des Patienten zur Varizenbildung besteht jedoch in vielen Fällen weiter, so daß eine Langzeitprognose bezüglich des Wiederauftretens von neuen Krampfadern nur schwer gestellt werden kann. Nur wenn der Patient dies weiß, kann er sein anlagebedingtes Leiden auch im weiteren Verlauf richtig werten und wird sich gegebenenfalls zu einer Wiederholungsbehandlung erneut vorstellen. Andernfalls wird der Laie ein eventuelles Wiederauftreten von Krampfadern als Versagen des Behandlungsverfahrens deuten und damit leicht in therapeutischen Nihilismus verfallen.

Differenzierte Indikationsstellung zur Operation und Verödung: Ein gutes Langzeitergebnis hängt wesentlich von der differenzierten Auswahl des Behandlungsweges ab. Es ist zwar unmöglich, einen bindenden Indikationskatalog aufzustellen, welche Varizen operiert und welche verödet werden sollen, aber gewisse grundsätzliche Richtlinien sind heute allgemein anerkannt:
Eine Mündungsklappeninsuffizienz mit Stammvarikose der Vena saphena magna wird grundsätzlich besser operiert. Je ausgeprägter die Nebenastvarikose besonders am Unterschenkel, – das Kaliber spielt dabei nicht die entscheidende Rolle –, um so eher wird man der Verödung den Vorzug geben. Bei Jugendlichen ist Zurückhaltung mit beiden Verfahren in der Regel angebracht. Später gilt jedoch je jünger der Patient und je tubulärer die Varikose, um so eher muß an die Operation gedacht werden. Dagegen sollte jenseits des 60. Lebensjahres auch bei Varikose bis zur Leiste die Verödungsbehandlung wegen der geringeren Belastung des Patienten bevorzugt werden. Merke: die Mündungsklappeninsuffizienz der Vena saphena magna ist eine häufige Ursache der chronisch venösen Insuffizienz. Sie wird durch die Operation in jedem Falle beseitigt, durch die Verödung auch bei guter Technik nur in etwa 50–70%. Dagegen ist die Verödung von insuffizienten Perforansvenen mit sehr guten Erfolgsaussichten möglich.

## Varizen in der Gravidität

In der Schwangerschaft kommt es durch hormonell ausgelöste Strukturveränderungen und den Tonusverlust der Venenwand vermehrt zum Auftreten oder zur Verschlimmerung bereits vorhandener Varizen. Zusätzlich kann eine Kompressionswirkung auf die Beckenvenen als mechanische Rückflußbehinderung auftreten. Im Regelfall sollte eine entsprechend feste Kompressionsbehandlung mit einer Schwangerschaftsstrumpfhose oder mit klebefixierten Einzelstrümpfen frühzeitig durchgeführt werden. Eine Krampfaderoperation in der Schwangerschaft ist kontraindiziert, eine Verödungsbehandlung sollte Ausnahmefällen vorbehalten bleiben.
Erfahrungsgemäß bilden sich in der Schwangerschaft entstandene Varizen im ersten Jahr nach der Geburt nicht selten weitgehend wieder zurück. Die Indikation zu ihrer aktiven Beseitigung durch Operation oder Verödung sollte also nicht vor Ablauf von 6–9 Monaten nach der Entbindung erfolgen.

## Varizenblutung

Eine relativ seltene Komplikation ist die akute äußere Blutung bei einer Varixruptur. Meist sind es intrakutan vorgewölbte kleinere Varixknötchen, über denen die pergamentdünne atrophierte Haut mit der Venenwand einreißt. Dagegen bedarf es bei normaler Hautbeschaffenheit, selbst bei groben Varizenkonvoluten, schon einer erheblichen Gewalteinwirkung, um eine äußere Blutung hervorzurufen. Hier kommt es durch stumpfe Traumen eher zu größeren subkutanen Hämatomen. Im Bereich der traumatisierten Hautvene kann es dann sekundär auch zu einer begrenzten Entzündung, d. h. einer Phlebitis kommen.

*Behandlung:*

Die venöse Blutung ist durch Hochheben des Beins beim liegenden Patienten sofort zu stoppen, ebenso wie durch einfachen Druck mit dem Finger! Es folgt dann für 14 Tage ein fester Kompressionsverband und später die Sanierung der Varizen zur Verhütung eines Rezidivs.

## 2.1.2 Akute Phlebitis bzw. Varikophlebitis der Beine

Es handelt sich um eine aseptische Entzündung im Bereich einer Hautvene (Abb. 90, Seite 196), meist einer Varize, mit einer äußerlich tastbaren, hochschmerzhaften, meist strangförmigen, entzündlich überwärmten Verhärtung und Verdikkung. Der betroffene Bezirk ist oft auch mehr oder weniger stark düster gerötet, seine Ausdehnung sehr unterschiedlich. Sie kann punktförmig auf die Perforansvene begrenzt sein, aber auch mit allen Übergängen, z. B. die volle Länge der Vena saphena magna vom Innenknöchel bis zur Leiste betreffen. Subfebrile Temperaturen sind bei ausgedehnten Befunden möglich, sie überschreiten selten 38°. Ein akutes peripheres Stauungsödem fehlt (als wichtiges Unterscheidungsmerkmal gegenüber einer tiefen Beinvenenthrombose!). Der starke Entzündungsschmerz kann zu einer erheblichen Beeinträchtigung des Allgemeinbefindens führen. Die Patienten sind deshalb oft hochgradig verängstigt, halten sich für schwerkrank und sind von Emboliefurcht gezeichnet. Es erscheint daher wichtig, als Regelfall folgendes festzustellen: die akute Phlebitis einer oberflächlichen Vene ist eine zwar schmerzhafte, aber harmlose und leicht zu behandelnde Erkrankung, die im Gegensatz zur tiefen Venenthrombose fast nie zur Lungenembolie oder zu Folgeschäden führt. Wegen dieser für den Patienten lebenswichtigen differentialdiagnostischen Abgrenzung sollte auf den Begriff der «Thrombophlebitis» verzichtet werden. Er verführt, nach meiner Erfahrung, nur zu leicht zur diagnostischen Inkonsequenz und damit im Falle einer tiefen Beinvenenthrombose zur verspäteten Behandlung. Schon mancher Patient erlitt durch diesen Zeitverzug eine tödliche Lungenembolie oder zumindest einen schweren postthrombotischen Folgezustand (s. S. 183).

Aus pathologisch-anatomischer Sicht ist die Bezeichnung oberflächliche bzw. tiefe Thrombophlebitis nicht einmal falsch. In beiden Fällen handelt es sich um eine entzündliche Reaktion der Venenwand und um eine intravasale Gerinnselbildung. Der Unterschied besteht, grob gesagt, darin, daß bei der oberflächlichen Phlebitis der Entzündungsprozeß der Wand zeitlich vorangeht und heftiger abläuft, so daß das nachfolgende Gerinnsel von vornherein zellig durchwachsen und fixiert wird. Bei der tiefen Thrombose ist oft der Gerinnungsprozeß das Primäre und die Wandreaktion folgt erst nach. Insgesamt sind die Entzündungszeichen hier auch in der Regel viel geringer. Das Gerinnsel liegt also längere Zeit locker in der Vene und kann daher als Embolus abgeschwemmt werden.

**Die Behandlung der Phlebitis** folgt drei Hauptgrundsätzen:
1 Kompression,
2 Mobilisierung,
3 entzündungshemmende Medikamente (Antiphlogistika).
Der Patient wird mit Kurzzugbinden bis zur Leiste gewickelt, gegebenenfalls auch mit einem sehr fest anliegenden langen Zweizugkompressionsstrumpf versorgt. Die

Kompression wird nur nachts bei gleichzeitiger Hochlagerung des Bettfußendes abgenommen. Der Patient soll sich tagsüber möglichst viel bewegen; wenn dies mit seiner Berufstätigkeit vereinbar ist, bleibt er arbeitsfähig. *Bettruhe ist streng kontraindiziert.* Mit diesen beiden Maßnahmen, Mobilisierung und Kompression bei nächtlicher Hochlagerung wird die oberflächliche Phlebitis in der Regel bereits innerhalb weniger Tage schmerzfrei. Die früher viel geübte Ruhigstellung der Patienten, z. T. über Wochen, führte nur zu ständig wieder aufflackernden neuen Venenentzündungen und oft sogar zum Übergreifen auf das tiefe Venensystem und dann zur Lungenembolie. Gibt man den Patienten direkt bei Therapiebeginn eine Ampulle Phenylbutazon, so ist fast immer nach wenigen Stunden eine erhebliche Beschwerdebesserung zu erreichen, nach 24 Stunden besteht praktisch keine Behinderung mehr. Bei Unverträglichkeit oder Bedenken gegen Phenylbutazonpräparate können auch andere Antiphlogistika verwendet werden, die Wirkung ist jedoch deutlich geringer.

Eine weitere, zumindest subjektiv lindernde Maßnahme besteht in der lokalen Applikation von heparinhaltigen Salben oder Gelpräparaten. Sie können ohne weiteres auch unter dem Kompressionsverband in einem dünnen Film angewandt werden.

Der Patient sollte die Kompression für etwa 4–6 Wochen weitertragen, um ein Aufflackern der Entzündung zu verhindern und unnötigen Restbeschwerden vorzubeugen. Man muß ihn auch darüber aufklären, daß der durch die Entzündung verhärtete Venenstrang bis zu seiner endgültigen Resorption und narbigen Umwandlung 3–6 Monate benötigt. Diese Restverhärtungen haben nicht mehr Bedeutung als jeder andere Vernarbungsprozeß, z. B. im Bereich einer Wunde.

Ist der Patient aus anderen Gründen bettlägerig und nicht zu mobilisieren, muß selbstverständlich auf die feste Kompression mit Kurzzugbinden verzichtet werden. Hier kommen Langzugbinden im Wechsel mit kühlenden Kompressen bei gleichzeitiger Hochlagerung des Bettfußendes in Betracht. Wenn immer möglich, sollte jetzt auf jeden Fall Phenylbutazon angewendet werden. Reicht der Prozeß beim Bettlägerigen bis zum hohen Oberschenkel, muß wegen der Gefahr des Übergreifens auf die tiefen Venen eine Antikoagulantienprophylaxe diskutiert werden.

Erwähnung verdient hier noch ein anderes, von vielen Phlebologen auch ambulant gern geübtes Verfahren, die sog. *Thrombusexpression.* Dazu wird die entzündete Vene, je nach Ausdehnung, ein- oder mehrfach mit einem Spitzskalpell ohne Anästhesie incidiert und das Gerinnsel mit kurzem scharfen Druck manuell exprimiert. Dies führt zwar für wenige Sekunden zu einer verstärkten Schmerzhaftigkeit, aber danach meist zu einer prompten Beschwerdebesserung, selbstverständlich auch hier unter Fortführung der Kompressionstherapie.

Es bedarf keiner besonderen Betonung, daß alle *Massagen im Bereich einer oberflächlichen Venenentzündung* schon wegen der damit verbundenen Schmerzhaftigkeit, aber auch zur Vermeidung von artifiziellen Embolien *zu unterbleiben haben.* *Krankengymnastik* aus anderen Gründen kann und soll dagegen unter einem *fest sitzenden Kompressionsverband* weiter *durchgeführt werden.*

### 2.1.3 Akute Phlebitis der Arme

Die spontane Entzündung einer Hautvene an Arm oder Hand gehört zu den extremen Seltenheiten. Relativ häufig ist dagegen die *sog. Infusionsphlebitis,* besonders bei stationärer Behandlung und nach intensivmedizinischen Maßnahmen. Sie beruht auf einer Reizung des Venenendothels durch Kanüle, Verweilkatheter oder hyperosmolare Infusionslösungen. Je nach Ausprägung und Ausdehnung des phlebitischen und periphlebitischen Prozesses reicht die Symptomatik von einer harmlosen, etwas druckempfindlichen, wenige Zentimeter langen Verhärtung bis zum ausgedehnten schmerzhaften, geröteten Entzündungsstrang mit entsprechender Beeinträchtigung des Allgemeinzustandes.

Therapeutisch genügt in leichten Fällen die lokale Behandlung mit Heparin- bzw. Butazolidin-haltigen Salben. Bei ausgeprägten akuten Symptomen sind kühlende Verbände, Hochlagerung und entzündungshemmende Medikamente (s. oben) indiziert. Sobald wie möglich erfolgt auch hier Übergang auf Bewegung in mildem Kompressionsverband. Wir verwenden dabei 8–10 cm breite Langzugbinden (s. S. 216), die wir zusätzlich mit einem Schaumstoffstreifen längs unterpolstern und nachts abnehmen lassen. Auf diese Weise ist die akute Symptomatik in wenigen Tagen zu beheben. Der anfangs noch etwas druckempfindliche Indurationsstrang wird jedoch erst im Verlauf einiger Monate völlig resorbiert. Die Kompressions- und Salbenbehandlung braucht jedoch auch in schweren Fällen kaum über mehr als zwei Wochen beibehalten zu werden.

### 2.1.4 Chronisch venöse Insuffizienz

Bei der chronisch venösen Insuffizienz (CVI) handelt es sich um einen Oberbegriff für die äußerlich erkennbaren Stauungsmerkmale eines Beines. Die Ursache bleibt zunächst offen. Hier kommt eine primäre Varikose ebenso in Betracht wie sekundäre Stauungsfolgen der Haut bei einem postthrombotischen Syndrom oder bei einer anderen Funktionsschwäche des tiefen Venensystems. Entscheidend ist nur die dauernde oder zumindest sofort bei Belastung einsetzende Druckerhöhung im Hautvenensystem, die auch durch Bewegung nicht oder nur unzureichend abgebaut werden kann. Häufigstes Symptom ist die *Ödemschwellung,* d. h. die epi- und gegebenenfalls auch subfasciale Vermehrung der Gewebsflüssigkeit durch Störung des STARLING-Mechanismus. Dabei ist auch das subkutane Ödem oft kaum eindrückbar, insbesondere dann, wenn es bereits zu sklerosierenden, d. h. narbig bindegewebigen Veränderungen der Cutis und Subcutis gekommen ist. In ausgeprägten Fällen findet sich ein buntes Bild aus Dermatosklerose und frischeren Indurationen des Subkutangewebes, pigmentierten und depigmentierten atrophischen Hautbezirken und vor allem Herden einer stark juckenden Stauungsdermatitis (Abb. 91, Seite 196). Von der Kratzerosion bis zum Unterschenkelgeschwür, dem sog. Ulcus cruris (s. unten) ist dann nur noch ein Schritt. **Die Therapie** muß sich an den im Einzelfall vorhandenen Ursachen orientieren. Ihr *Ziel* ist die Verminderung der Stauung, d. h. die Senkung oder zumindest die Kompensation des erhöhten Venendrucks (s. S. 271–272).

## 2.2 Tiefes Venensystem
### 2.2.1 Phlebothrombose der Beine

Allgemeines: Unter einer Phlebothrombose versteht man den akuten, völligen oder teilweisen Verschluß einer tiefen Vene durch ein Blutgerinnsel mit einer entsprechenden venösen Rückflußstörung. Reißt ein Teil des Thrombus ab, so wird er mit dem Blutstrom in die Lunge gespült. Es kommt zur Lungenembolie.

**a) Ätiologie und Pathogenese**

Die möglichen Thrombose-Ursachen werden auch heute noch am besten in Form der sog. *Virchowschen Trias* dargestellt: Blutstromverlangsamung, Gefäßwandschädigung und Veränderung der Blutzusammensetzung können einzeln oder in unterschiedlicher Kombination eine Thrombose auslösen. Meist steht dabei die Strömungsverlangsamung im Vordergrund.

Die *Strömungsgeschwindigkeit in den tiefen Beinvenen* hängt jedoch in erster Linie ab von der Muskelbewegung und der Körperlage (s. oben). Dabei spielen mehrere Mechanismen eine Rolle. Zunächst einmal muß die arterielle Durchblutungsgröße und damit auch der venöse Abtransport bei Muskelarbeit ansteigen. Die Strömungsgeschwindigkeit in der Vene wird somit durch die Bewegung des Muskels auf zweifache Weise beschleunigt: *einmal durch das vermehrte Blutangebot und zum zweiten durch die Wirkung der Muskelpumpe auf die tiefen Venen*. Umgekehrt fällt bei längerer Ruhigstellung, z. B. bei Bettruhe oder auch bei längerem Sitzen oder Stehen, die Strömungsgeschwindigkeit stark ab. Daraus resultiert die häufige Thromboseentstehung beim bettlägerigen Kranken, oder aber auch z. B. nach längeren Flug- oder Omnibusreisen. Die anhaltende *Strömungsverlangsamung* führt besonders im Bereich der Wadenvenen zur Bildung von *Totwasserzonen in den kleinsten venösen Gefäßen*. Hier kommt es zu einer Sedimentation und Aggregation zelliger Blutbestandteile, insbesondere von Thrombozyten und Erythrozyten, die dann den Gerinnungsprozeß in Gang setzen. Ausgehend von diesen Mikrothromben, breitet sich das Gerinnsel dann leicht in Flußrichtung aus und greift auf die tiefen Leitvenen über. Ein Großteil der *tiefen Beinvenenthrombosen beginnt auf diese Weise im Unterschenkel* und aszendiert nahezu gesetzmäßig durch die Kniekehle zum Oberschenkel und sogar bis in die Beckenvenen, falls keine rechtzeitige Behandlung einsetzt. Dieser Prozeß kann gelegentlich innerhalb weniger Stunden, aber auch in Schüben verlaufend über Tage und Wochen vor sich gehen. Naturgemäß werden vorausbestehende Venenschäden, wie etwa bei schwerer Varikose oder bei einer CVI oder nach einer früher bereits durchgemachten Thrombose, zu einer zusätzlichen Strömungsbeeinträchtigung führen und die *Thrombosegefährdung* solcher Patienten erhöhen.

Die primäre Thromboseentstehung im Beckenbereich ist oft die Folge einer örtlichen Kompressionswirkung, z. B. durch einen Tumor oder eine Fraktur, sowie nach gynäkologischen, urologischen und orthopädischen Eingriffen. Häufig entsteht die Initialzündung hier in den venösen Plexus der Urogenitalorgane.

Eine besondere Bedeutung für die Thromboseentstehung durch Strömungsverlangsamung hat naturgemäß die erzwungene völlige Ruhigstellung im Gips oder Extensionsverband oder beim bewußtlosen oder paretischen Patienten.

Die *Gefäßwandschädigung* als zweiter Faktor der Virchow'schen Trias spielt vorwiegend eine Rolle in der *Traumatologie und im Operationsgebiet*. Oft wird die Vene durch stumpfe oder scharfe Gewalteinwirkung oder verschobene Knochenfragmente direkt geschädigt oder durch Hämatome komprimiert. Hier wird die Thrombose durch die Innenschichtschädigung der Venenwand direkt ausgelöst und durch die Strömungsverlangsamung oder Strömungsunterbrechung begünstigt.

Der dritte Faktor für die Thromboseentstehung, die *Veränderung der Blutzusammensetzung,* ist in seiner Bedeutung für den Einzelfall nur schwer faßbar. Eindeutig gesichert ist die erhöhte Thrombosebereitschaft, z. B. bei der Polyzythämia vera, bei einer starken Vermehrung der Thrombozytenzahl, etwa nach Splenektomie, sowie bei bestimmten Formen der Leukosen.

Dagegen gibt es *offenbar eine Fülle von Abweichungen in der Funktion des plasmatischen Gerinnungssystems* und der Thrombozyten, die z. Teil sehr plötzlich und oft nur vorübergehend wirksam werden, dann aber zu einer deutlich erhöhten Gerinnungsbereitschaft des Blutes führen. Sie hat sicher eine Mitwirkung bei der Thromboseentstehung in der *postoperativen und posttraumatischen Phase sowie im Frühwochenbett*. Bekannt ist auch die erhöhte Emboliefrequenz bei Föhnwetterlage, die wohl im wesentlichen nur durch vegetative Einflüsse auf das Gerinnungssystem im Sinne einer Streßreaktion erklärt werden kann. Posttraumatisch und postoperativ ist in den ersten Tagen häufig ein Absinken der Antithrombin-3-Aktivität im Plasma nachweisbar. Wird sie durch geringe Heparingaben normalisiert, so geht die Thrombo-Emboliefrequenz statistisch deutlich zurück (s. unten). Auch bestimmte Medikamente und ärztliche Maßnahmen können eine solche Veränderung der Gerinnungstendenz des Blutes auslösen. Bekannteste Beispiele sind die Cortisonbehandlung und die Ovulationshemmer; besonders bedeutsam sind hier die Präparate mit hohem Progesteronanteil, da gleichzeitig die Gerinnungstendenz steigt und der Venentonus verringert werden kann (wie in der Gravidität).

Jeder Versuch, die *Thrombosegefährdung eines Patienten abzuschätzen* und eine wirksame Prophylaxe durchzuführen, muß sich nach den genannten Beispielen und Zusammenhängen weiterhin an der Virchowschen Trias orientieren.

### b) Thromboserisiko, Gefährdungsfaktoren

Geht man von den beschriebenen pathophysiologischen Voraussetzungen aus, so muß das spontane Auftreten einer Thrombose beim sonst gesunden, normal arbeitenden Menschen die Ausnahme darstellen. Dennoch entfalllen etwa 5% aller Thrombosen auf diese Gruppe.

In der *überwältigenden Mehrzahl der Fälle entstehen tiefe Beinvenenthrombosen dagegen bei bettlägerigen Kranken, bei Frischoperierten, bei traumatisierten Patienten und im Wochenbett. Besonders gefährdet sind chronisch Herzkranke und Tumorpatienten.* Weitere Gefährdungsfaktoren mit z. T. drastischer Erhöhung des Thromboserisikos sind *Übergewicht, vorbestehende Varikose, besonders mit chronisch venöser Insuffizienz, hohes Lebensalter und chronische Infektionen.* Darüber hinaus steigt das Thromboserisiko offenbar, *je schlechter der Allgemeinzustand und je protrahierter der Krankheitsverlauf ist.*

Dementsprechend ist auch die Thrombosehäufigkeit von intern-medizinischen, geriatrischen und Tumorkliniken mit 2–3% deutlich höher als die der operativen Fächer. Hier besteht dagegen eine deutlich vermehrte Thrombose- und Emboliehäufigkeit in der ersten Woche nach dem Eingriff mit einem Gipfel am 5. postoperativen Tag. Besonders gefährdet erscheinen hier bauchchirurgische, urologische, gynäkologische und orthopädische Eingriffe im Bereich des Beckens und der Beine.

An dieser Stelle muß auch auf die besondere Thrombosehäufigkeit traumatologischer Abteilungen hingewiesen werden. So konnten z. B. mit der Radiofibrinogenmethode bei Unterschenkelfrakturen beginnende Thrombosen in über 50% der Fälle nachgewiesen werden. Bei Verletzungen der unteren Körperhälfte treten klinische Symptome einer tiefen Beinvenenthrombose ohne entsprechende Prophylaxe in über 10% der Fälle auf. Dies ist deshalb verständlich, weil hier alle drei Faktoren der Virchowschen Trias im besonderen Maße zusammentreffen: Gewebsquetschungen und Hämatome führen zu massiver Thrombokinasefreisetzung, die Blutstillung erfolgt bereits durch örtliche Thrombenbildung in kleinen Venen, die Blutströmung wird durch teils ausgedehnte Frakturhämatome, durch verschobene Knochenfragmente und Weichteilödeme mit Venenkompression zusätzlich behindert. Durch Ausschaltung der Muskelpumpe im ruhigstellenden Verband wird der venöse Rückstrom anschließend weiter verschlechtert.

Häufig haben auch sog. Bagatelltraumen, wie Prellungen oder Zerrungen im Bereich der Wadenmuskulatur mit lokaler Haematombildung eine tiefe Beinvenenthrombose zur Folge.

### c) Thromboseprophylaxe

Für den Einsatz thromboseverhütender Maßnahmen geben die vorgenannten Gefährdungskriterien zumindest wichtige Hinweise. Die zwingende Notwendigkeit einer solchen Thrombo-Emboliprophylaxe folgt aus dem folgenden Kernsatz: 50% aller tiefen Venenthrombosen führen unbehandelt zur *Lungenembolie* und damit zu einer Thromboseletalität von 10%!

Bis zu 90% aller tiefen Beinvenenthrombosen führen zu einem *postthrombotischen Syndrom.*

Grundsätzlich ist heute eine Thromboseprophylaxe auf 2 Wegen durchführbar:
1. durch physikalische Maßnahmen zur Blutströmungsbeschleunigung,
2. durch medikamentöse Einwirkung auf die Blutgerinnung, den Venentonus und die Gefäßwand.

*Zu 1) Physikalische Thromboseprophylaxe*

Sie fällt in das bevorzugte Gebiet der Krankengymnastik und ist mit drei Hauptbegriffen zu umreißen:
– *Hochlagerung,*
– *Kompression,*
– *Muskelbewegung.*

Die Hochstellung des Bettfußendes muß in ihrer Wirkung auf den venösen Rückstrom nach rein physikalischen Gesetzen nicht besonders begründet werden. Sie sollte bei allen gefährdeten Patienten und insbesondere nach chirurgischen Maßnahmen grundsätzlich durchgeführt werden. Die Kompressionsbehandlung mit gummielastischen Langzugbinden oder mit Hilfe der sog. Antithrombosestrümpfe führt zur Verkleinerung des Venenquerschnitts und damit bei gleichem Durchfluß zur Strömungsbeschleunigung und potenziert gleichzeitig den Effekt der Wadenmuskelpumpe bei der Beinbewegung. Auch die Kompression sollte heute obligat durchgeführt werden.

Die Muskelbewegung unter krankengymnastischer Anleitung, sei es durch Bettgymnastik, sei es – wenn möglich – durch aktive Mobilisierung bzw. Frühaufstehen, hat in der physikalischen Thromboseprophylaxe eine enorme Bedeutung.

Zunächst werden während der Behandlung durch eine Verbesserung der Fließgeschwindigkeit beginnende Zellaggregate als mögliche Ausgangspunkte von Mikrothromben (in Totwasserzonen) wieder weggeschwemmt. Die gesamte Gewebsdurchblutung wird nachhaltig angeregt, so daß auch nachklingend über längere Zeit eine Verbesserung der Mikrozirkulation besteht bleibt. Darüber hinaus kommt es aber auch zu einem positiven Effekt auf die gesamte Kreislauf- und Atemfunktion des Kranken und auf dessen Genesungswillen und Allgemeinzustand. Diese Stimulation, verbunden mit der Anweisung, die erlernten Übungen möglichst oft zu wiederholen, oder wenigstens kurzzeitig das Bett zu verlassen, führt oft zu einer anhaltenden Verringerung der Thrombosegefahr.

Allein schon die konsequente Durchführung dieser physikalischen Thromboseprophylaxe ohne zusätzliche Anwendung von Medikamenten konnte in großen Kliniken die Zahl der tödlichen Lungenembolien auf die Hälfte reduzieren.

Ist eine Vorausplanung etwa bei operativen Eingriffen möglich, so sollte auch ärztlicherseits das generelle Risiko vermindert werden: z. B. durch eine präoperative Gewichtsreduktion, durch die präliminare Varizensanierung und durch eine präoperative Kompressionsbehandlung bei chronischen Stauungszuständen der Beine.

Die Häufigkeit posttraumatischer Beinvenenthrombosen konnte deutlich vermindert werden durch den vermehrten Einsatz der operativen Osteosynthese mit ihrer früheren Mobilisierungsmöglichkeit.

*Zu 2) Medikamentöse Thromboseprophylaxe*

*a) Gerinnungshemmung:* durch eine Verzögerung der Blutgerinnung kann naturgemäß das Thromboserisiko vermindert werden. Für die Prophylaxe stehen hier 2 Substanzgruppen zur Verfügung, das Heparin und die Cumarinderivate.
Heparin, z. B. als Liquemin oder als Calciparin im Handel, ist ein natürlicher Hemmkörper der Gerinnung, nämlich Antithrombin. Es ist nicht peroral, sondern nur intravenös (Liquemin) oder subkutan (Calciparin) einsetzbar. Die Hemmwirkung tritt sofort auf, klingt aber auch relativ rasch wieder ab. Das Präparat muß daher entweder intravenös als Dauertropfinfusion oder subkutan in 8–12stündigen Intervallen appliziert werden. Dabei wird die intravenöse Dauerinfusion heute fast nur noch zur Behandlung einer Thrombose eingesetzt: Tagesdosis 20–30 000 internationale Einheiten (IE), Verlängerung der Thrombingerinnungszeit auf das 2–3 fache der Norm.
Das Präparat der Wahl für die Thromboseprophylaxe ist heute das subkutane Heparin, z. B. in Form des Calciparins mit einer Tagesdosis von 2–3mal 5000 IE subkutan. Das Ziel dieser Behandlung ist lediglich die Normalisierung oder geringfügige Verlängerung der z. B. postoperativ verkürzten Thrombingerinnungszeit. Der wesentliche Unterschied zwischen beiden Verfahren besteht in der technisch wesentlich leichteren Durchführbarkeit der subkutanen Prophylaxe und der geringeren Blutungsgefahr durch die niedrigere Dosierung. Dies ist besonders in den operativen Fächern ein wesentlicher Vorteil.
Die Cumarinderivate, z. B. Marcumar, können peroral zugeführt werden, haben aber keine sofortige Gerinnungshemmung zur Folge. Das Marcumar hemmt vielmehr durch Verdrängung von Vitamin $K_1$ die Synthese des Prothrombinkomplexes in der Leber. Hier wird also ein künstlicher Gerinnungsdefekt durch Verminderung körpereigener Gerinnungsfaktoren geschaffen. Bis zum vollen Wirkungseintritt werden dazu 2–4 Tage benötigt. Die Wirkung wird mit dem sog. Prothrombinwert nach Quick kontrolliert. Er soll im therapeutischen Bereich etwa zwischen 15 und 30% des Normalwertes liegen.
Auch das Marcumar ist wegen der größeren Blutungsgefahr, der aufwendigen Kontrollen und der schlechteren Steuerbarkeit inzwischen aus der Prophylaxe fast völlig durch die subkutanen Heparinpräparate verdrängt worden. Sie können z. B. bedenkenlos bereits am Operationstag, ja sogar präoperativ eingesetzt werden. Dies bedeutet insofern einen Sicherheitszuwachs, als ein Teil der postoperativen Thrombosen nach neueren Erkenntnissen bereits auf dem Operationstisch ihren Anfang nimmt.
Diese subkutane Calciparinprophylaxe hat sich daher in vielen Krankenhausabteilungen heute als gängiges Verfahren eingebürgert und wird z. T. generell angewandt. Zumindest Patienten mit erkennbaren Gefährdungsfaktoren sollten jedoch unbedingt einer Kombination aus physikalischer und gerinnungshemmender Prophylaxe unterzogen werden.

*b) Weitere medikamentöse Thromboseprophylaxe*
Neben dem subkutanen Heparin hat sich als außerordentlich wirksames Prinzip die Behandlung mit Dihydroergotamin erwiesen. Es handelt sich hierbei um ein Mutterkornalkaloid mit ausgesprochen venentonisierender Wirkung, das ebenfalls mehrmals täglich enteral oder parenteral verabreicht werden kann. Auch hier ist die Verminderung der Thrombosehäufigkeit statistisch nachweisbar. Aus diesem Grunde wird in vielen Fällen auch eine Kombination beider Substanzen in Form des Heparin-Dihydergot verwendet. (In letzter Zeit wurde über einzelne Komplikationen im Sinne eines Ergotismus, also einer Mangeldurchblutung durch Arterienspasmen berichtet. Eine endgültige Beurteilung dieses Wirkprinzips und seiner eventuellen Risiken ist daher heute noch nicht möglich.)
Schließlich wird auch bei peri- und postoperativer Infusion von Plasmaexpandern vom Typ Makrodex und Rheomarkodex über eine Thrombose-protektive Wirkung berichtet.

**Durch die konsequente Anwendung der genannten physikalischen und medikamentösen Thromboseprophylaxe konnte besonders in den letzten Jahren die Thrombosemorbidität und die Embolieletalität der stationären Krankenhauspatienten eindeutig gesenkt werden.**

### d) Diagnose der Phlebothrombose

**Symptomatik und klinische Untersuchung**

Bei voll ausgeprägtem klinischen Bild, d. h. nach Entwicklung des typischen Stauungsödems, ist die Diagnose leicht. Diese ausgeprägte Stauung ist aber bereits ein Zeichen für die thrombotische Verlegung ausgedehnter Venenabschnitte. Die Erkrankung ist zu diesem Zeitpunkt bereits weit vorgeschritten, die Behandlung dementsprechend schwieriger und eingreifender und die Wahrscheinlichkeit von Dauerschäden in Form eines postthrombotischen Syndroms hat zugenommen. Es gilt also, besonders auch zur Verhütung von Lungenembolien, die Thrombose bereits in ihrem Anfangsstadium zu erkennen und zu behandeln. Wird der Prozeß auf seine Ausgangsstrecke, z. B. in einer Wadenvene, begrenzt, so werden Spätfolgen auf ein Minimum reduziert.

Die *Frühsymptome* sind jedoch häufig diskret, d. h. sie werden nur bei entsprechend argwöhnischer Aufmerksamkeit erfaßt. Den wichtigsten Hinweis gibt ein Schmerz im Verlauf der tiefen Venen im Bereich des Gerinnsels. Er kann spontan vom Patienten angegeben oder erst bei gezielter manueller Palpation ausgelöst werden. (Schmerzen in der Wadenmuskulatur, seltener in Fußsohle oder Ferse; bei aufsteigender Thrombose auch im Bereich der Kniekehle und im Venenverlauf an der Innenseite des Oberschenkels bis zur Leistenbeuge). *Der akute tiefe Venenschmerz ist eines der wichtigsten Frühsymptome der Thrombose.* Er darf deshalb nicht bagatellisiert werden. Im Verdachtsfall sollte sofort ein Arzt zugezogen werden. Eine Abgrenzung gegenüber neuromuskulären Schmerzen, etwa bei einem atypischen LWS-Ausstrahlungssyndrom, muß unbedingt gefordert werden. Zu diesem Zeitpunkt ist das Bein äußerlich meist noch weitgehend unauffällig. Insbesondere

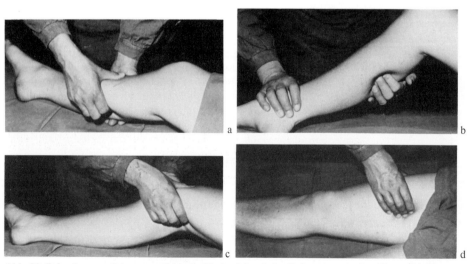

Abb. 92: Palpation von Schmerzpunkten im Verlauf der tiefen Beinvenen: a + b = Vena tibialis posterior, c = Vena poplitea, d = Vena femoralis.

fehlt eine Umfangsdifferenz oder sie ist minimal. Gelegentlich ist ein pergamentartiger Hautglanz oder eine verstärkte Venenfüllung entlang der Tibia zu erkennen.
Die sorgfältige Palpation erfolgt immer im Liegen und mit gebeugtem Knie bei angestelltem Unterschenkel. Dabei lassen sich nicht nur die Schmerzpunkte im Venenverlauf (Abb. 92), sondern auch die Konsistenz der Wadenmuskulatur und des Subkutangewebes gut prüfen. Oft fällt hier eine erhöhte Gewebskonsistenz als Zeichen des beginnenden Ödems auf, lange ehe eine Umfangsdifferenz meßbar wird. Bewährt hat sich hier auch das sog. Ballotement der Wade: Versetzt man bei angestelltem Unterschenkel die Wade in schwingende Querbewegung (Abb. 93), so hinkt die erkrankte Seite wegen des beginnenden Ödems deutlich nach.
Eine rasche Dorsalflexion des Fußes bei gestrecktem Knie führt nicht selten ebenfalls zur Schmerzauslösung in der Wade (Hohmannsches Zeichen Abb. 94).
Die Hauttemperatur kann normal bis leicht erhöht, die Hautfarbe blaß bis zyanotisch (besonders beim Herabhängen) sein.
Beim operierten oder bettlägerigen Kranken können unerklärliche Puls- oder mäßige Temperaturanstiege erste Hinweiszeichen sein.
Natürlich muß von jeder, auch noch so geringfügigen Lungenembolie (Signalinfarkt!) zwingend auf die verursachende Venenthrombose zurückgeschlossen werden. Dieses gilt auch, wenn am Bein keine weiteren Thrombosezeichen nachweisbar werden. Ergibt sich aufgrund der genannten Indizien der Verdacht auf eine beginnende tiefe Beinvenenthrombose, so sind entweder die sofortige Behandlung oder die weitere Abklärung durch apparative Untersuchungsmethoden zwingend geboten.

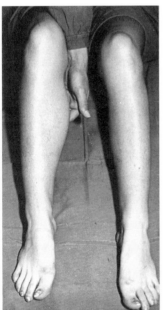

◁ Abb. 93: Ballotement der Wade.

▽ Abb. 94: Hohmannsches Zeichen.

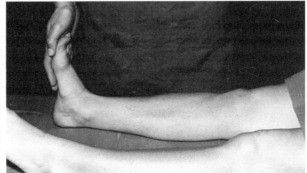

**Apparative Diagnostik**

*Doppler-Sonographie*

Es handelt sich um eine Ultraschallströmungsmessung nach dem Dopplerprinzip. Eine Sonde sendet Ultraschallimpulse durch die Haut in das untersuchte Gefäß. Durch die Bewegung der Blutströmung wird die Frequenz der Ultraschallimpulse verändert, reflektiert und von einem Empfänger in der Sonde wieder aufgenommen, die Strömungssignale können hörbar gemacht und als Kurve geschrieben werden. Die Frequenzänderung erlaubt einen Rückschluß auf die Strömungsgeschwindigkeit und -richtung. Das *venöse Dopplersignal ist atemabhängig.*

Bevor auf die Meßmethode näher eingegangen wird, soll die Atemabhängigkeit venöser Haemodynamik in caudalen Venenabschnitten beschrieben werden.

– Zur «thorako-abdominalen Saug-Druck-Pumpe», MÜLLER-WIEFEL (1974)»,

Für den Einfluß atemmechanischer Vorgänge auf die venöse Strömung sind folgende Drücke zu unterscheiden:

1 Der intraalveolare Druck = der Druck in den Alveolen,
2 der intrathorakale Druck = der Druck im Pleuraraum, im Mediastinum und im Interstitium der Lunge,
3 der intraabdominale Druck = der Druck im Bauchraum.

Diese Drücke verändern sich beim Vergrößern und Verkleinern des Brustraums in gegensinniger Weise, so daß von einem Saug-Druck-Effekt auf den venösen Rückstrom gesprochen wird, MÜLLER-WIEFEL (1974), BOLLINGER (1975).

Drei Regionen werden unterschieden (Abb. 95):

*1 Region = Thorax*

Bei der Vergrößerung des Thoraxraumes durch die Einatemmuskeln (Inspiration) wird die Luft in den Alveolen expandiert und der intraalveoläre Luftdruck sinkt unter den Druck der umgebenden Atmosphäre ab. Setzt man den Atmosphärendruck = null, so kann man den intraalveolären Druck als negativ bezeichnen. Der intrathorakale Druck sinkt bei der Brustraumvergrößerung aus dem negativen Ausgangsbereich am Ende der Ausatmung noch weiter in den negativen Bereich ab. Dieser inspiratorisch negative Druck übt einen Sog auf die intrathorakalen Abschnitte der oberen und unteren Hohlvene aus (Vena cava superior und inferior). Dieser Sog beschleunigt die venöse Strömung in diesen Abschnitten.

*2 Region = Abdomen*

Das Diaphragma (Zwerchfell) übt bei seiner – durch Kontraktion seiner Muskelfasern ausgelösten – Senkung einen Druck von cranial auf die Bauchorgane aus. Der intraabdominale Druck steigt an und die Bauchorgane weichen gegen die nachgiebigen Abschnitte der Bauchwände aus, sog. Bauchatmung bzw. abdominale Atembewegung bei der Einatmung. Diese Druckerhöhung komprimiert die abdominalen Abschnitte der unteren Hohlvene, so daß eine venöse Strömungsbeschleunigung erfolgen muß. Denn wenn pro Zeiteinheit ein Stromvolumen durch ein engeres Rohr fließt, ist die Strömungsgeschwindigkeit schneller (Venturi-

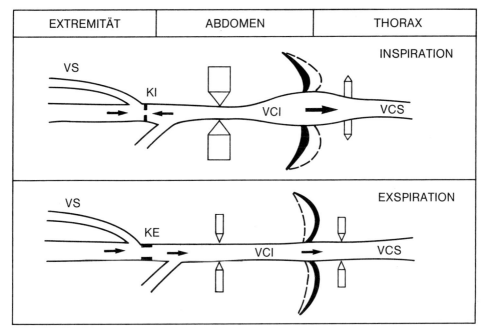

Abb. 95: Die 3 Regionen der «thorako-abdominalen Druck-Saug-Pumpe» der Atmung und ihr Einfluß auf die venöse Strömung in den Beinvenen.
Helle Pfeile = einwirkende Umgebungsdrücke wechselnder Stärke, Dunkle Pfeile = Richtung und Intensität der venösen Strömung. VCI = Vena cava inferior, VCS = Vena cava superior, Vs = Vena saphena, KI = Klappe in Leistenregion, geschlossen am Ende der Inspiration, KE = Klappe in Leistenregion, offen während Exspiration. (Mod. nach MÜLLER-WIEFEL, 1974)

Effekt). Dieser Effekt kombiniert sich also mit dem Sog auf die intrathoraken Abschnitte der unteren Hohlvene.

*3 Region = Extremität*
Die intraabdominale Druckerhöhung während der Inspirationsphase wirkt sich auf die venöse Strömung in den Beinvenen im Sinne einer Verlangsamung aus. Diese ist am Ende der Inspiration, wenn das Diaphragma durch seine stärkste Abflachung den größten Druck auf die Bauchorgane ausübt, besonders ausgeprägt. Die venöse Strömung kommt daher in den Beinvenen bei tiefer Inspiration zum Stillstand. Das ist beim Preßvorgang (Valsalva) besonders deutlich, d. h. wenn nach tiefer Einatmung, Schluß der Glottis und Anspannung der Thoraxwand- sowie Bauchmuskulatur ein hoher intraabdominaler Druck aufgebaut wird (Abb. 95). Während der Ausatmung, wenn bei Ruheatmung der erhöhte intraabdominale Druck – infolge Entspannung des Diaphragma – nachläßt, ist die venöse Strömung stärker.
Der oben geschilderte Vorgang wird auch als «thorakoabdominale Saug-Druck-Pumpe» auf die Hämodynamik der unteren Extremität bezeichnet, MÜLLER-WIEFEL (1974).

Mit der *Dopplersonographie* werden die atemabhängigen Strömungsgeräusche untersucht. Bringt man die Sonde z. B. auf die Femoralvene in der Leistenbeuge, so können die atemabhängigen Schwankungen der Flußgeschwindigkeiten in der Vene registriert werden. Als Schall hört man während der Ausatmung ein Geräusch, das

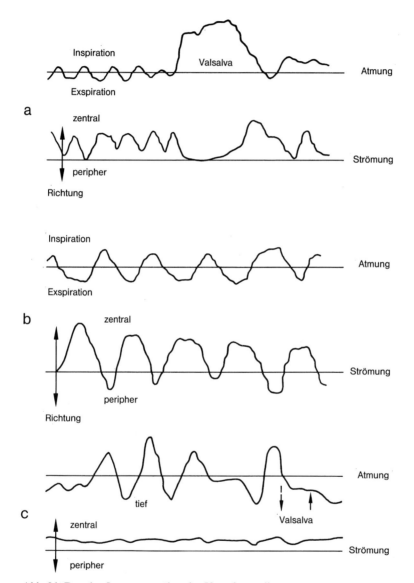

Abb. 96: Doppler Sonogramm über der Vena femoralis.
a) Normalbefund: Strömungsstop auf der Höhe der Inspiration und während des Valsalva-Preß-Versuchs.
b) Bei Klappeninsuffizienz: die Blutströmung ist zentral und peripher gerichtet, sog. Pendelblut.
c) Bei frischer Beckenvenenthrombose: bei der Strömung ist keine Atemabhängigkeit zu erkennen.
(Aus Böhmer, H. E.: Fortschr. Med. 96 (1978) 23; 1212)

während der Einatmung (entsprechend der Strömungsverlangsamung) leiser und tiefer wird. Es verschwindet, wenn am Ende der Einatmung der Druck in der Vena cava inferior den in der Vena femoralis übertrifft und die Strömung sistiert. Im Sonogramm (Abb. 96) fallen die Strömungsunterbrechungen am Ende der Einatmung mit dem Übergang zur Ausatmung zusammen, (zit. nach STREHLER 1975). Bei einem Preßversuch nach Valsalva kommt die Strömung z. B. zum Stillstand oder sogar zur Umkehr. Bei Klappeninsuffizienz zeigt sich eine Blutströmung in zentraler und peripherer Richtung (Pendelblut). Ist die Beckenvene durch eine Thrombose verschlossen, fällt die Atemabhängigkeit aus (Abb. 96). Unter gewissen Bedingungen ist auch eine Messung in der Kniekehle möglich, die dann eine Aussage über die Oberschenkelvenen zuläßt. Es handelt sich um eine einfache, für den Patienten nicht belastende Methode, die jedoch für den Unterschenkel keinen und für den Oberschenkel nur einen bedingten Aussagewert hat.

*Venendruckmessung*

Am stehenden Patienten wird eine Fußrückenvene punktiert und der Druck beim ruhigen Stehen in cm Wassersäule registriert. Durch Betätigung der Muskelpumpe, z. B. «wippende» Fußbewegungen = Zehenstände, muß bei normaler Venenfunktion innerhalb weniger Sekunden ein Druckabfall von 120 cm $H_2O$ auf 30–40 cm $H_2O$ eintreten, der dann für 40–70 Sekunden erhalten bleibt. Bei gestörter Venenfunktion, also auch bei einer tiefen Beinvenenthrombose ist die Druckminderung sehr viel geringer und nur kurzfristig wirksam (Abb. 97).

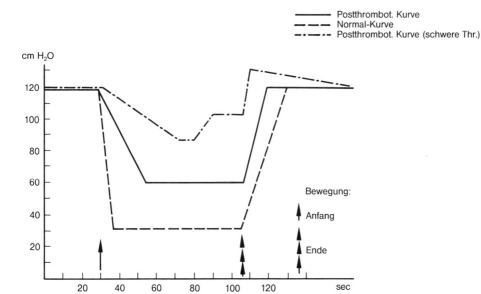

Abb. 97: Venendruckabfall bei Muskelbewegung bei normalem Venensystem und beim postthrombotischen Syndrom unterschiedlicher Schweregrade. (Nach MAY in KRISTEN «Das postthrombotische Syndrom»)

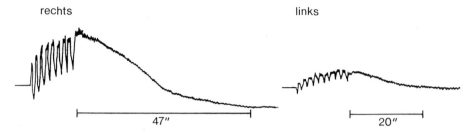

Abb. 98: Licht-Reflexions-Rheographie (LRR) bei Patientin mit postthrombotischem Syndrom nach Knöchelfraktur und Bewegungseinschränkung im oberen Sprunggelenk links.
*Rechts:* zeigt am gesunden Bein einen normalen Entleerungshub durch intakte Muskel- und Sprunggelenkpumpe, die Venenwiederauffüllzeit (absinkende Kurve) beträgt 47 s.
*Links:* zeigt am kranken Bein einen geringeren Hub, die Venenauffüllzeit ist verkürzt und dauert nur 20 s.: PTS.

*Licht-Reflexions-Rheographie*

Sie hat nahezu die gleiche Aussagekraft, ist aber als unblutige Methode für den Patienten weniger belastend und im Sitzen durchführbar. Ein kleiner Meßkopf wird etwa 10 cm oberhalb des Innenknöchels auf die Haut geklebt. Er registriert die Reflexion von Ultrarotsignalen aus den subkutanen Venenplexus der Haut. Die dabei gewonnenen Kurven entsprechen weitgehend der blutigen Venendruckmessung und erlauben damit ebenfalls einen Rückschluß auf die Funktion des tiefen Venensystems. Die Methode ist einfach und schnell durchführbar. Eindeutige Thrombosehinweise ergeben sich jedoch nur bei vorher normaler Venenfunktion (Abb. 98).

*Radiofibrinogentest*

Das Verfahren beruht auf der Injektion radioaktiv markierten Fibrinogens, daß bei einer Thrombose im Thrombus angereichert wird. Diese lokale Konzentrationserhöhung läßt sich mit einem Geigerzähler leicht nachweisen. Die Methode ist wegen der Kosten und des Aufwands nur für große Kliniken geeignet und hat mehr wissenschaftlichen Wert.

*Phlebographie* (Abb. 99)

Die röntgenologische Darstellung des oberflächlichen und tiefen Venensystems durch Injektion eines Kontrastmittels am Fußrücken ist noch immer das sicherste Verfahren zum Nachweis einer tiefen Bein- oder Beckenvenenthrombose. Die verschlossenen Venensegmente, oft sogar die umspülten Thromben lassen sich hier direkt als Kontrastmittelaussparungen sichtbar machen (Abb. 100). Obwohl relativ aufwendig und für einen allgemein erkrankten Patienten nicht unbelastend, ist das Verfahren immer dann zu fordern, wenn mit der klinischen Untersuchung und mit anderen Methoden keine ausreichende Sicherheit zu gewinnen ist. Dies gilt insbesondere dann, wenn eingreifendere Behandlungsverfahren, wie eine Fibrinolyse oder eine Venenoperation, erwogen werden.

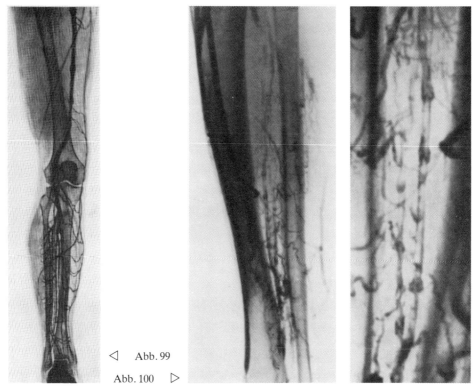

◁ Abb. 99
Abb. 100 ▷

Abb. 99: Intravenöse ascendierende Phlebographie: normales Venensystem des Beines. (Nach MAY-NISSL, 1974).

Abb. 100: Phlebographie bei Unterschenkelthrombose (MAY-NISSL).
a) Frische Thrombose, erst spärlich entwickelter Kollateralkreislauf.
b) Ausschnitt aus Abb. a Konturen der Venen und der Klappen wie mit einem Bleistift nachgezeichnet: Thromben von Kontrastmittel umspült.

### e) Behandlung

*Ziel* der Therapie ist es, eine weitere Ausdehnung des Gerinnsels und eine Lungenembolie zu verhindern und, wenn möglich, den schon bestehenden thrombotischen Verschluß durch Fibrinolyse oder operative Thrombektomie zu beseitigen.

Die *Thrombektomie* mit dem Ballonkatheter nach FOGARTY wird in der Regel bei Beckenvenenthrombosen, seltener bei Oberschenkelthrombosen vorgenommen. Der Eingriff erfolgt von der Leistenbeuge aus und kann auch in Lokalanästhesie durchgeführt werden. Gute Ergebnisse sind jedoch nur in den ersten 5–10 Tagen zu erzielen.

Die gleiche Zeitgrenze gilt auch für die *therapeutische Fibrinolyse.* Hier wird ebenfalls bei Verschlüssen der Becken- und Oberschenkeletage durch mehrtägige Infusion von Streptokinase oder Urokinase versucht, eine Thrombolyse zu erreichen, d. h. das Gerinnsel wird durch Aktivierung von fibrinolytischen Enzymen im Thrombus und im Blut aufgelöst. Die Behandlung ist bei frischen Thromben aussichtsreich aber relativ teuer. Die Indikation wird durch die Gefahr von Blutungskomplikationen eingeschränkt, wie z. B. im höheren Lebensalter, kurz nach Operationen oder Unfällen, bei extremer Hypertonie oder bei Magen- und Darmulcera. Man wird sich also um so eher zu den vorgenannten invasiven Behandlungsmethoden entschließen, je höher und frischer die Thrombose, je jünger der Patient und je geringer die Kontraindikationen sind.

In allen anderen Fällen muß man sich darauf beschränken, ein Fortschreiten der Thrombose durch sofortige Heparinisierung mit nahtlos überlappendem Übergang auf ein Cumarinpräparat zu verhindern.

Im Regelfall wird so der *Patient mit einer Oberschenkel- und/oder Beckenvenenthrombose für knapp eine Woche immobilisiert unter Kompressionsbehandlung* (s. hinten) *und Hochlagerung der Beine,* wie oben beschrieben (s. Prophylaxe), jedoch ohne Krankengymnastik bzw. Bewegungen der betroffenen Extremität. Auch Atemübungen im Sinne tiefer Atemzüge (sog. Ein- und Ausatemtechniken und das Atmen mit dem var. künstlichen Totraumvergrößerer) sollten wegen der *Emboliegefahr* unterbleiben. Die Kompression sollte an beiden Beinen bis zur Leiste durchgeführt werden, um ein Abschwemmen von Thromben zu verhindern und einem Befall der gesunden Extremität durch die Ruhigstellung entgegenzuwirken.

*Dauer der Bettruhe:* Am 5. Tage einer Thrombose beginnt die Einsprossung jugendlichen Bindegewebes aus der Gefäßwand in das Gerinnsel und damit dessen Fixierung. Eine Embolisierung ist jetzt kaum mehr möglich. Das gilt jedoch nur, wenn der Patient in der gesamten Zeit voll unter gerinnungshemmender Therapie stand. *Dabei darf beim Übergang von Heparin auf Marcumar keine therapeutische Lücke entstehen,* d. h. es muß so lange überlappend weiter heparinisiert werden, bis der Quickwert* im therapeutischen Bereich liegt. Waren diese Voraussetzungen während mindestens 5 Tagen gegeben, bestehen nun in der Regel keine Bedenken mehr gegen eine *Mobilisierung des Patienten.* Sie erfolgt naturgemäß *mit straff gewickelten Beinen,* jetzt mit Kurzzugbinden *beim Aufstehen* (s. S. 209). Forcierte Bewegungsmaßnahmen, d. h. längeres Verlassen des Bettes, größere Wege und Treppensteigen sind auch jetzt zunächst zu vermeiden. Die Kompressionsbehandlung sollte bald auf einen sehr festen, hüftlangen Kompressionsstrumpf übergehen. Nur bei sicher auf den *Unterschenkel begrenzten Thrombosen* bis zur Kniekehle (sog. Unterschenkelthrombose) kann man auf eine *Immobilisierung (Bettruhe) verzichten.* Dies gilt jedoch nur, wenn der Patient einsichtig und kooperativ ist und

---

* Quickwert = Prothrombinbestimmung im Plasma, Angabe in Prozent des Normalwertes, therapeutischer Bereich ca. 15–30%.

die Kompressionsbehandlung bis zur Leiste sowie eine engmaschige Kontrolle gesichert ist. Die straffe Bandagierung am Oberschenkel ist hierbei als Embolieschutz unerläßlich, da nur so die Loslösung und Abschwemmung peripher gelegener Thromben verhindert wird. In Einzelfällen ist daher sogar eine ambulante Behandlung derartiger Patienten möglich. Die Heparinisierung erfolgt hierbei durch Selbstinjektion von Calciparin.

**Merke:** Bei jeder frischen Thrombose sollte der Oberschenkel zuerst und von der Leiste aus nach distal hin gewickelt werden (sog. Sperrbinde). Erst dann erfolgt der Kompressionsverband des Unterschenkels. Nur so kann einem Auswickeln von Thromben und damit einer Embolie ausreichend vorgebeugt werden.

Unter Beachtung dieser modernen Behandlungsrichtlinien hat die tiefe Beinvenenthrombose einen Großteil ihrer Schrecken verloren. Die Patienten können frühzeitig mobilisiert, Lungenembolien bei ausreichender Antikoagulation fast immer verhindert werden. Auch Häufigkeit und Schweregrad der Thrombosespätfolgen, des sog. posttrhombotischen Syndroms (PTS) können erheblich vermindert werden.

### 2.2.2 Postthrombotisches Syndrom (PTS)

#### a) Pathogenese und Pathophysiologie

Eine thrombotisch verschlossene Vene unterliegt einem gesetzmäßigen Umbauprozeß durch die bindegewebige Organisation des Gerinnsels. Unter Einsprossung von Kapillaren wird der Thrombus in Bindegewebe umgewandelt. Die darin neu entstehenden kleinen Gefäße gewinnen später Anschluß an das Venenlumen, so daß innerhalb von etwa 2 Jahren ca. 90% der thrombotisch verschlossenen Venen – zumindest teilweise – rekanalisiert werden. Es bestehen jedoch meist weiterhin narbige Unregelmäßigkeiten und Einengungen der Venen und vor allem ein völliger Klappenverlust. Die Klappen gehen im Bereich des Thrombus zugrunde. Damit fehlt in dem betroffenen Venenabschnitt die Möglichkeit eines gerichteten aktiven Bluttransportes durch die Muskel- und Gelenkpumpe (s. oben und Abb. 88).

Aus der nicht mehr behebbaren Behinderung des normalen venösen Rückstroms – infolge unvollständiger Rekanalisierung und Verlust der Klappenfunktion – entsteht ein chronischer peripherer Stauungszustand, das sog. postthrombotische Syndrom. Der Venendruck kann im Stehen durch Bewegung nicht mehr oder nur noch partiell und kurzzeitig gesenkt werden (Abb. 89). Er steigt sofort nach Ende der Bewegung wieder an. Durch diese andauernde Druckerhöhung wird das Starlingsche Gleichgewicht ständig gestört. Es kommt zu einer sub- und epifaszialen Flüssigkeitseinlagerung, der ödematösen Schwellung. Mehr oder weniger rasch führen Ödem- und Druckbelastung des Gewebes unter Eiweißeinlagerung zur Bindegewebsvermehrung und damit zur Induration des Subkutangewebes und der Haut selbst. Die lokalen Ernährungsstörungen führen zu einer anfangs grobfleckigen, später stiefelschaftförmigen Sklerosierung, Atrophie und Pigmentierung im Bereich des distalen Unterschenkels mit Neigung zu Ekzemen und Ulcerationen.

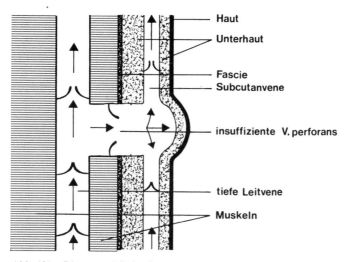

Abb. 101: «Blow-out» Mechanismus.
Druckbelastung der Hautvenen bei Klappeninsuffizienzen der Venae perforantes.
(Mod. nach SALZMANN, 1979, «Stromumkehr von tiefen Venen nach außen»).

Die zunächst als natürliche Umleitungsgefäße für die geschädigten tiefen Abschnitte funktionierenden Hautvenen können meist der starken Druckbelastung auf die Dauer nicht standhalten. Sie entarten zu sekundären Varizen. Dies gilt insbesondere auch für die Druckbelastung der Venae communicantes bzw. perforantes. Werden sie klappeninsuffizient, so brandet bei jeder Muskelkontraktion das venöse Blut mit hohem Druck aus der Tiefe direkt gegen die Haut = blow-out (Abb. 101). So entstehen weitere lokale Varizen und zusätzliche Druckschäden an der Haut. Das typische postthrombotische Ulcus cruris entsteht fast ausnahmslos in der Umgebung solcher insuffizienten Venae communicantes bzw. perforantes. Dies trifft insbesondere für die 1.–3. Cockettvene hinter und über dem Innenknöchel zu.

### b) Verlauf und Symptomatik

Bei unzureichendem Behandlungserfolg einer tiefen Beinvenenthrombose bleibt ein mehr oder weniger ausgeprägter Schwellzustand zurück. Durch Kompensations- und Rekanalisierungsvorgänge des Organismus, d. h. Ausbildung eines Umgehungskreislaufs (Kollateralen) und Einsprossen von Kapillaren in den Thrombus (Rekanalisierung), kann dieser Schwellzustand – bei konsequenter Kompressionsbehandlung – innerhalb der ersten 1–2 Jahre noch wesentlich gebessert oder sogar beseitigt werden (Abb. 102 a–b).

Das postthrombotische Syndrom entwickelt sich also im Laufe der Zeit entweder übergangslos aus diesem Schwellzustand oder es kann durch späteres Versagen der Kompensationsmechanismen des Körpers auch noch nach Jahren und ohne Brückensymptome auftreten. Der Beginn oder die Verschlimmerung solcher postthrombotischer Spätfolgen können alters-, aber auch berufsbedingt mitausgelöst werden (Tabelle 11).

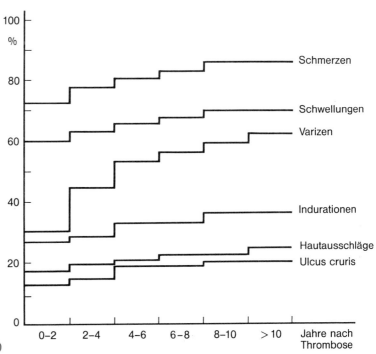

Abb. 102: Postthrombotischer Schwellzustand rechtes Bein.
a) Frischer Schwellzustand,
b) Zustand nach 1 Jahr Kompressionsbehandlung und Marcumarmedikation.

Abb. 102 a  Abb. 102 b

Tab. 11: Latenzzeit des postthrombotischen Syndroms. (Nach HALSE in KRISTEN «Das postthrombotische Syndrom»)

Im Anfang klagt der Patient meist nur über Spannungsgefühl, auch Spannungsschmerzen und rasche Ermüdbarkeit als Folge der Schwellneigung. Später kommen die Auswirkungen der Krampfaderbildung und der sekundären Stauungsveränderungen der Haut hinzu. Häufige Varikophlebitiden, Stauungsekzeme und schließlich rezidivierende und therapieresistente Unterschenkelgeschwüre sog. Ulcera cruris sind die schwerwiegenden Symptome eines PTS. Sie können zu langwierigen Arbeitsunfähigkeiten, ja sogar bei bestimmten Berufen zur Invalidisierung führen.

### c) Behandlung

Etwa 1–2 Millionen Menschen leiden in Deutschland an einem postthrombotischen Syndrom. Damit erlangt die konsequente Behandlung zugleich auch eine enorme sozialmedizinische Bedeutung. Häufige Arbeitsunfähigkeiten, Berufswechsel und vorzeitige Berentungen können in einem erheblichen Maße vermieden werden.
Die Behandlungsrichtlinien sind leicht zu umreißen. An erster Stelle steht eine langfristige und ausreichend feste Kompressionsbehandlung. Hinzu kommt im Anschluß an die Thrombose die Fortführung der Antikoagulantienbehandlung für 1–2 Jahre. Außerdem ist auf nächtliche Hochlagerung ebenso zu achten wie auf reichliche Bewegung.
Die Kompressionsbehandlung beim postthrombotischen Syndrom kann mit Kurzzugbinden, besser und bequemer jedoch mit einem langen Zweizugkompressionsstrumpf der Klasse III erfolgen.
Zunächst muß jedoch durch eine Kompressionsbehandlung mit Binden und nächtliche Hochlagerung das Stauungsödem vermindert werden. Gelegentlich kann die vorübergehende Anwendung eines Diuretikums – wie Dehydrosanoltri – hier hilfreich sein. Dann erfolgt die Anmessung des Gummistrumpfes durch den Arzt oder durch einen erfahrenen Bandagisten, damit der höchstmögliche verträgliche Andruck gewährleistet wird.

**Merke als Regel:** Ein gut komprimierender Strumpf ist nur mit erheblicher Mühe an- und auszuziehen! An der Innenfläche aufgerauhte Haushaltsgummihandschuhe sind dazu unerläßlich, da der Strumpf mehr über das Bein geschoben und massiert als gezogen wird. Eine zweite wichtige Bedingung ist die ausreichende Fixation am hohen Oberschenkel. Dies gelingt entweder mit einem speziellen Klebestift oder durch ausreichend straffe Miederhöschen, Bauch- oder Schultergurte. Der Strumpf darf auch während des Tragens nicht rutschen, und beim Sitzen keine Falten in der Kniekehle bilden. Ein schlecht befestigter und rutschender Gummistrumpf ist eine Qual und wird vom Patienten nicht getragen! Bei normaler Beanspruchung muß der Kompressionsstrumpf alle 4- höchstens 6 Monate erneuert werden, da durch Materialermüdung die Kompressionskraft nachläßt.
Die Wirkung der *Kompressionstherapie* wird durch *Bewegung* erheblich verstärkt. Sie kann in Form von Spaziergängen, aber auch von gezielter Gymnastik sog. Entstauungsgymnastik erfolgen. Regelmäßiges Schwimmen ist ebenfalls wünschenswert, anschließend erleichtert man das Wiederanlegen des Gummistrumpfes

am feuchten Bein durch Talkumpuder oder durch Unterziehen eines Damenperlonstrumpfes am Unterschenkel.

Die *nächtliche Hochlagerung* sollte dem Patienten genau erklärt werden: ein ans Fußende gelegter Kopfkeil oder ein Kissen genügen nicht. Am günstigsten ist die Schräglage des gesamten Bettes mit einer Erhöhung um 20 cm am Fußende. Sie kann erreicht werden durch Unterstellen von Klötzen unter die Bettfüße. Einfacher ist die Anhebung der Sprungfedermatratze oder des Lattenrostes am Fußende, z. B. auf einer quer über die Bettkanten gelegten Latte oder einem Besenstiel. Über spezielle «Venenpolster» (s. S. 226). Alle diese Maßnahmen sind im Frühstadium eines postthrombotischen Ödems, also während der ersten 2 Jahre, besonders erfolgversprechend. Sie müssen jedoch beibehalten werden, so lange noch oder sobald wieder eine Schwellneigung oder postthrombotische Spätfolgen auftreten. Es handelt sich somit oft um eine Dauerbehandlung auf Lebenszeit. Die konsequente Durchführung kann jedoch fast immer schwere postthrombotische Spätfolgen völlig verhindern (Tab. 12). Aber selbst wenn diese bereits voll ausgeprägt sind, lassen sich auf diese Weise noch dramatische Besserungen erzielen. Bereits wenige Tage nach Behandlungsbeginn sind die Beschwerden rückläufig, Ödeme und Indurationen gehen zurück und seit Jahren bestehende Stauungsekzeme und rezidivierende Unterschenkelgeschwüre heilen in wenigen Wochen ab. In schweren Fällen kann durch eine vorübergehende apparative Wechseldruckbehandlung, z. B. mit einem Jobstgerät, der Behandlungserfolg verbessert und beschleunigt werden. Das Bein wird hierzu in einem doppelwandigen Kompressionsstiefel pneumatisch kurzzeitig hohen Drucken ausgesetzt, intermittierend mit kurzzeitiger Druckentlastung. Die Behandlung ist für den Patienten nicht belastend (s. S. 224). Besondere

|  | 158 Extremitäten |
|---|---|
| beschwerdefrei | 96 |
| geringe Beschwerden | 31 |
| insgesamt befriedigend | 127 |

Tabelle 12  Fünfjahresergebnis der Kompressionsbehandlung bei schwerem postthrombotischen Syndrom.
(Nach HALSE in KRISTEN «Das postthrombotische Syndrom»)

Bedeutung kommt beim postthrombotischen Syndrom der Normalisierung eines erhöhten Körpergewichtes zu. Von den zahlreichen im Handel befindlichen Venenmitteln ist bei einer sonst optimal durchgeführten Kompressionstherapie kaum ein zusätzlicher Effekt zu erwarten. Besteht ein chronisches Stauungsekzem, so können kortikoidhaltige Salben bei vorübergehender und sparsamer Anwendung zur raschen Abheilung unter der Kompressionstherapie beitragen.

Zu warnen ist vor der kritiklosen Anwendung sonstiger Venensalben (auch in Gelform), da die postthrombotisch geschädigte Haut häufig hochgradig allergisiert ist. Ein Effekt dieser äußeren Anwendungen ist ohnehin höchst unsicher und eigentlich nur bei einer akuten Phlebitis überhaupt zu erwarten.

### 2.2.3 Ulcus cruris

Je nach seiner Genese unterscheiden wir zwischen einem postthrombotischen und einem varikösen Unterschenkelgeschwür. Die Behandlung folgt jedoch den gleichen Richtlinien. Die gemeinsame Ursache ist die Stauung (s. bei CVI). Die so vorgeschädigte Haut hat eine stark verminderte Widerstandskraft und eine schlechte Heilungstendenz. Bereits Bagatellverletzungen oder Kratzeffekte bei Stauungsdermatitis führen deshalb zum nicht heilenden Ulcus cruris. Nicht selten entsteht auch ohne erkennbare Ursache in der gestauten oder atrophischen Haut zunächst ein punktförmiger Defekt, der sich rasch vergrößert.

**Die Behandlung** muß an der Ursache ansetzen, d. h. die lokale oder allgemeine Stauung durch Kompression, Hochlagerung und Bewegung beseitigen. Dazu gehört gegebenenfalls die Ausschaltung von Varizen oder lokaler Perforanteninsuffizienzen durch Verödung oder Operation.

Die Therapie beginnt daher stets mit einem straffen Schaumgummikompressionsverband: das Ulcus wird wie eine Wunde mit Mull verbunden und mit einer Schaumgummikompresse breit abgedeckt (z. B. Komprex, Fa. Lohmann). Darüber erfolgt ein straffer Kompressionsverband mit Kurzzugbinden, der nachts entfernt wird. Ich lasse meine Patienten den eigentlichen Wundverband abends in einem kurzen Bad selbst entfernen und erneuern und verzichte nach Möglichkeit völlig auf die Anwendung von Salben, Pudern oder anderen Wundabdeckungen wegen der Gefahr der Allergisierung. Sie sind für die Heilung bei guter Kompression fast immer entbehrlich. Besteht in der Umgebung eine juckende Dermatitis, so wird diese dünn mit einer kortikoidhaltigen Salbe behandelt, das Ulcus selbst jedoch ausgespart. Bei stark infizierten Ulzera bewährt sich ein abendliches Fußbad in einer desinfizierenden hautfreundlichen Seifenlösung, wie z. B. Wasa, im Waschwasser. Das Leitprinzip der Ulcusbehandlung ist jedoch die Kompensation der venösen Insuffizienz durch die Kompression, nicht die Lokalbehandlung. Wie beim postthrombotischen Syndrom gehe ich schon möglichst frühzeitig von der Kompressionsbinde auf den Kompressionsstrumpf über. Dies geht leicht, wenn man den eigentlichen Wundverband zunächst mit einem Perlonstrumpf abdeckt und auf die Schaumgummikompresse verzichtet. Sie wird unter der gleichmäßigen Druckwirkung des Gummistrumpfes nur im Ausnahmefall z. B. hinter dem Innenknöchel benötigt (Abb. 103 a–b).

Primäre Varizen werden baldmöglichst durch Verödungsbehandlung oder Operation beseitigt. Aber auch beim postthrombotischen Syndrom kann die Verödung von Varizen erforderlich werden, nämlich dann, wenn die zunächst als Ersatzgefäße notwendigen Hautvenenerweiterungen degenerieren und die venöse Insuffizienz durch einen retrograden Varizenkreislauf zusätzlich verschlimmert wird. Die Behandlung sollte jedoch dem erfahrenen Phlebologen vorbehalten bleiben, da die Entscheidung nur von Fall zu Fall und oft erst nach eingehenden Funktionsuntersuchungen oder einer Phlebographie getroffen werden kann.

Fast alle Ulcera cruris sind mit dieser einfachen, aber konsequent durchzuführenden

Behandlung zur Abheilung zu bringen. Nur im Ausnahmefall kommt eine chirurgische Deckung des Defektes in Frage.

## 2.2.4  Phlebothrombose der Arme
### Schlüsselbein-Achselvenenthrombose
(Paget-von Schroetter-Syndrom)

Die tiefe Armvenenthrombose tritt zahlenmäßig gegenüber der Thrombosehäufigkeit der unteren Körperhälfte völlig in den Hintergrund. Dies liegt ursächlich sowohl an der geringeren hydrostatischen Druckbelastung, wie auch an der höheren Bewegungsintensität der Arme. Die einzige anatomisch-präformierte Gefahrenstelle findet sich im Bereich der thorakobrachialen Verbindung. Für die Venen besteht hier ein relativer Engpaß zwischen Schlüsselbein und erster Rippe sowie M.subclavius und M.scalenus anterior. Durch Hyperabduktion des Armes oder durch Verspannung der Schultergürtelmuskulatur infolge eines HWS-Syndroms oder nach ungewohnter lokaler Arbeitsbelastung kann hier eine temporäre, äußere Einengung der V.subclavia eintreten und in seltenen Fällen eine Thrombose auslösen. Meist dürfte aber eine anatomisch besonders enge Durchtrittsstelle die individuelle Voraussetzung für den Verschluß sein, ähnlich wie beim Skalenus- oder Kostoclavikularsyndrom der Arterien. – Besser verständlich ist die Thromboseentstehung bei Kompression durch axilläre infra- oder supraclaviculäre Lymphknoten, Narbenstränge, Strahlenindurationen (z. B. nach Mamakarzinom), Pleuraschwielen und Mediastinaltumoren oder überschießende Kallusbildung nach Klavikularfraktur. Erwähnt werden muß auch die durch einen intravenösen Verweilkatheder ausgelöste Thrombose der V.subclavia, seltener auch der tiefen Armvenen bis zur V.axillaris.

Die **Symptomatik** beginnt meist mit Schmerzen und Spannungsgefühl im Arm, mäßiger Zyanose und rasch zunehmender Schwellung bis in Arm und Finger. Oft ist die Muskelkraft schmerzhaft vermindert, Sensibilität, Hauttemperatur und Arterienpulse sind jedoch erhalten. Ein sichtbarer Hautvenen-Kollateralkreislauf an Brustwand und Schulter verstärkt den klinischen Verdacht, der phlebographisch gesichert werden kann.

**Die Therapie** im akuten Stadium ist nach Möglichkeit die Thrombolyse oder Thrombektomie (s. oben), zumindest aber eine sofortige Antikoagulation, unterstützt durch Hochlagerung und Kompressionsverband. Für die Nachsorge empfiehlt sich ein langer Kompressionshandschuh und die übliche normale Bewegungsbelastung. Die Prognose ist bezüglich der Funktionsfähigkeit des Armes in der Regel günstig. Mäßige Restschwellungen bleiben aber oft bestehen.

# 3 Anatomie und Physiologie der Lymphgefäße

**Bau und Aufgabe**

Das Lymphgefäßsystem spielt eine entscheidende Rolle für die Aufrechterhaltung des Flüssigkeitsgleichgewichtes im Organismus. Es läßt sich – im Gegensatz zu den Blutgefäßen des Kreislaufs – d. h. eines in sich geschlossenen Systems – mit einem Einbahnstraßen-ähnlichen Drainagesystem vergleichen. Blind im Gewebe beginnen die Lymphkapillaren, die besonders weite Endothelröhren sind (Abb. 105 S. 198). Sie nehmen einen Teil der interstitiellen Flüssigkeit auf, die als Lymphe bezeichnet wird. Diese stammt z. Teil aus dem Blutplasma, z. Teil aus dem interstitiellen Gewebe. Sie hat die Aufgabe, die extravaskulären Proteine abzutransportieren. Im Gegensatz dazu nehmen die Venen die größere Menge der extrazellulären Flüssigkeit mit ihren Salzen (Elektrolyten) auf.

Die Lymphe gelangt von den Lymphkapillaren in die dickwandigeren Sammelgefäße und von da in die Lymphstämme, die im Brustraum mittels Lymphatikovenöser Anastomosen in das Venensystem einmünden. In den Sammelgefäßen und den Lymphstämmen kommen Taschenklappen vor, die die Strömungsrichtung zum Herzen garantieren. Die Lymphwege werden von Lymphknoten unterbrochen, deren Aufgabe darin besteht, Bakterien und größere – von der Lymphe aufgenommene – Partikel zurückzuhalten.

**Lymphbildung** *(physiologisch-pathologisch)*

Physiologisch steigt der Lymphfluß um ein Vielfaches seines Ruhewertes an bei Muskelarbeit, bei vermehrter Flüssigkeitszufuhr und nach fettreichen Mahlzeiten.
Pathologisch erhöht sich der Lymphfluß
a) durch Prozesse, die zu einer Vermehrung der interstitiellen Flüssigkeit und zum lokalen oder generalisierten Ödem führen wie Infektionen, Verbrennungen, ischämische Ödeme, Weichteil- und Knochenverletzungen,
b) durch Anstieg des Kapillardrucks, der bei erhöhtem Venendruck infolge behindertem venösen Abfluß ansteigt wie bei venöser Thrombose, dekompensierter Rechtsherzinsuffizienz.

Bei venöser Abflußstörung übernimmt das Lymphsystem kompensatorisch einen größeren Teil der Gewebsflüssigkeit. Die Durchmesser der Sammelgefäße und des großen Lymphstamms nehmen dann auf das 2–4fache ihres Normwertes zu. Bei hohem Venendruck versagt aber auch diese Kompensation und es treten lymphatische Ödeme auf.

**Lymphtransport**

Für den Flüssigkeitseinstrom in die Lymphkapillaren ist der sog. Gewebsdruck d. h. die Höhe des Drucks der interstitiellen Flüssigkeit von Bedeutung. Dabei ist für das Verständnis der Aufnahme vermehrter interstitieller Flüssigkeit wichtig zu wissen, daß die Lymphkapillaren, weil sie im Interstitium verankert sind, durch Zug von außen auseinandergezogen werden. Dadurch entstehen Lücken in den Lymphendothelien, so daß Gewebsflüssigkeit eindringen kann. Auf diese Weise sind die Wände der Lymphkapillaren durchlässig. Beim Anstieg der Gewebsspannung werden sie nicht komprimiert, sondern dilatiert. Sie werden also bei einer Vermehrung der interstitiellen Flüssigkeit auseinandergezogen.

In die Lymphkapillaren gelangt, wird die Lymphe in den Sammelgefäßen durch verschiedene Kräfte transportiert. Als äußere Faktoren sind es die Atemexkursionen und die Kompression der Lymphgefäße durch die sich kontrahierenden Extremitätenmuskeln. Als innere Faktoren kommen vor allem die lympheigene glatte Muskulatur in Betracht. Diese von den Gefäßwänden ausgelöste spontan-rhythmische Motorik läuft in unterschiedlicher Frequenz zwischen zwei Klappen ab.

**Einfluß von Bewegung und manuellen Techniken**

Wichtig für den Einsatz krankengymnastischer Techniken sind neuere Untersuchungen an den größeren Lymphstämmen des Unterschenkels. Sie «haben gezeigt, daß die Lymphe sowohl in Ruhe als auch bei Muskelaktivität nur während der Kontraktionsphase dieser Gefäße fließt, also lediglich durch die selbsterzeugte pulsatorische Druckwelle fortbewegt wird (OSCEWSKI und EMGELSET, 1980). Ein von außen auf die Lymphgefäße ausgeübter Druck, sei es durch die Extremitätenmuskulatur oder durch mechanische Manipulation wie Massage o. ä., kann nur die Frequenz dieses Lymphpulses und dadurch die Flußrate pro Zeiteinheit steigern, nicht dagegen den intraluminalen Druck. Damit dürfte endgültig entschieden sein, daß die *motorische Spontanrhythmik der Lymphgefäße die entscheidende Kraft darstellt,* mit deren Hilfe der Lymphfluß in Gang gehalten wird» nach HAMMERSEN, GRAFE, (1984).

# 4 Klinik und Therapie der Lymphgefäßerkrankungen

## 4.1 Lymphödem

*Primäres und sekundäres Lymphödem:*

Nach klinischen Gesichtspunkten unterscheidet man zwischen einem primären, gewissermaßen konstitutionellen, Lymphödem ohne erkennbare äußere Ursache und dem sekundären Lymphödem nach vorausgegangener erkennbarer Schädigung der Lymphbahnen. Hier spielen bösartige Tumoren und deren Behandlung durch chirurgische Extirpation oder Bestrahlung eine wesentliche Rolle, aber auch aus Verletzungen und schweren lokalen Infektionen im Bereich der Lymphwege kann eine Lymphstauung resultieren. Ein typisches Beispiel für ein sekundäres Lymphödem ist die Lymphstauung eines Armes nach Radikaloperation mit Ausräumung der Achselhöhle und Nachbestrahlung bei Mammakarzinom. Beide Formen des Lymphödems sind durch eine blasse, kaum eindrückbare Schwellung gekennzeichnet.

### 4.1.1 Lymphödem der Beine

Das primäre Lymphödem der Beine tritt fast ausschließlich bei Frauen jenseits des 20. Lebensjahres auf, beginnt häufig einseitig und zeigt meist zunehmende Verschlimmerungstendenz. Anfangs ist es nachts noch reversibel. Im typischen Fall beginnt es von peripher und nimmt langsam nach proximal zu. Demgegenüber hat das sekundäre Lymphödem seine Zunahme meist von proximal nach distal. Die Schwellung reicht bis zu den Zehen, hat aber unterschiedliche Schwerpunkte. Charakteristisch ist jedoch die Miteinbeziehung des Fußrückens in die Schwellung (Abb. 104, s. S. 197) und das sog. Stemmersche Zeichen, d. h. an den Zehengrundgelenken sind keine Hautfalten mehr abhebbar. Zum Unterschied davon läßt das «Lipödem» den Fuß frei und beginnt erst an der Sprunggelenkgrenze. Es handelt sich hier vorrangig um eine konstitutionelle Fehlverteilung des Fettgewebes an den Unter- und Oberschenkeln.

*Diagnose und Differentialdiagnose:*

Gegenüber einer Beinvenenthrombose, beziehungsweise einem postthrombotischen Syndrom, läßt sich das Lymphödem schon durch seine charakteristische blasse Farbe und die besondere Ausprägung am Fuß leicht abgrenzen.

*Komplikationen:*

Abgesehen von der gelegentlich monströsen Zunahme mit Spannungsbeschwerden und dem Bild der Elephantiasis sind Komplikationen vergleichsweise selten. Ulzerationen und Ekzeme kommen praktisch nicht vor, es sei denn im Rahmen einer Mykose. Häufiger sind dagegen Infektionen, insbesondere rezidivierende Erysipelschübe, die dann zu einer progredienten Verschlimmerung der Schwellneigung beitragen.

**Behandlung**

Auch hier steht die Kompressionstherapie mit Binden, später mit Gummistrümpfen hoher Kompression bei reichlicher Bewegung ganz im Vordergrund. Nächtliche Hochlagerung ist obligatorisch. In vielen Fällen ist die zusätzliche Anwendung der intermittierenden Überdruckbehandlung mit mittleren Drücken als unterstützende Maßnahme sinnvoll. Von krankengymnastischer Seite kommen u. U. gewisse manuelle Entstauungstechniken in Frage und eine spezielle Entstauungsgymnastik.

Sowohl beim primären wie auch beim sekundären Lymphödem sind durch eine entsprechend straff geführte disziplinierte Langzeittherapie gute Behandlungserfolge zu erreichen. Das bereits vorhandene Lymphödem ist fast stets erheblich zu bessern und insbesondere sein Fortschreiten aufzuhalten. Bei leichteren bis mittelgradigen rein peripheren Formen habe ich sogar durch anhaltende feste Kompressionsbehandlung mit Kniestrümpfen fast vollständige Remissionen erlebt, die später die weitere Kompression nur noch intermittierend benötigten.

## 4.1.2 Lymphödem der Arme

Das Lymphödem des Armes wird fast ausschließlich als sekundäre Abflußstörung beobachtet, vor allem nach Operationen oder Bestrahlung im Bereich Achselhöhle und Brustwand sowie durch direkte Tumorkompression. Häufigste Ursache ist die radikale Mamma-Amputation mit Nachbestrahlung beim Karzinom. Bei akuter Entstehung des Armödems oder bei Verschlimmerung ist eine Phlebographie zum Ausschluß einer Achselvenenthrombose erforderlich.

*Symptomatik und Verlauf*

Führendes Symptom ist wie am Bein die blasse, nur in schweren Fällen spannungsschmerzhafte Schwellung, die oft bis in die Finger reicht und schließlich zu erheblicher Bewegungs- und Gebrauchsbehinderung führen kann. Im Laufe der Zeit wird das eiweißreiche Ödem durch fibrotische Veränderung des Unterhautzellgewebes irreversibel. Erysipelschübe, wie an den Beinen, sind selten.

**Behandlung**

Die Behandlung soll zur Vermeidung von Dauerschäden so frühzeitig wie möglich einsetzen und zwar auch bei den sehr häufigen milden Lymphstauungen. Nach Mammaoperationen und Nachbestrahlung spielt die Wiedererlangung der normalen Beweglichkeit im Schultergelenk durch krankengymnastische Maßnahmen die führende Rolle. Von besonderer Bedeutung ist die Vermeidung zusätzlicher Schäden im Bereich der Mikrozirkulation des Lymph- und Venenabstroms (s. Kap. V, 5.3.3). So sollten möglichst Punktionen und Injektionen, sowie Blutdruckmessungen am betroffenen Arm unterbleiben. – Für die physikalische Entstauungstherapie gelten die gleichen Regeln wie beim Lymphödem des Beines. In schweren Fällen ist die Langzeit-Therapie mit einem langen Kompressionshandschuh unvermeidlich.

# Literatur

Fischer, H., Eine repräsentative Untersuchung in der Bevölkerung der Bundesrepublik Deutschland, 1981, Verlag Urban und Schwarzenberg.
Hammersen, F., G. Grafe, Mikrozirkulation 5 (Anordnung, Bau und Funktion des Lymphgefäßsystems unter besonderer Berücksichtigung der terminalen Lymphbahnen) Deutsche Abbott GmbH, Wiesbaden, 1984.
Heberer, G., G. Rau, W. Schoop, Angiologie (Begr. von M. Ratschow), Beitrag H. Kristen «Das postthrombotische Syndrom», 2. Auflage, Verlag G. Thieme, Stuttgart, 1974.
Kappert, A., Atlas und Lehrbuch der Angiologie, Verlag Hans Huber, Bern.
May, R. u. R. Nissl, Die Phlebographie der unteren Extremitäten, 2. Auflage, Verlag G. Thieme, Stuttgart, 1973.
May, R., Chirurgie der Bein- und Beckenvenen, Verlag G. Thieme, Stuttgart, 1974.
Programmed, p-med 11, Venöse Insuffizienz, med. pharm. Verlags GmbH, Frankfurt, 1979.
Salzmann, P., Ärztlicher Rat bei venösen Durchblutungsstörungen, G. Thieme Verlag, 1979.
Widmer, L. K., Venenkrankheiten, Häufigkeit und sozialmedizinische Bedeutung, Basler Studie III, Verlag Hans Huber, Bern, 1978.

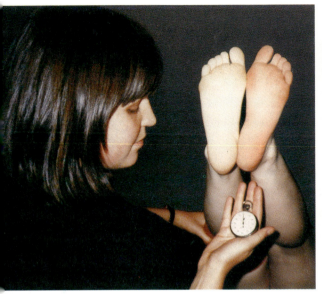
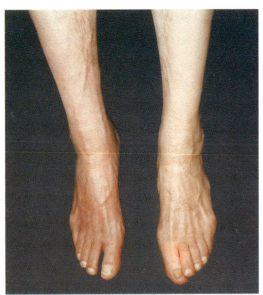

Abb. 45: Abblassen des rechten Fußes *(links)*.

Abb. 46: Starke Röte des rechten Fußes *(rechts)*.

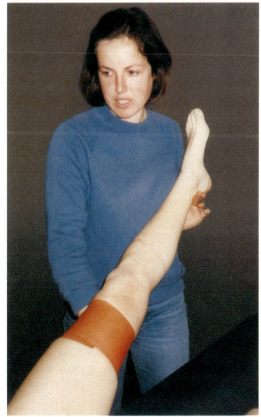

Abb. 64: Angelegte Drosselbinde.

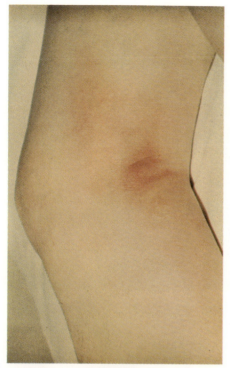

Abb. 90: Phlebitis in der Kniekehle.
(Archiv der Fa. Ganzoni, St. Gallen/Memmingen)

Abb. 91: Beine mit chronisch venöser Insuffizienz (CVI).

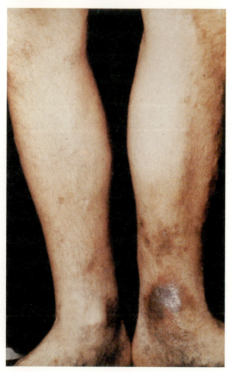

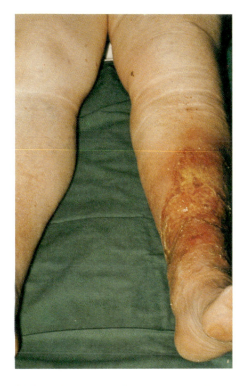
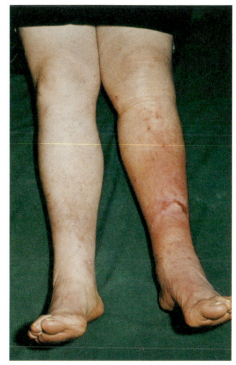
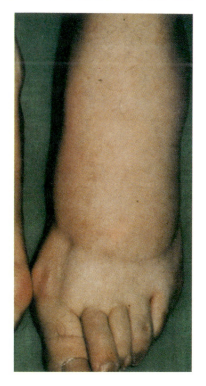

Abb. 103: Patientin G. K. 53 Jahre mit Ulcus cruris:
a) vor der Behandlung *(oben links)*
b) nach 6 Wochen Kompressionstherapie *(oben rechts)*

Abb. 104 *(unten)*: Vorfußschwellung bei Lymphödem der Beine. (Die Rille zeigt den Rand des Schuhs)
(Archiv der Fa. Ganzoni, St. Gallen/Memmingen)

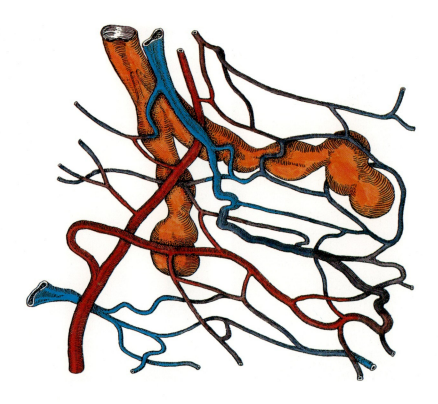

Abb. 105: Schematische Darstellung der räumlichen Beziehungen zwischen den terminalen Blutstrombahnen der Mikrozirkulation und den kapillaren Anfängen des Lymphgefäßsystems. (Arterieller Schenkel = rot, Venöser Schenkel = blau, Lymphkapillare = orange)
(Nach GRAFE, 1984)

# 5 Krankengymnastik bei Erkrankungen des Venen- und Lymphgefäßsystems

H. EHRENBERG

Die in Prophylaxe und Therapie der Venen- und Lymphgefäßerkrankungen angewandten physikalischen Verfahren lassen sich in *Basistechniken und ergänzende Techniken* unterteilen. Zu Basistechniken zählen die passiven Techniken der Kompression und der Hochlagerung sowie die aktiven Techniken der Bewegung. Zu den ergänzenden Techniken rechnen wir Techniken der Atemtherapie, der Massage und Kälteanwendungen.

## 5.1 Basistechniken

### 5.1.1 Kompression

Die Kompression wird zeitlich begrenzt oder dauernd mit Kompressionsverbänden, -strümpfen oder Apparaten durchgeführt. Sie hat über die Steigerung des extravasalen Druckes bzw. des Gewebsdruckes folgende Wirkungen auf das Venen- und Lymphsystem:
a) Verringerung des Venenquerschnittes mit folgenden Effekten:
   – Erhöhung der Strömungsgeschwindigkeit,
   – Verbesserung bzw. Wiederherstellung gestörter Klappenfunktion,
   – Fixation frischer Thromben an der Venenwand.
b) Verbesserung des Lymphabstroms bzw. Reabsorption von Ödemflüssigkeit.
Die Kompression unterstützt die Muskel- und Gelenkpumpe.

**Kompressionsverbände**

**Einführung**

Die fest auf die Haut fixierten, unnachgiebigen Zinkleimverbände und die etwas nachgiebigeren Pflasterverbände legt der Arzt an. Sie werden daher hier nicht beschrieben. Dagegen werden die täglich zu erneuernden, d. h. nicht auf die Haut fixierten, Verbände mit elastischen Binden vom Pflegepersonal, dem medizinischen Assistenzpersonal oder vom Patienten auf ärztliche Anordnung angewickelt. Sie haben den Vorteil der täglichen 1–2maligen Erneuerung, so daß ungünstige, die Haut schädigende, Effekte sofort bemerkt werden, aber den Nachteil einer ungleichmäßigen Andruckverteilung, wenn nicht sachgerecht gewickelt wird. Es bedarf großer Sorgfalt und langer Übung, um Schnürfurchen und große Druckstufen (besonders bei weichem Unterhautgewebe und bei Ödemen) zu vermeiden. Eine falsche Wickeltechnik kann das Gegenteil des gewünschten Therapieeffektes bewirken d. h. Behinderung bzw. Verlangsamung des venösen Rückstroms und Lymphabstroms sowie der Reabsorbtion von Ödemflüssigkeit. Ein schlecht angewickelter Verband ist dann therapeutisch ungünstiger als gar keiner.

Für die *Praxis der Kompressionsbehandlung mit Verbänden* ist folgendes zu berücksichtigen:
– Das geeignete Bindenmaterial,
– der therapeutisch erforderliche Verband,
– die individuell auf jeden Patienten abgestimmte Wickeltechnik.

In Kreisen erfahrener Ärzte und erfahrener Vertreter des Pflege- und Assistenzpersonals (Schwestern, Pfleger, Sprechstundenhilfen, Krankengymnasten und Masseuren/Med. Bademeistern) herrschen sehr unterschiedliche Meinungen über das «richtige» Verbandmaterial, die verschiedenen Verbandtypen bzw. Wickeltechniken. Man kann sagen, jeder erfahrene Behandler hat mit «seiner» Kompressionsweise und mit «seinem» Verbandmaterial die besten Erfolge. Darum haben die folgenden Ausführungen über Material, Verbände und Wickeltechniken auch nur den Charakter von *Empfehlungen auf Grund von Prinzipien der Kompressionstherapie*. Sie können dem in dieser Behandlung weniger Geübten – aber auch den Krankengymnasten – im Rahmen ihrer Behandlung mit Bewegung und Hochlagerung eine wertvolle Hilfe sein. Manche zeitaufwendige krankengymnastische entstauende Technik kann durch eine, individuell auf den Patienten abgestimmte, Kompressionsbehandlung mit elastischen Verbänden (Kompressionsstrümpfen oder der intermittierenden Kompressionsbehandlung in Wechseldruckgeräten) eingespart werden. Somit erhält die Kompressionsbehandlung im Rahmen der Krankengymnastik bzw. Physiotherapie eine zunehmend bedeutendere Rolle. Das Lernen und Üben von Kompressionsverbänden sollte in den Lehranstalten für Krankengymnastik daher prinzipiell zur Grundausbildung gehören.

**Bindenmaterial**[*]

Bei Auswahl der Binden sind ihre Dehnbarkeit, der Andruck und ihre Rutschsicherheit zu berücksichtigen.

Aufgrund der unterschiedlichen Dehnbarkeit werden 2 Bindenarten unterschieden:
1  Binden mit langem Zug d. h. großer Dehnbarkeit = *Langzugbinden*. Sie geben auf Druck und Zug sehr nach. Da sie einen Gummifaden oder einen hochelastischen Kunststoffaden (Polyuretan) als Kettfaden enthalten, werden sie im klinischen Sprachgebrauch auch als Gummifadenbinden oder als gummielastische Binden bezeichnet. Sie haben eine Dehnbarkeit von ca. 200% und lassen sich wegen dieser hohen Elastizität und Schmiegsamkeit leicht mit glatten Bindenrändern anwickeln und rutschen weniger. Wegen ihrer Anschmiegsamkeit und Rutschsicherheit eignen sie sich gut für die oft schwer zu fixierenden Armverbände.

---

[*] Über Bindenmaterial und Webart s. Most, E. und U. Kaiser «Verbandlehre», G. Thieme Verlag Stuttgart, 1978.

Einige *Warennamen für Langzugbinden:* Lohmann Dauerbinde kräftig und fein, Lastodur weich und straff, Elodur kräftig und fein, Eloflex.

2 Binden mit kurzem Zug d. h. geringerer Dehnbarkeit = *Kurzzugbinden.* Sie geben auf Druck und Zug weniger nach. Ihr Material ist Baumwolle oder Kunststoff (Nylon, Perlon). Eine Baumwollbinde ist die «Idealbinde», die nach wiederholtem Anwickeln ihre Elastizität verliert, aber nach richtigem Waschen und Trocknen (s. Waschanleitung der Herstellerfirma) ihre Elastizität zurückerhält. Die «Trikotschlauchbinden» aus rund gewirkter Baumwolle sind anschmiegsam und relativ unnachgiebig. Binden aus Kunststoffgewebe haben eine recht gute Dauerelastizität d. h. sie verlieren ihre elastischen Eigenschaften bei längerem Gebrauch weniger schnell als Baumwollbinden. Sie werden im klinischen Sprachgebrauch auch als textil-elastische Binden bezeichnet. Beide Kurzzugbinden aus Baumwolle und aus Kunststoff haben eine Dehnbarkeit von ca. 90%.

Einige *Warennamen, für Kurzzugbinden*: Rhena-Varidreßbinde, Durelastbinde, Idealbinde.

Mit *Andruck* wird der vom Kompressionsverband oder vom Kompressionsstrumpf auf das Gewebe ausgeübte Druck bezeichnet. Der Andruck im Liegen oder Sitzen d. h. ohne Muskelarbeit wird *Ruhedruck,* der Andruck bei Muskelarbeit wird *Arbeitsdruck* genannt, HAID (1966). Ein nachgiebiger sehr elastischer Verband hat einen hohen Ruhedruck und einen niedrigen Arbeitsdruck. Ein unnachgiebiger unelastischer (fester) Kompressionsverband hat einen hohen Arbeitsdruck und einen relativ niedrigen Ruhedruck. Er bietet bei Muskelarbeit ein festes Widerlager d. h. die Muskelkontraktion wirkt mit großer Kraft auf das Gewebe, also mit dem ganzen Druck nach innen.

Die Langzugbinden eignen sich für Verbände, die einen erhöhten Ruhedruck erfordern, d. h. für sich weniger oder garnicht bewegende bettlägerige Patienten zur Thromboseprophylaxe. Dem entspricht der niedrige Andruck der Antithrombosestrümpfe für die liegenden Patienten (s. hinten). Die Kurzzugbinden eignen sich für Verbände, die einen hohen Arbeitsdruck erfordern. Sie verbessern die Wirkung der Muskelpumpe zur Entleerung der tiefen Venen und führen so zur Entstauung von Ödemen und zur Minderung der Kollapsneigung beim Hypotoniker. Sie werden daher mehr für Gehverbände d. h. für Verbände in aufrechter Körperposition gebraucht, können aber auch bei allen pathologischen Zuständen mit hohem Venendruck bzw. lymphatischen Ödemen im Liegen verwandt werden. Das ist vor allem dann erforderlich, wenn z. B. beim liegenden Patienten eine Hochlagerung nicht zur Gewebsentstauung geführt hat. Man kann selbstverständlich auch einen höheren Arbeitsdruck mit Langzugbinden erzeugen. Dann müssen die Binden aber bis an die Grenze ihrer Dehnbarkeit auseinandergezogen werden und auch mehrere Bindentouren übereinandergewickelt werden. Mit Kurzzugbinden erreicht man den hohen Arbeitsdruck auf einfachere Weise, muß dann aber durch gute Fixation bzw. Wickeltechnik das Rutschen der Kurzzugbinden vermeiden.

Die *gebräuchlichsten Bindenbreiten* für Kompressionsverbände sind 8–10–12 cm. Die 6 cm breiten Binden werden selten gebraucht, ev. für Handverbände oder sehr grazile Gliedmaßen. Müssen Zehen oder Finger komprimiert werden hilft man sich mit elastischen Mullbinden (Transelast).

Das *Polstermaterial aus Schaumgummi und Schaumstoff* hat 3 Aufgaben:
1 Druckübertragung,
2 Druckminderung an bestimmten gefährdeten Stellen,
3 Rutschsicherung.

*Schaumgummikompressen bzw. -platten* sind zur Erhöhung des Kompressionsdruckkes auf bestimmte Gliedmaßenabschnitte im Sinne einer gezielten Kompression erforderlich. Die ist überall da nötig, wo keine konvexen Oberflächen sind. Das ist z. B. am Bein der retromalleoläre Raum und das Gebiet neben der Schienbeinkante. Die Kompressen sind einseitig gewölbt und können – bis auf die kleine nierenförmige Kompresse für den retromalleolären Raum – für jeden Gliedmaßenabschnitt zugeschnitten werden. Schaumgummi hat im Gegensatz zum Schaumstoff, der stark zusammendrückbar ist, eine geringere Elastizität und eignet sich zur gezielten Kompression umschriebener Gliedmaßenabschnitte (Vorfuß, Schienbein, retromalleolärer Raum, Ulcera venosum) besonders gut.

*Warenname:* Komprex-Schaumgummikompresse, Comprex-Schaumgummibinden.

Wenn *Abpolsterung* der Verbände nötig ist, eignet sich vornehmlich *Schaumstoffmaterial*. Um die Gliedmaßen – z. B. Knochenkanten des Schienbeins, der Achillessehne, des Fuß- und Handrückens – auf die sich der Druck konzentrieren kann, vor trophischen Störungen durch Abdrücken der Hautdurchblutung zu bewahren, können Streifen aus Schaumstoff oder Schaumstoffstücke auf die vorspringenden Knochen gelegt werden, besonders dann, wenn sich schon rote Druckstellen zeigen. In Extremsituationen z. B. bei extrem vorspringender Tibia muß man u. U. zu beiden Seiten der Tibiakante Schaumstoffstreifen legen. Zur Applikation eines hohen Andrucks bei druckempfindlichen und ödematösen Gliedmaßen muß Schaumstoff vollständig um das Bein oder den Arm gelegt und damit der *ganze Verband unterpolstert* werden. Die Form wird entsprechend der Bein- oder Armmaße (Länge und Umfang) von 1 cm dicken Schaumstoffplatten zugeschnitten.

Über das Schaumgummi- oder Schaumstoffmaterial werden die Kurzzugbinden gewickelt.

*Warennamen:* Autosana-Schaumstoffbinden; 1 cm dicke Schaumstoffplatten (Meterware).

Einige Ärzte verwenden Schaumstoffbinden für das Wickeln des konisch geformten Oberschenkels, um einen hohen Andruck mit guter Fixation des Verbandes zu erzielen.

## Verbände – Wickeltechniken

Beim Anwickeln ist zu beachten:
- der von distal nach proximal abfallende Kompressionsdruck d. h. beim Bein vom Fuß in Richtung Leiste und beim Arm von der Hand in Richtung Schulter,
- der schwierig zu fixierende Verband am konisch geformten Oberschenkel und Oberarm.

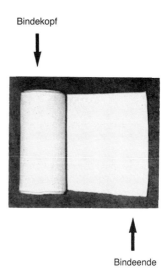

Abb. 106: Binde mit Kopf und Ende.

Der Kompressionsdruck muß von *distal nach proximal abfallen,* weil der intravasale Druck in den peripheren Abschnitten des Venen- und Lymphsystems höher ist als in den proximalen. In der *vertikalen Körperposition* steigt der intravasale Druck im Vergleich zur *horizontalen Körperposition* an, weil sich zum Venendruck die hydrostatische Drucksäule in Abhängigkeit von der Körpergröße addiert. Der Kapillardruck in den Endstromgefäßen ist erhöht (s. S. 157).

Bei Störungen des venösen und lymphatischen Abflußes sind diese Verhältnisse noch ausgeprägter. – Die Binden werden vom Bindenanfang bis zum Bindenende so abgewickelt, daß der Bindenkopf (Abb. 106) oben ist. Da am distalen Gliedmaßenende ein höherer Andruck erforderlich ist, wird die Binde in der Längsrichtung leicht auseinandergezogen und dann nach proximal über der Gliedmaße «abgerollt». Dabei ist für die Druckapplikation **nicht entscheidend,** ob von außen nach innen oder umgekehrt gewickelt wird. Es hat sich bewährt – besonders bei bettlägerigen Patienten – die Bindenenden mit Verbandpflasterstreifen (Leukosilk) zu befestigen, da sich die elastischen Verbandsklammern leicht lösen.

## Beinverbände

*Einführung*

Beim Wickeln der Fußtouren tauchen immer wieder **2 Fragen** auf, die für die praktische Durchführung zu diskutieren sind:
1 Soll der innere Fußrand «hochgewickelt» werden, um durch Zug in Richtung Dorsalextension, einen – das Fußgewölbe aufrichtenden – Verbandeffekt zu kombinieren. Dieser Effekt ist nach heutiger anatomischer Auffassung nicht gegeben und aus funktioneller Sicht nicht haltbar, da die Vorstellung ein «Steigbügel» – gebildet aus der Sehne des M. peroneus longus und des M. tibialis anterior – bestehe zur Sicherung des Fußgewölbes falsch ist, TILLMANN (1977). Vielmehr wird der die Fußwölbung verspannende Mechanismus im Stehen von plantaren Bandstrukturen geleistet (Plantaraponeurose, Lig. plantare longum, Pfannenband), während beim Gehen die plantaren Fußmuskeln aktiv werden.

«Vor allem beim Plattfuß sollen die Muskeln des Fußgewölbes während des Gehens aktiv verspannen und dabei gewissermaßen als dynamische Reserve dienen», TILLMANN (1981). Von orthopädischer Seite wird neuerdings eine Technik empfohlen, bei welcher der Vorfuß proniert gegen den supinierten Rückfuß gewickelt werden soll. Wir sind der Meinung, daß das Wickeln mit elastischen Binden kaum einen korrigierenden Effekt auf die Fußwölbung haben kann, im Gegensatz zu den vom Arzt angelegten korrigierenden Pflasterzügen.

2 Muß die Ferse zur Vermeidung eines Fensterödems eingewickelt werden? Sie muß dann eingewickelt werden, wenn ein Knöchelödem vorhanden oder (durch längeres Stehen oder Sitzen) zu erwarten ist. Das Fensterödem an der Ferse entsteht, weil die Ödemflüssigkeit durch Erhöhung des Gewebsdrucks unter den komprimierten Hautabschnitten in die nicht komprimierten Abschnitte ausweicht. – Wird also bei bettlägerigen Patienten, die keine Knöchelödeme aufweisen, die Ferse nicht eingewickelt, ist das *kein Fehler*. Im Gegenteil es kann sich ungünstig auswirken. So sehen wir häufig, daß beim bettlägerigen Patienten, der sich im Bett bewegen soll d. h. Tretübungen gegen das Bettfußende ausführen soll, sich die Fersentouren auf dem Fußrist lockern und kranial vom Knöchel Einschnürungen entstehen. Diese Gefahr ist heute – bei Verwendung der Bettstrümpfe – geringer. Allerdings treten immer wieder Schwierigkeiten mit Patienten auf, die mit Kompressionsverband nach längerer Bettruhe aufstehen sollen, die keine Knöchelödeme aufweisen und bei denen auch keine Ödeme in der vertikalen Körperposition zu erwarten sind. Häufig sind im stationären Betrieb für diese Patienten keine passenden Schuhe vorhanden, die einen Verband mit eingewickelter Ferse aufnehmen. Derartige weite Schuhe sind nur für Patienten mit Beinödem bei der orthostatischen Belastung im Stehen und Gehen erforderlich. Leider beachten manche Ärzte diese, für das Pflegepersonal und die Krankengymnasten erschwerenden, Bedingungen wenig und ordnen auch beim schlanken Knöchel die «eingewickelte» Ferse an. Diese Anordnung entbehrt aber – wie unsere klinische Praxis gezeigt hat – der pathophysiologischen Grundlage. Denn diese Patienten, die nur kurzfristig umhergingen und später auch keine Kompressionstherapie brauchten, bekamen kein Fensterödem an der Ferse. Ausnahmen sind das Ulcus cruris venosum mit schlankem Knöchel.

## Verbände mit Langzugbinden = Liegeverbände

Für den Bettlägerigen eignen sich die Langzugbinden, da ein erhöhter Ruhedruck erforderlich ist.

*a) Unterschenkelverband*

Die Fußtouren entsprechen (modifiziert) dem Verband nach FISCHER\*. Man beginnt an den Zehengrundgelenken mit 1–2 Touren (Vorfußtour), legt 1–2 Bindentouren um die Ferse (Fersentour), schließt eine Tour um die Achillessehne an (Achillessehnentour), führt 1–2 Binden unter der Fußsohle durch (Fußsohlentour) und weiter über den Fußrücken und schließt mit 1–2 Touren um den Knöchel (Knöcheltour) ab (Abb. 107).

Beim Bettlägerigen ohne Knöchelödem wird ohne Fersentour aber mit sorgfältiger Anlage der Bindenränder um die Knöchel gewickelt. Die Bindenbreite beträgt für den Unterschenkelverband meist 10 cm, nur bei sehr schmalen Füßen und geringen Unterschenkelumfängen ist die 8 cm breite Binde ausreichend. Der Unterschenkel wird also mit der gleichen Binde bis zum Knie gewickelt, wobei die Binden mit etwas

---

\* Der Verband nach FISCHER (1980), der fest auf die Haut fixiert oder mit elastischen Binden ausgeführt wird, verzichtet beim gehfähigen Patienten auf die Vorfußtouren, weil die Einbeziehung des Vorfußes die Bewegungen im oberen Sprunggelenk einschränken und den Pumpeffekt der Waden- und oberen Sprunggelenkpumpe mindern (Abb. 107).

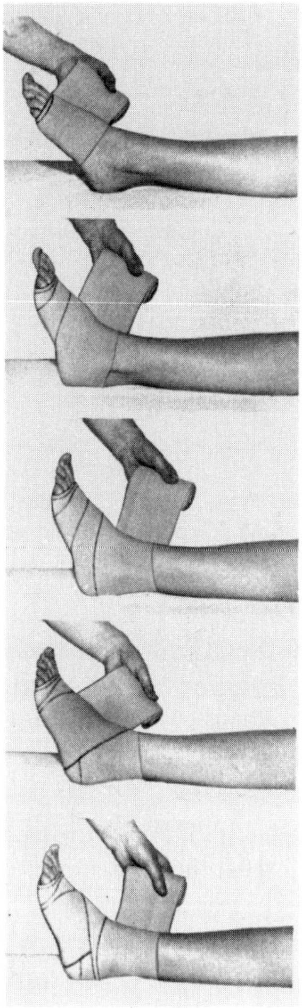

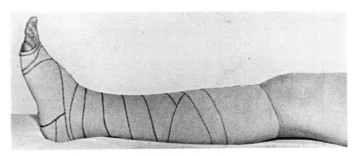

Abb. 107: Fußtouren des Unterschenkelverbandes mod. nach FISCHER mit Langzugbinde 8 cm breit.

VORFUSSTOUREN
FERSENTOUR
ACHILLESSEHNENTOUR
FUSSOHLENTOUR
KNÖCHELTOUR

geringerem «Zug» als am Fuß auf der Haut «abgerollt» werden. So erhält man die abfallenden Andrucke. Je nach Wadenform werden Zirkulärtouren (dünne Wade) oder Achtertouren (dickere Wade) ausgeführt. Die Wade soll *nicht platt gewickelt werden,* da dieser Druck die Kontraktionsfähigkeit der Wadenmuskulatur einschränken soll (Abb. 108).

Abb. 108: Unterschenkelverband mit 8 cm breiter Langzugbinde.

*b) Unterschenkel-Oberschenkelverband bis Mitte Oberschenkel*

Dieser Verband kann beim bettlägerigen Patienten erforderlich sein, der infolge oberflächlicher Varicen eine leichte Kompression um das Kniegelenk braucht (Abb. 109). 2 Langzugbinden sind nötig.

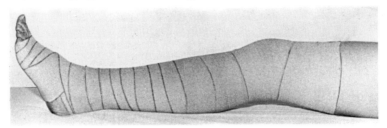

Abb. 109: Unterschenkel-Oberschenkelverband mit 2 Langzugbinden (8 und 10 cm breit).

*c) Unterschenkel-Oberschenkelverband bis zur Leiste*

Für diesen Verband sind 3 Binden erforderlich, nur bei sehr dünnen und kurzen Beinen reichen 2 Binden bis zur Leiste. Am Oberschenkel werden die Binden zur Fixation schräg und über Schaumgummi- oder Schaumstoffstreifen gewickelt. Diese können als Zirkulärbinde direkt unterhalb der Leiste oder als Längsstreifen an der Außenseite angebracht sein (Abb. 110).

Die Liegeverbände mit Langzugbinden eignen sich in der beschriebenen Wickeltechnik zur *Thromboseprophylaxe bettlägeriger Patienten.* Nach MÜHE (1973)* und SIGEL (1975)** werden maximale Strömungsgeschwindigkeiten in Horizontallage erzeugt mit Andrucken von 15–20 mm Hg am Fuß und einem Abfall nach proximal auf 8 mm Hg in Oberschenkelmitte (sog. Applikationsdruck).

Der Andruck eines von uns mit Langzugbinden gewickelten Unterschenkel/Oberschenkelverbandes wurde mit dem von MÜHE modifizierten Meßgerät nach HAID-

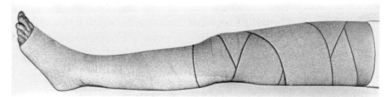

Abb. 110: Unterschenkel-, Oberschenkelverband bis Leiste mit 3 Langzugbinden (8, 10, 12 cm breit).

* Die Messungen wurden getrennt für den Bein- und Beckenbereich mit radioaktiven Isotopen ausgeführt, 30–100 mikro Curie $^{133}$Xenon (in 0,1–1,0 ml physiologischer Kochsalzlösung) wurde in eine Vene des Fußrückens injiziert. Die Ankunft des Isotops über der Leiste (für den Beinbereich) und über dem Bauch in Nabelhöhe (für den Beckenbereich) wurde durch dort aufgesetzte Szintillationszähler (elektrische Methode zum Nachweis der Strahlung beim Arbeiten mit radioaktiven Stoffen) gemessen und die Strömungsgeschwindigkeit in cm/sec berechnet. Der Andruck wurde mit einem nach HAID-SCHILLING modifizierten Meßgerät kontrolliert und in mm Hg angegeben (s. Kompressionsstrümpfe).
** Die Druckwirkungen auf die Blutströmungsgeschwindigkeit in den Beinen wurden mit Kompressionshülsen in Verbindung mit einem Doppler-Ultraschallmeßgerät gemessen (s. Kompressionsstrümpfe).

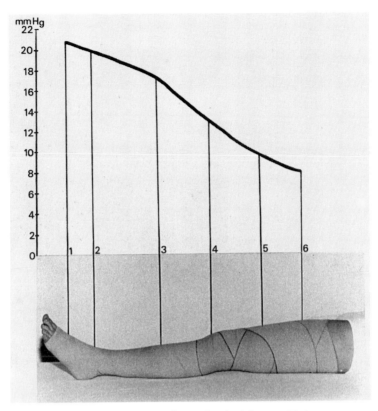

Abb. 111: Andruckmessung beim Liegeverband mit Langzugbinden.

SCHILLING gemessen, EHRENBERG (1978). Die Druckwerte (Abb. 111) liegen zwischen 21 mm Hg und 6 mm Hg an den Meßpunkten 1–6 und entsprechen ungefähr den von MÜHE und SIGEL gemessenen optimalen Andrucken. Am Fuß sind sie etwas höher und am Oberschenkel etwas niedriger. Bei diesen Andrucken erhöht sich die venöse Strömungsgeschwindigkeit im Bein von 4,68 cm/sec «ungewickelt» auf 8,61 cm/sec «gewickelt» und im Beckenbereich von 4,39 cm/sec «ungewickelt» auf 5,75 cm/sec «gewickelt». Setzt man die Ruhewerte der venösen Strömungsgeschwindigkeit in ungewickeltem Zustand gleich 100% MÜHE (1973), dann ergibt sich ein Anstieg der venösen Strömungsgeschwindigkeit bei gewickeltem Bein auf 177% im Beinbereich und auf 130% im Beckenbereich. Die mit Langzugbinden gewickelten Beinverbände (Abb. 108–110) geben demnach den, zur Thromboseprophylaxe des bettlägerigen Patienten, erforderlichen Kompressionsdruck bzw. Andruck.

Ein Kompressionsverband mit höheren Andrucken, wie sie z. B. für Gehverbände und zur Therapie bei gestörtem venösen und Lymphabfluß erforderlich sind, ist zur Thromboseprophylaxe bettlägeriger Patienten sogar ungünstig. Messungen der venösen Strömungsgeschwindigkeit von MÜHE (1973), SIGEL (1975), ARNOLDI (1976) haben gezeigt, daß Andrucke am Fuß von mehr als 25 mm Hg zu einer Verlangsamung der venösen Strömungsgeschwindigkeit führen. Das Gleiche bewir-

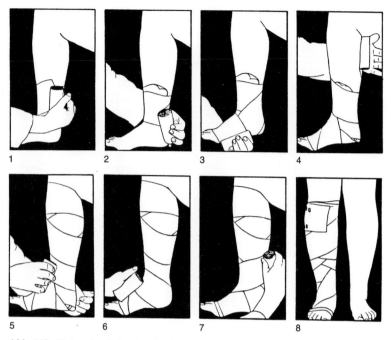

Abb. 112: Unterschenkelverband mit Kurzzugbinden (8 oder 10 cm breit) nach PÜTTER mod. nach Broschüre von Fa. Sanol, Schwarz.

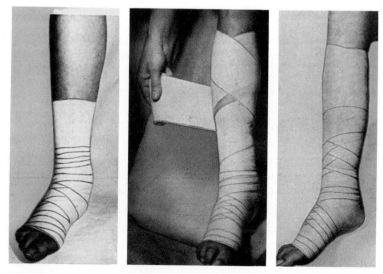

Abb. 113: Unterschenkelverband mit Kurzzugbinden nach SIGG (8–10 cm breit).

ken zu niedrige Andrucke, d. h. Applikationsdrucke von weniger als 15 mm Hg am Fuß verursachen nach Mühe (1973) eine Verlangsamung der venösen Strömung.

**Verbände mit Kurzzugbinden = Gehverbände**

Ein hoher Arbeitsdruck ist für die Gehverbände nötig, die mit den wenig dehnfähigen und damit unnachgiebigeren Kurzzugbinden angelegt werden.

*a) Unterschenkelverbände*

Übersicht über die gebräuchlichsten Verbände, die stets bei rechtwinklig gehaltenem Fußgelenk angewickelt werden.

*– Unterschenkelverband nach* Pütter

Er ist nach Schneider und Fischer (1969) ein Kreuzverband mit zwei – je nach Beinumfang und Beinlänge – 8–10 cm breiten Binden (Abb. 112)*. Durch die zwei gekreuzten Bindentouren ist der Verband sehr rutschfest, wenig nachgiebig und gibt eine gute zirkuläre Kompression. Der Verband wird im Sitzen angelegt und beginnt mit einer Befestigungstour d. h. der 1. Bindentour oberhalb des Knöchels (1). Dann wird der Bindenkopf von hinten über den inneren Knöchel unter dem Fuß (2) und von da über den Fußrücken zum äußeren Knöchel geführt (3). Die Binde rollt man von innen nach außen auf dem Unterschenkel hoch bis zum Knie (4). Die zweite Binde beginnt an der Außenseite über dem äußeren Knöchel (5) und wird um die Ferse von außen über den Fußrücken geführt (6) und dann in Zirkulär- und Achtertouren (7) – je nach Wadenform bis zum Knie gewickelt (8). Bemerkenswert sind Touren um den inneren und äußeren Knöchel, die den retromalleolären Raum gut erfaßen und damit dem Verband nach Bisgaard ähneln.

*– Unterschenkelverband nach* Sigg *(1976)*

Der Verband wird mit 2 Binden* – 8 und 10 cm breit – gewickelt (Abb. 113). Mit der 8 cm Binde wird von den Zehengrundgelenken um den Vor- und Mittelfuß über die Ferse bis zum Wadenansatz so gewickelt, daß die Bindentouren dicht aufeinander liegen und die Bindenränder straff gezogen sind. Dabei wird die Binde leicht gedehnt umgelegt. Vom Wadenansatz wird mit der 10 cm breiten Binde – je nach Beinform zirkulär und in Achtertouren – bis unter das Knie hochgewickelt. Dabei wird die Binde mit glatten Bindenrändern abgerollt d. h. nicht mehr so straff gezogen wie bei den Fußtouren. Bei diesem Verband liegen 3–4 Bindentouren übereinander. Er gibt einen hohen Andruck und wird nach unseren Erfahrungen nur vom umhergehenden Patienten vertragen.

*– Unterschenkelverband nach* Fischer

Beim Fischer Verband ist das Einwickeln des Vorfußes – wenn keine Vorfußödeme bestehen – nicht nötig Haid-Fischer (1980). Der Verband beginnt auf dem Rist mit der Fersentour. Daran schließt sich die Achillessehnentour und die Knöcheltour wie

---

* nach Wickelbroschüre für Patienten. Sanol Schwarz GmbH, Mittelstr. 11–13, 4019 Monheim.
* Sigg empfiehlt die nylon-elastischen Rhena-Varidressbinden (Fa. Kreußler, Wiesbaden-Biebrich) und die Textil-elastischen Durelastbinden (Fa. Lohmann, Fahr/Rhein).

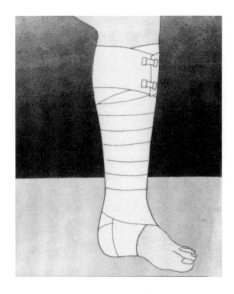

Abb. 114: Unterschenkelverband nach HAID mit Kurzzugbinden.

auf Abb. 107. Die Kurzzugbinde* – je nach Unterschenkelgröße 8–10 cm breit – wird beim Umlegen um den Rückfuß straff gespannt. Dann wird die Binde zirkulär um den Unterschenkel bis ca. 2 cm unterhalb des Knies abgerollt. Auf diese Weise liegen 2 Bindetouren aufeinander sog. einfacher Druckverband nach HAID (1979) (Abb. 114). Dieser Druckverband mit Kurzzugbinden kann durch Überwickeln einer elastischen Dauerbinde** = Langzugbinde verstärkt werden, sog. verstärkter Druckverband. Die Binde wird so straff gespannt beim Umlegen, daß sie nachts und bei längerer Ruhe am Tag abgenommen werden muß HAID (1979).

b) *Unterschenkel-Oberschenkelverbände*

– Unterschenkel-Oberschenkelverband nach SIGG

Das Anwickeln eines SIGG'schen Verbandes auf dem Varizenstuhl nach Verödung von Varizen zeigt Abb. 115. Bei dieser Form werden zuerst zur Fixation der Kurzzugbinden (Rehna-Varidreßbinden) zwei 12 cm breite Streifen von Autosanabinden (0,5 cm dick) um Knie und Oberschenkel unterhalb der Leiste gelegt. Dann erfolgt das Anlegen des Fußverbandes mit einer 8 cm breiten Binde mit Zirkulärtouren unter Einwickeln der Ferse bis zum Wadenansatz. Dann folgt mit einer 10 cm breiten Binde der Unterschenkelverband (Abb. 113) bis zum Knie. Daran schließt mit breiten Zirkulärtouren der Oberschenkelverband mit zwei Binden (10 + 12 cm, je nach Beinlänge und -umfang auch zwei 12 cm breite) an. Dieser Verband (Abb. 116) gibt einen so hohen Andruck, daß er im Liegen nicht vertragen wird. Er muß daher nachts abgewickelt und jeden Morgen neu angewickelt werden, KRISTEN (1982).
Der Oberschenkel wird von SIGG (1976) auch mit rutschfesten Autosana Schaumstoffbinden (Abb. 117) gewickelt.

---

\* HAID-FISCHER und HAID (1980) empfehlen als Kurzzugbinden die Baumwollbinden = Idealbinde und Trikotschlauchbinde der Fa. Hartmann und Fa. Lohmann, die Rosidalbinde der Fa. Lohmann, die Comprilanbinde der Fa. Beiersdorf.
\*\* HAID (1979) empfiehlt die Dauerbinde kräftig der Fa. Lohmann.

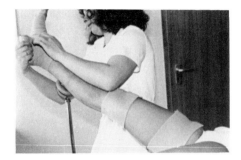
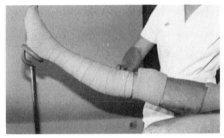
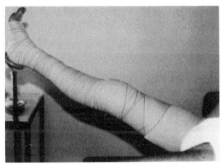

Abb. 115: Anwickeln eines Unterschenkel-Oberschenkelverbandes mit 3 Kurzzugbinden nach SIGG auf dem «Varizenstuhl».

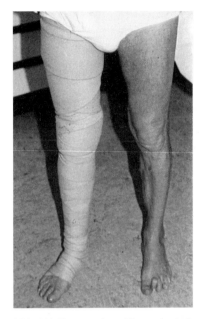

Abb. 116: Der angelegte Unterschenkel-Oberschenkelverband im Stehen.

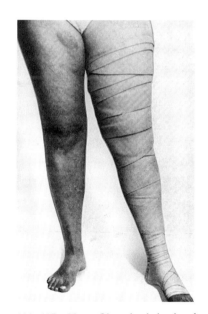

Abb. 117: Unter-Oberschenkelverband nach SIGG, Oberschenkel mit Autosanabinden gewickelt.

211

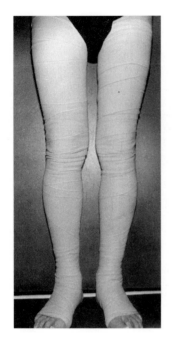

Abb. 118: Unter- und Oberschenkelverband mit sehr hohem Andruck durch 4 Kurzzugbinden pro Bein.

– *Unterschenkel-Oberschenkelverband mit sehr hohem Andruck*

Straffe Kompressionsverbände sind dann mit Kurzzugbinden erforderlich, wenn schwere Ödeme zu entstauen sind oder eine Verlagerung eines größeren Blutvolumens in die speicherfähigen Venen des caudalen Venensystems verhindert werden muß z. B. Patienten mit teilparetischen Beinmuskeln, Patienten mit niedrigem Blutdruck beim ersten Aufstehen nach mehrwöchiger Bettruhe, Patienten in der Chirurgie – die nach 3 Wochen Bettruhe in der Extension – beim Anlegen z. B. eines Thoraxabduktionsgipsverbandes im Sitzen praekollaptisch sind, Patienten mit sog. Positionshypotonie. Dann sind 4 Binden pro Bein erforderlich (Abb. 118), die in der Wickeltechnik nach SIGG oder mit den Fußtouren nach FISCHER (Abb. 107) gewickelt werden können.

Durch Einengung der speicherfähigen Venen kann die Verlagerung von 200–250 ml Blutvolumen in die venösen Gefäße der unteren Extremitäten beim Wechsel von der horizontalen in die vertikale Körperposition vermieden werden. Abb. 119 zeigt die Wirkung des richtigen Kompressionsdruckes bei der Untersuchung eines 70jährigen Patienten mit Positionshypotonie auf dem Kipptisch. Mit ungewickelten Beinen (Abb. 119a) sinkt der Blutdruck vom Ausgangswert 165/110 mm Hg im Liegen nach 3 Minuten Stehen bis auf 70/0 mm Hg ab. Der Patient gerät in einen praekollaptischen Zustand.

Mit gewickelten Beinen (Abb. 119b) sinkt der Blutdruck vom Ausgangswert 180/125 mm Hg im Liegen nach 2 Minuten Stehen auf 150/100 mm Hg ab und bleibt dann auf diesem Niveau. Der Vollständigkeit halber sei noch erwähnt, daß kennzeichnend für diese schwere Positionshypotonie der fehlende Herzfrequenzanstieg beim Wechsel von der horizontalen zur vertikalen Körperposition ist. Diese tritt als Zeichen der Sympathikussteigerung physiologischerweise ein. Der Patient konnte nur – infolge fehlender Kreislaufregulation bei der orthostatischen Belastung – mit Kompressionsverbänden oder mit einer Maßstrumpfhose (Fa. Jobst) sowie Dihydergotmedikation sitzen und stehen.

Den *optimalen Andruck* beim Anlegen der Verbände mit Kurzzugbinden kann man an der *Zehenfarbe* erkennen. Diese färben sich leicht zyanotisch, weil der Abfluß

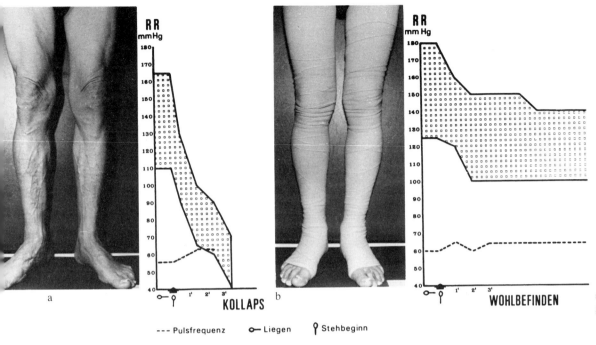

Abb. 119: Patient mit Positionshypotonie
a) mit ungewickelten Beinen, b) mit gewickelten Beinen.

des venösen Blutes aus den Hautkapillaren durch den hohen Andruck gedrosselt ist. Diese Zyanose verschwindet beim Bewegen der Zehen und ist dann Kennzeichen für die nicht gestörte arterielle Blutzufuhr. – Bei der Therapie von Ödemen zeigt sich der richtige Andruck nach Abnahme des Verbandes, wenn verringerte Umfangmasse erkennen lassen, daß eine Rückresorbtion des Ödems eingetreten ist oder sein Auftreten bei orthostatischer Belastung verhindert wurde.

**Verbände, die Langzug- und Kurzzugbinden kombinieren**

a) *Kombination der Langzugbinden (Liegeverband mit Langzug- und Kurzzugbinden (Gehverband)* für Krankenhauspatienten, die keine strenge Bettruhe einhalten müssen.
Diese Kombination hat sich bei den Patienten bewährt, die beim ersten Aufstehen für die aufrechte Körperhaltung einen stärkeren Andruck als im Liegen brauchen. Bei ihnen wird – bevor sie aufstehen – über den Liegeverband von Langzugbinden ein Verband mit Kurzzugbinden gewickelt. Im Liegen werden die Kurzzugbinden wieder abgenommen und der Liegeverband aus Langzugbinden wird am Bein belassen. Heute wird vielfach für das Aufstehen über die weißen Bettstrümpfe gewickelt. Abb. 120 zeigt diese Kombination beim Unter-

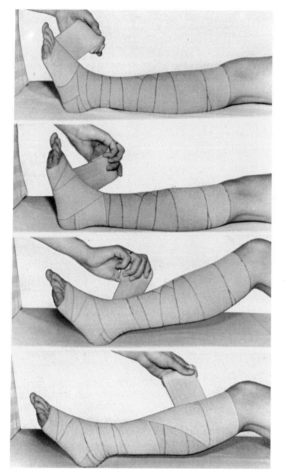

Abb. 120: Kombination von Langzug- und Kurzzugbinde für Unterschenkelverband.

schenkelverband. Die Verbandkombination hat sich uns auch zur Applikation von Schaumgummikompressen beim Ulcus cruris venosum bewährt, weil sich mit den anschmiegsamen Langzugbinden die Schaumgummikompresse leicht mit der ersten Langzugbinde anwickeln läßt.

b) *Kombination der Kurz- und Langzugbinden* zur Fixation der Kurzzugbinden bei Beinödemen\*.

Bettlägerige Patienten mit Beinödemen z. B. nach Beckenvenen- oder Oberschenkelthrombosen brauchen einen Kompressionsverband mit hohem Arbeitsdruck, da sie neben dem Aufstehen auch im Bett die Muskelpumpe einsetzen sollen (s. S. 247). Bei diesem Verband wickeln wir zuerst mit Kurzzugbinden und dann mit Langzugbinden darüber, um die Kurzzugbinden zu fixieren. Die Patienten vertragen den hohen Andruck, weil gemäß dem Gesetz nach Laplace\*\* eine hohe Wandspannung bei einem dicken Bein mit geringerem Druck nach innen wirkt als bei einem dünnen Bein. Bei der Applikation von hohem Kompressionsdruck auf ein Ödembein hat sich zur Vermeidung von Schnürfurchen in dem meist weichen Gewebe die Kombination von Kurzzug-

---

\* Mit freundlicher Unterstützung des Krankengymnasten D. Heidersbach.
\*\* Nach dem Laplace'schen Gesetz ist der Druck in einer Kugel direkt proportional zu ihrer Wandspannung aber umgekehrt proportional zum Krümmungsradius. Der Verband übt daher bei gleicher Spannung einen geringeren Druck «nach innen» auf ein dickes Bein aus als auf ein dünnes Bein.

Abb. 121: Kombination von Kurzzug- und Langzugbinden für Patienten mit Beinödem, 121,1 Anwickeln der Kurzzugbinde, 121,2 Überwickeln mit Langzugbinde zur Fixation der Kurzzugbinde.

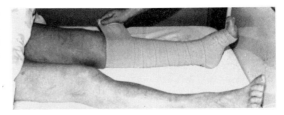

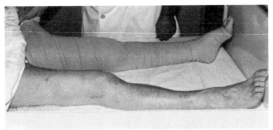

Abb. 121,1

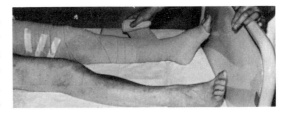

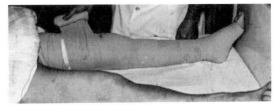

Abb. 121,2

und Langzugbinden bewährt. Abb. 121 zeigt das Anwickeln eines solchen Kompressionsverbandes bei einer Patientin mit Zustand nach Beckenvenenthrombose links. Abb. 121.1 zeigt das Anwickeln von 2 Kurzzugbinden (10 cm für Unterschenkel, 12 cm für Oberschenkel) bis zur Leiste. Abb. 121.2 zeigt das Überwickeln mit Langzugbinden (Dauerbinden fein F. Lohmann, 10 cm für Unter- und 12 cm breit für den Oberschenkel) bis zur Leiste. Unterhalb der Leiste war zur Fixation ein Streifen aus Autosanamaterial zirkulär vor dem Anwickeln der Kurzzugbinde am Oberschenkel angebracht worden. Dieser hohe Andruck war von der Patientin – auch nachts – gut vertragen worden.

Das Erkennen des *optimalen Andrucks* bei der Kombination von Kurzzug- und Langzugbinden entspricht den Beobachtungskriterien wie für den Andruck bei Kurzzugbinden beschrieben.

**Schaumgummikompressionsverband**

Das Einlegen einer Schaumgummikompresse (Komprex-Schaumgummi) in einem Kompressionsverband ist beim Ulcus cruris venosum des Unterschenkels erforderlich. Die Geschwürsfläche und die Geschwürsränder werden trocken oder nach ärztl. Verordnung mit Puder oder Salbe behandelt, u. U. trocken gelassen. Das Ulcus wird dann mit Gaze oder Zellstoffmull (Zemuko) bedeckt und die Schaum-

gummikompresse, die den Ulkusrand deutlich überragen soll, angewickelt (wenn die Kompresse geformt ist, mit der geformten Seite zum Körper).
Mehrere Schaumgummigrößen sind im Handel und können, außer den kleinen Kompressen für den retromalleolären Raum, zugeschnitten werden. Die Kompresse wird mit Kurzzugbinden und mit einer der vorne beschriebenen Unterschenkelverbandstechniken angewickelt. Wir bevorzugen die Kombination von Kurzzug- und Langzugbinden (Abb. 120).

## Armverbände
### Verband mit Langzugbinden und Wickeltechnik

Langzugbinden garantieren am Arm einen guten Sitz. Sie werden bei leichten Ödemen von den Fingergrundgelenken mit 8, 10 oder 12 cm breiten Binden mit zur Schulter hin abfallendem Andruck angewickelt. Die Befestigung auf der Schulter erfolgt mit Pflasterstreifen. Der Applikationsdruck muß so dosiert werden, daß keine zyanotischen Finger entstehen bzw. eine leichte Zyanose sollte beim Bewegen (Faustschlußübungen) verschwinden (Abb. 122–123). Gelegentlich kann das Unterlegen eines Autosanaschaumstoffstreifens an der Streckseite nützlich sein, weil die Binde weniger «verrutscht».

### Verband mit Kurzzugbinden und Unterpolsterung

Bei schwerem Lymphödem des Armes ist zur Rückresorbtion ein unnachgiebiger Verband erforderlich. Dieser wird erfahrungsgemäß besser vertragen, wenn die Binden mit Schaumstoff unterlegt sind. Der Schaumstoff wird nach der Armform

Abb. 122 *(links)*: Armverband mit Langzugbinden.

Abb. 123 *(rechts)*: Anwickeln eines Armverbandes mit 2 Langzugbinden.
(8 cm breit für Unterarm, 10 cm breit für Oberarm).
(Foto: Univ. Frauenklinik, Erlangen)

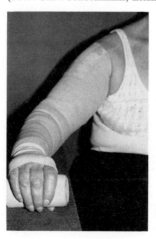
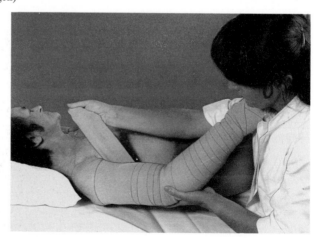

zugeschnitten. Bei Ausdehnung des Ödems bis auf die Schulter muß unter der Schulter der Gegenseite hergewickelt werden, um die Schulterpartie der Ödemseite mit mehreren Touren abzudecken.

**Fehler beim Anwickeln der Kompressionsverbände**

1. Lockere d. h. nicht glatt bzw. straff anliegende Bindenränder, die keinen Druck ausüben.
2. Ein von distal nach proximal ungleichmäßiger Druckabfall, der zum Anwickeln von Vorfuß- oder Unterschenkelödemen bzw. Finger- oder Unterarmödemen führt.
3. Druckstellen an Knochenkanten oder Sehnen, wenn nicht täglich der Verband erneuert wurde oder die Kanten zu wenig abgepolstert waren. Darauf ist besonders bei Patienten mit Sensibilitätsausfällen zu achten.
4. Drucknekrosen bei Patienten mit arterieller Verschlußkrankheit, die ohne ärztliche spezielle Anweisung gewickelt wurden.

Die geschilderten Kompressionsverbände sind zur Handhabung für Krankengymnasten und andere Angehörige der medizinischen Assistenzberufe zusammengestellt worden. Selbstverständlich wird von Ärzten in Spezialsituationen die Kompressionstherapie mit unterschiedlichen Techniken durchgeführt.

# Kompressionsstrümpfe

## Kompressionsstrümpfe für den bettlägerigen Patienten

Kompressionsstrümpfe haben gegenüber den Kompressionsverbänden beim bettlägerigen Patienten den Vorteil, daß sie – bei richtiger Paßform – stets einen gleichmäßigen Druckabfall von distal nach proximal (sog. abgestufte Kompression) garantieren.

**Beinstrümpfe** (sog. Bettstrümpfe = Antithrombosestrümpfe)

Diese Bettstrümpfe werden heute zur mechanischen Thromboseprophylaxe beim bettlägerigen Patienten den Verbänden vorgezogen. Es sind knielange Wadenstrümpfe und Oberschenkelstrümpfe, die bis zur Leiste reichen:
– Mit offener Fußspitze (Abb. 124),

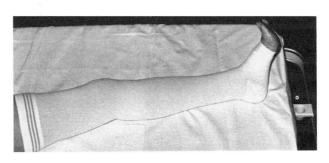

Abb. 124: Bett-Beinstrumpf mit offener Fußspitze.

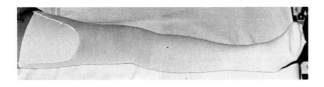
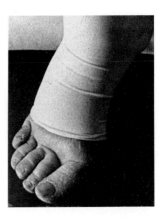

Abb. 125: Bett-Beinstrumpf «Antithrombosestrumpf» mit geschlossener Fußspitze. *(links)*

Abb. 126: Falsch angepaßter Bettstrumpf mit «Vorfußödem». *(rechts)*

– mit geschlossener Fußspitze (Abb. 125) im Handel. Bei Patienten mit Ödemen müssen die Bettstrümpfe mit offener Fußspitze gut angemessen werden, da bei falscher Paßform Zehen und Vorfußböden (Abb. 126) entstehen. Sehr vorteilhaft ist auch bei dem T.E.D. Anti-Thrombose-Strumpf* der in den Oberschenkel eingesetzte Keil (Abb. 125), der die konische Form berücksichtigt. Dieser Strumpf ist ein sog. Einzugstrumpf, der querelastisch ist, d. h. in einem zirkumferenten Strickverfahren hergestellt wird. Er gibt einen konstanten, zirkulär wirkenden Druck auf die Beine ab, schmiegt sich der Beinform an und rutscht nicht. Da er *querelastisch ist darf er nicht langgezogen werden,* um seine Kompressionswirkung zu erhöhen. Beim Anpassen dieser Strümpfe müssen Umfangs- und Längenmaße genommen werden, damit jeder Patient seine richtige Paßform erhält. Dafür werden von den Firmen Hilfen zur schnellen Applikation durch farblich differente Strümpfe, Tabellen und Maßbänder geliefert. Allerdings sind bei großem Oberschenkelumfang (über 63 cm) keine Strumpfgrößen im Sortiment vorhanden, so daß lediglich Wadenstrümpfe zur Verfügung stehen (s. S. 276).

Die optimale venöse Strömungsbeschleunigung wird mit der abgestuften Kompression des Strumpfes entlang des Beines erzielt (Abb. 127). Sie soll «nach WESENER (1978) oberhalb der Fessel d. h. an der Meßstelle $b_1$, 15 mm Hg ± 10% Toleranz betragen. Für ein optimales Druckgefälle soll der Kompressionsdruck in Oberschenkelmitte – zwischen Meßstelle f und g – auf etwa 65% des Ausgangswertes abfallen... Am Knie muß der ausgeübte

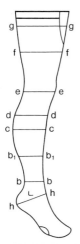

Abb. 127: Druckwerte der optimalen abgestuften Kompression nach WESENER (1978). T.E.D. Anti-Thrombose-Strumpf.

* Fa. Kendall GmbH, 8425 Neustadt/Donau.

Druck nach den Untersuchungen von Sigel (1975) wegen des geringeren Weichteilmantels und der unermittelbaren Ankoppelung an die V.poplitea etwas geringer sein als am Oberschenkel» Van Den Berg (1982).

**Zur Wirkung der Beinstrümpfe bzw. der Antithrombosestrümpfe**

Es liegen zahlreiche Untersuchungen der letzten Jahre über die Wirkung der Anti-Thrombose-Strümpfe (auch als Nacht- oder Liegestrümpfe bezeichnet) auf die Steigerung der venösen Strömungsgeschwindigkeit vor, die oben geschilderten Druckgefällen von distal nach proximal entsprechen. «Anti-Thrombose-Strümpfe bewirken durch eine Querschnittsänderung der epifascialen Venen eine Verminderung des Gesamtquerschnitts aller parallel geschalteten Beinvenen, woraus die Zunahme der venösen Strömungsgeschwindigkeit resultiert» Van den Berg (1982). Bei gleichbleibendem arteriellen Bluteinstrom muß das unverändert große Blutvolumen dann durch einen kleineren venösen Gefäßquerschnitt mit erhöhter Geschwindigkeit fließen.

Folgende Forderungen werden heute von phlebologischer Seite an Anti-Thrombose-Strümpfe für den bettlägerigen Patienten gestellt:

1  Sie sollen möglichst bis zur Leiste reichen,
2  es sollen ausreichende Längen und Weiten zur Verfügung stehen,
3  sie sollen eine selbsthaftende, breite und nicht schnürende Rutschkoppelung am Oberschenkel aufweisen und sollten zur Vermeidung von Schnürung und Stauung einen eingearbeiteten Keil am Oberschenkel besitzen,
4  sie sollen eine geringe Längselastizität aufweisen d. h. Einzugstrümpfe sein statt Zweizug-Strümpfe, nach Wesener (1978).

Nach Mühe (1973) ergibt sich ein Anstieg der venösen Strömungsgeschwindigkeit bei bestrumpftem Bein um 185% im Beinbereich und um 150% im Beckenbereich, bei Festlegung der Ruhedurchblutung auf 100%. Höhere oder niedrigere Andrücke bewirken eine venöse Strömungsverlangsamung (s. Messungen an Liegeverbänden).

*Einige Warennamen von Antithrombose Strümpfen:* T.E.D Strümpfe, Comprinet Strümpfe.

Auf die in vielen Krankenhäusern bestehende **Unsitte, Patienten mit starker Varikose d. h. Venenklappeninsuffizienz und diejenigen mit Neigung zum orthostatischen Kollaps mit Bettstrümpfen aufstehen zu lassen bzw. diese vor dem 1. Aufstehen sogar anzuziehen,** muß an dieser Stelle hingewiesen werden. Wie in den Kapiteln III + V ausgeführt, nimmt beim Übergang vom Liegen zum Stehen – infolge Erhöhung des hydrostatischen Druckes – die Gesamtfüllung der Beinvenen zu. Durch die insuffizienten Venenklappen bei den Patienten mit starker Varikose fällt der erhöhte Venendruck beim Gehen mit Bettstrümpfen nicht ab, weil diese Kompression nur eine leichte Oberflächenwirkung hat. Sie entspricht in etwa der Kompressionsklasse 1 d. h. 20–30 mm Hg (2,45–2,8 kPa) in der Knöchelregion (s. Tabelle 13, Druckklassen). Diese Kompression beseitigt nicht die venöse Hypertonie d. h. sie engt nicht das Lumen der tiefen Leitvenen in der aufrechten Position ein.

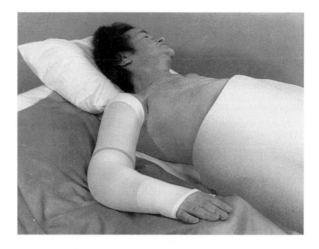

Abb. 128: Armstrumpf der Druckklasse 1 in Horizontallage. (Foto: Universitäts-Frauenklinik, Erlangen)

Die Krankengymnasten sollten diesen pathophysiologischen Mechanismus verstehen und **Patienten mit Varikose vor dem 1. Aufstehen über den Bettstrumpf mit Kurzzugbinden (die auf dem Strumpf gut haften) bis zur Leiste wickeln.** Die Binden können im Liegen vom Patienten oder vom Pflegepersonal wieder abgenommen werden.

Ein prophylaktischer Effekt gegen das Abschwemmen frischer Thromben aus den varikös entarteten Venen kann also mit dieser – **nur** für das Liegen ausreichenden – Kompression nicht geleistet werden. Ähnliches gilt für die Prophylaxe eines orthostatischen Kollapses mit Bettstrümpfen.

**Armstrümpfe**

Bettstrümpfe für die Arme sind aus dem gleichen Material wie die Bettstrümpfe für die Beine. Sie reichen von den Fingergrundgelenken bis zur Schulterhöhe. Sie sind ebenfalls in einem zirkumferenten Verfahren hergestellt und applizieren von der Hand bis zur Schulter abfallende Drucke auf den Arm (Abb. 128, Struva – Armstrumpf*).

## Kompressionsstrümpfe zur Nachsorge und Langzeitbehandlung

*Zweizugkompression und Druckklassen*

Das Strumpfgewebe der medizinischen Zweizug-Kompressionsstrümpfe und Kompressionsstrumpfhosen liegt in seiner Dehnbarkeit zwischen der Elastizität der Langzugbinden und der Kurzzugbinden. Sie sind zur Beseitigung von Ödemen weniger geeignet und haben vielmehr die Aufgabe, zu Stauungen neigende Gliedmaßen ödemfrei zu halten. Die Versorgung mit einem Zweizug-Kompressions-

---

* Firma Weihermüller und Voigtmann, Bayreuth.

| Druckklasse | Indikationen | Wirkung |
|---|---|---|
| *Klasse 1*<br>20–30 mm Hg<br>(2,45–2,8 kPa)<br>Kompression | – leichte Beschwerden: Schwere + Müdigkeit in Beinen,<br>– geringe Varikose (auch in Schwangerschaft)<br>– Thromboseprophylaxe | leichte Kompression<br>(leichte Oberflächenwirkung) |
| *Klasse 2*<br>30–40 mm Hg<br>(3,35–4,3 kPa)<br>Kompression | – stärkere Beschwerden,<br>– leichte chronisch venöse Insuffizienz,<br>– nach oberflächlicher Thrombophlebitis,<br>– nach Abheilen unerheblicher Ulcera,<br>– ausgeprägte Schwangerschaftsvarikose,<br>– nach Stripping,<br>– nach Sklerosierung,<br>– Thromboseprophylaxe | mittelkräftige Kompression<br>(mittlere Oberflächenwirkung) |
| *Klasse 3*<br>40–50 mm Hg<br>(4,85–6,2 kPa)<br>Kompression | – ausgeprägte Varikose mit Ödemneigung,<br>– fortgeschrittene chronisch-venöse Insuffizienz, Ödemneigung nach Trauma, Fraktur,<br>– reversibles Lymphödem | kräftige Kompression<br>(Oberflächen und Tiefenwirkung) |
| *Klasse 4*<br>über 50 mm Hg<br>(mind 7,85 kPa)<br>Kompression | – schweres postthrombotisches Syndrom,<br>– irreversibles Lymphödem | extra kräftige Kompression<br>(verstärkte Tiefenwirkung) |

Tabelle 13: Zusammenstellung von Druckklassen, Indikationen und Wirkungen nach KOHLER, H. «Venöse Beinleiden», Ganzonie + Cie, A.G. St. Gallen/Schweiz 1978.

strumpf schließt sich daher stets an die Behandlung von Ödemen mit einem Kompressionsverband mit Kurzzugbinden an. Die Behandlung mit Kompressionsstrümpfen ist dann häufig bei chronischen Erkrankungen der Venen und Lymphgefäße eine Langzeitbehandlung. Weitere Indikationen s. Tabelle 13.
Um Beine und Arme mit dem therapeutisch richtigen Andruck zu versorgen, wurden die Kompressionsstrümpfe *in 4 Druckklassen* eingeteilt (Tab. 13). Der Arzt sollte bei der Verordnung die Druckklasse angeben. Das sorgfältige Anmessen durch den Arzt oder durch einen erfahrenen Bandagisten – und immer am vorher entstauten Bein – sowie die richtige Handhabung durch den Patienten entscheidet über die Güte der Kompressionsbehandlung. Der Patient muß darüber informiert sein, daß die Kompressionsbehandlung erst zusammen mit dem Einsatz der Muskelpumpe optimal ist. Daher sollten die Krankengymnasten sich über das Tragen der Strümpfe informieren, das richtige «Anmodellieren» des Strumpfes (Abb. 129 a) mit Gleitsocke und Gummihandschuh überprüfen und zur sachgemäßen Handhabung anleiten. Besonderer Wert ist auf die Faltenfreiheit (Knie) und die Befestigung des hüftlangen Strumpfes durch Miederhöschen (Abb. 129 b) mit Klebestift bei

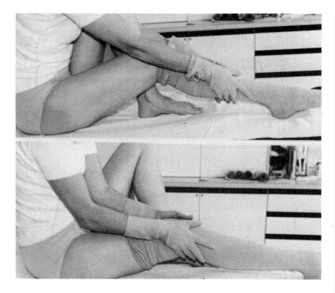
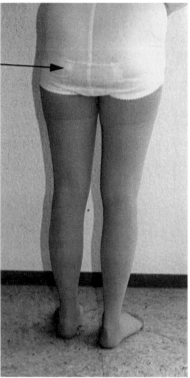

Abb. 129: Anziehen bzw. Anmodellieren des Kompressionsstrumpfes.
a) mit Gleitsocke und Gummihandschuhen *(links)*,
b) Befestigung am Miederhöschen *(rechts)*.

Frauen, durch Schultergurt, Klebestift oder angewebten Hüftansatz, bei Männern zu legen. Strumpfhosen erfordern eine gute, individuelle Paßform.
In den meisten Fällen ist die Versorgung der Patienten mit Serien-Konfektionsstrümpfen, die mit dem Bandana Gütezeichen versehen sind, voll ausreichend und aus Kostengründen wirtschaftlicher, sofern der Strumpf richtig angemessen ist und nach den Kriterien der Tabelle 13 ausgewählt ist. Eine Maßanfertigung ist in der Regel nur bei extremen Beinmaßen oder in besonderen phlebologischen Situationen notwendig.

**Beinstrümpfe**

Für die Beine sind folgende Modelle im Handel:
– Knielange Wadenstrümpfe,
– hüftlange Schenkel- bzw. Halbschenkelstrümpfe,
– Strumpfhosen (auch für Schwangere).
Die serienmäßig hergestellten Konfektionsstrümpfe werden von den verschiedenen Firmen in sehr unterschiedlichen Paßformen angeboten. Es gibt eine Fülle von Modellen mit geschlossener und offener Fußspitze in 3 Umfangsgrößen und 2 Längsgrößen mit und ohne Naht sowie Strumpfhosen mit einer Spezialgröße für

Schwangere. Ein vielfältiges Angebot garantiert auch bei serienmäßig hergestellten Konfektionsstrümpfen eine individuelle Paßform für viele Patienten. So kommen die Konfektionsstrümpfe dem Maßstrumpf, der für die individuellen Beingrößen jeweils angefertigt wird, sehr nahe. Wichtig ist bei knielangen Wadenstrümpfen zu beachten, daß keine bedeutungsvollen Einschnürungen unterhalb des Knies entstehen. Ein gewisses Hervorquellen des nicht komprimierten Gewebes am Knie ist aber physiologisch. Bei den hüftlangen Schenkelstrümpfen garantiert erst die Halterung des Strumpfes an der Hüftregion den vollen Andruck auf grund der Längselastizität. Langjährige eigene Erfahrungen mit dem Strumpfsortiment der Sigvaris Strümpfe der Fa. Ganzonie + Cie, St. Gallen – Bericht FLÜGGE-EHRENBERG (1968) haben gezeigt, daß kaum Patienten einen Maßstrumpf benötigen. Nur extreme Beingrößen und Lymphödeme machten die Maßanfertigung erforderlich. Die früher von uns durchgeführte Messung des Druckabfalls von distal nach proximal mit dem Druckmeßgerät nach SIGG* (1976) unter dem Strumpf, wird heute nicht mehr – bei sorgsamer Messung von Längen- und Fesselmaße – als nötig erachtet.

**Armstrümpfe**

Für die Arme werden Konfektionsstrümpfe der Druckklasse 2 und 3 sowie Maßstrümpfe angeboten. Die Indikationen sind:
– Armödeme nach Mastektomie (Mammaamputation) mit Nachbestrahlung,
– posttraumatische und postoperative Ödeme,
– chronifizierte Gelenkschwellungen (Polyarthritis).
Folgende Modelle sind im Handel:
a) Armstrümpfe bis zur Schulter mit und ohne Handansatz (fingerloser Handschuh),
b) Armstrümpfe (Armbandagen) mit Schulterteil mit und ohne fingerlosen Handschuh.

Ältere und arthrotische oder geschwächte Patienten sind häufig nicht in der Lage Strümpfe der hohen Druckklassen anzuziehen. Für das leichtere Anziehen ist oft nützlich, Kniedamenstrümpfe – wegen der verminderten Reibung auf der Haut – unter den Kompressionsstrumpf zu ziehen. Wenn möglich sollten Familienangehörige, Zugehschwester beim Anziehen helfen. Wenn keine Hilfe zur Verfügung ist, kann die Verwendung einer geringeren Druckklasse, auch wenn die Erkrankung einen höheren Andruck erfordert, besser sein als keine Kompression.
Erfahrungsgemäß ist für das regelmäßige Tragen von Kompressionsstrümpfen die Motivation ausschlaggebend. Hier haben die Krankengymnasten wichtige Informationsaufgaben. Es ist erstaunlich, in welchem Maße auch zunächst wenig kooperative oder behinderte Patienten durch entsprechende Führung zu lebenslanger Dauerkompression veranlaßt werden können.

---

* Siggtester = aufblasbarer kleiner Ballon, der in einer Zellophanhülse – mit einem Manometer verbunden – vom Fuß bis Oberschenkel unter dem Strumpf durchgezogen wird.

## Apparative Kompression = intermittierende Kompression

Mit verschiedenen medizintechnischen Geräten kann eine rhythmische Kompression mit Wechseldruckmanschetten erzielt werden. Die Gliedmaßen (Beine oder Arme) liegen in aufblasbaren Manschetten, in die in rhythmischer Folge Luft ein- und ausströmt. Mit der durch einen Schlauch eingeblasenen Luft wird ein Kompressionsdruck ausgeübt, der auf bestimmte – für den Patienten tolerierbare – Höhen eingestellt wird (Abb. 130). Diese «intermittierende» Kompression kombiniert die Wirkung des Kompressionsstrumpfes bzw. Kompressionsverbandes mit der Funktion der Muskelpumpe» (mod. nach Patienteninformation, SANOL-SCHWARZ). Der von den meisten Patienten tolerierte Druck liegt nach unseren Erfahrungen mit dem Jobstgerät zwischen 60–80 mm Hg. Aber auch wesentlich höhere Drucke (bis 120 mm Hg) sind beim schweren Ödem mit beginnender Induration zum Entstauen gelegentlich notwendig und werden vertragen. Die Druckphase dauert ca. 90 s und die Pausenphase ca. 30 s. Das Gerät der Fa. Jobst und das Hydroven der Fa. Sanol-Schwarz üben im sog. 1 Kammersystem die intermittierende Kompression aus. Gemäß dem Gesetz nach La Place (s. S. 214) wirkt der Druck am dünnen Fuß stärker als am dickeren Oberschenkel, so daß auch im 1 Kammersystem mit gleichmäßig appliziertem Druck – wegen der unterschiedlichen Beinform – ein Druckabfall von distal nach proximal erzeugt werden kann.

Die Behandlung dauert etwa 1 Stunde pro Tag in der ambulanten Behandlung einer Arztpraxis oder einer Klinikambulanz, während sie stationär oder zu Hause 2mal täglich 1 Stunde durchgeführt werden kann. Die Firmen bieten größere Standgeräte für die Klinikpraxis an und kleine tragbare Geräte für den Gebrauch bzw. die Behandlung zu Hause. Diese intermittierende Kompression ist nur in Verbindung mit der Kompression durch Verbände bzw. Strümpfe sinnvoll.

Ein Gerät, das eine segmentale Druckapplikation mit mehreren Kammern ermöglicht, ist der Lympha-mat der Fa. Bösl. Die Druckapplikation läuft wellenförmig von distal nach proximal HARTMANN (1982) (Abb. 131).

*Einige Warennamen:* Jobstgerät, Hydroven (Physikalische Ödempumpe), Flowtron, Lympha-mat.

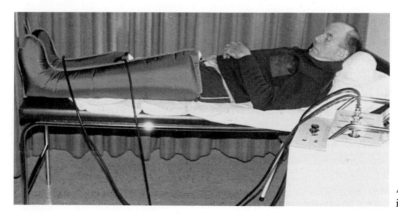

Abb. 130: Patient im Jobstgerät.

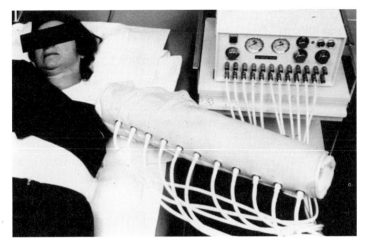

Abb. 131: Patientin im Lympha-mat.

## 5.1.2 Hochlagerung

Hochlagerung der Gliedmaßen beeinflußt die verschiedenen Abschnitte des Kreislaufs. Im *Venensystem* wird ein hydrostatisches Druckgefälle zum Herzen erzeugt. Das führt zur intravasalen Drucksenkung in den Venen, zur Abnahme der venösen Kapazität und des Venenquerschnittes. Im Bereich der *Mikrozirkulation* nimmt der venöse Kapillardruck ab. Das bewirkt Zunahme der Reabsorbtion von Gewebsflüssigkeit und damit Rückbildung von Ödemen. Im Bereich des *Lymphsystem* kann das erhöhte hydrostatische Druckgefälle zum Herzen eine Steigerung des Lymphabflußes hervorrufen. Bei extremer Hochlagerung (z. B. um 50–80%), die länger dauert, können Kälteempfindungen und «Einschlafen der Gliedmaßenenden» (Hände und Füße) auftreten, weil in extremer Hochlagerung eine Abnahme des arteriellen Bluteinstroms eintritt. Darum sollte extreme, annähernd senkrechte Hochlagerung – wenn erforderlich – nur kurz durchgeführt werden.

### Techniken der Hochlagerung für die Beine

– *Schräglage des Körpers durch Erhöhung des Bettfußendes um 15–20 cm:*

Die Schrägstellung des Bettes kann erzielt werden durch Hochdrehen des Bettfußteils der modernen Krankenhausbetten, durch Unterstellen von Klötzen und, für den Hausgebrauch zur nächtlichen Hochlagerung, durch Anheben der Sprungfedermatratze oder des Lattenrostes (s. bei Hochlagerung für postthrombotisches Syndrom, S. 187).

Da bei der Schräglage Kopf und Schulterpartie auf dem Kopfkissen liegen, wird eine schräge Auflagefläche des Körpers von der Herzebene erzielt. Nach den Untersuchungen von Mühe (1973)* bewirkt Hochstellen des Bettfußendes um

---

* Untersuchungsmethode s. bei Kompressionsverbänden Seite 207.

20% eine Zunahme der venösen Strömungsgeschwindigkeit in den Beinen um mehr als das Doppelte (ca. 250%, wenn man die Strömungsgeschwindigkeit in Ruhe bei Horizontallage = 100% setzt), von 5,08 cm/s in Horizontallage auf 12,6 cm/s in Schräglage. Im Beckenbereich erhöht sich die venöse Strömungsgeschwindigkeit um fast das Doppelte (ca. 180%), von 4,17 cm/s in Horizontallage auf 8,18 cm/s in Schräglage.

- *Abgewinkelte Hochlagerung nach May (1981)*

Die Hochlagerung der Beine durch Anheben des Bettfußendes wird von MAY nicht als optimal angesehen. Die V. poplitea wird «längs gezerrt, außerdem ist die Muskulatur der Beine nicht völlig entspannt. Ein Optimum ist eine leichte Beugung im Kniegelenk» (Abb. 132).

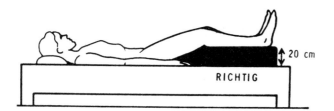

Abb. 132: Abgewinkelte Hochlagerung nach MAY (1981).

Die Abknickung im Hüftgelenk, die durch die abgewinkelte Hochlagerung entstanden ist, führt «wie man mühelos phlebographisch belegen kann, zu keiner Abknickung der tiefen Vene in der Leiste» (MAY, 1981). Das häufig geforderte gestreckte Hüftgelenk für eine ungehinderte venöse Strömung im Bein-Beckenbereich entspricht nicht den Untersuchungen über die venöse Strömungsgeschwindigkeit in diesem Bereich. So konnte MÜHE (1973) in seinen Untersuchungen mit $^{133}$Xenon feststellen, daß sich bei senkrecht hochgehaltenem Bein, d. h. bei einem rechtwinklig gebeugten Hüftgelenk, die venöse Strömung im hochgehaltenen Bein um das 1½fache des Ruheströmungswertes erhöhte. Entsprechend den Angaben von MAY wurde ein aufblasbares Hochlagerungspolster aus abwaschbarem PVC – sog. Venenkissen – von WINKLER* entwickelt. Dieses ist am Fußende 20 cm hoch (Abb. 133). Die Unterschenkel sind über die Vorhofhöhe des Herzens gelagert, so daß die venöse Strömungsgeschwindigkeit sich erhöht.

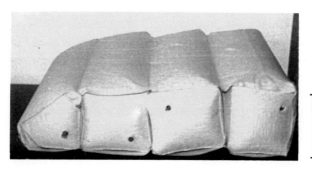

Abb. 133: Winkler-Venenkissen.

* Dr. Winkler GmbH, 8229 Mitterfelden, Winkler-Venenkissen, im Fachhandel erhältlich.

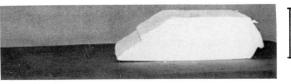

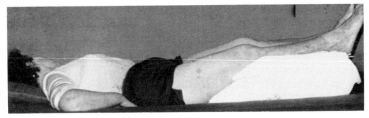

Abb. 134: Patientin mit Varikose beider Beine auf Bio-Relax-Hochlagerungsdoppelkeil.

Ein aus stabilem Polyester-Polster hergestellter und im Fachhandel erhältlicher «Bio-Relax-Hochlagerungsdoppelkeil» entspricht der Lagerung nach MAY. Abb. 134 zeigt eine 55jährige Frau mit erheblicher Varikose in abgewinkelter Hochlagerung auf dem zusammengefalteten Doppelkeil.

Die abgewinkelte Hochlagerung läßt sich tagsüber in Rückenlage auf dem Fußboden (Decke oder Teppich) ausführen durch Auflegen der Unterschenkel auf zusammengefalteten Decken, niedrigen Hocker/Sessel/Couch. Ähnliche Möglichkeiten bietet das Hochlagern vor einer Wand mit angelegter Fußsohle. Wer im beruflichen Alltag keine flache Rückenlage durchführen kann, legt die Unterschenkel beim Sitz vor einem Tisch auf die Tischplatte. Er sollte dann mit dem Oberkörper nicht zu senkrecht sitzen.

– *Horizontallagerung der Beine*

Ist keine Hochlagerung im beruflichen Alltag oder auf Reisen möglich, bewirkt eine Lagerung der gestreckten Beine auf einem gegenüberstehenden Hocker/Stuhl/Sitz im Eisenbahnabteil (bei etwas zurückgelehntem Oberkörper) zumindest keine wesentliche Zunahme von venöser Stauung oder lymphatischer Ödembildung in den Beinen.

## Techniken der Hochlagerung für die Arme

Das Hochlagern der Arme – meist eines Armes – kann in Rücken- oder Seitlage durchgeführt werden. Mehrere Arten der Hochlagerung haben sich in der Krankengymnastik bewährt.

*Hochlagerung eines Armes in Rückenlage*

– *Armaufhängung am Infusionsständer,* GOLLING *(1974).*

Beim bettlägerigen Patienten wird der Oberarm auf einen Sandsack gelagert und der Arm mit einer Schlinge um das Handgelenk am Infusionsständer befestigt.

Die Schlinge muß aber so angebracht sein, daß die Patienten sich jederzeit selbst «abhängen» können. Dabei sollte der Oberarm durch ein kleines Kissen oder Sandsack unterstützt werden, damit der Arm ruhen kann und nicht gehalten werden muß. Wegen des bei längerer Dauer abnehmenden arteriellen Bluteinstroms muß die Hochlagerungsdauer sehr variabel gestaltet werden. Die Erfahrung hat gezeigt, das der Grad der Hochlagerung sich nach der Stärke des Ödems richten sollte d. h. je geringer das Ödem, um so senkrechter kann gelagert werden GOLLING (1985).

– *Armhochlagerung auf Schaumstoffkeil,* HUSSAIN et al (1982).

Schaumstoffkeile – mit Kopfkissenbezug bedeckt – werden sehr häufig verwandt und dienen den Patienten auch zum häuslichen Gebrauch, Maße (Abb. 135).

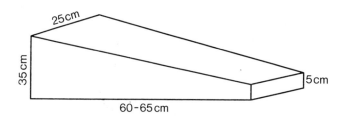

Abb. 135: Schaumstoffkeil für Armhochlagerung. (Maße nach HUSSAIN et al. (1982)

– *Armhochlagerung auf Kissen mit eingelagerter «Halbrolle»,* GOLLING-SCHUBERTH (1984).

In ein Kopfkissen wird eine mit Kunststoff bezogene halbrunde Lagerungsrolle hineingelegt (Abb. 136 a + b). Diese Kissenlagerung ermöglicht eine sehr variable Höhenverstellung und ist sehr einfach herzustellen.

*Hochlagerung eines Armes in Seitlage*

– *Seitlage vor dem Schaumstoffkeil*

Patienten, die sich zum Schlafen gerne auf die Seite legen, lagern sich mit dem Gesicht zum Keil. Der zu entstauende Arm wird dann vor dem Gesicht auf den Keil gelegt. Dabei sollte aber der Ellenbogen möglichst in Schulterhöhe sich befinden d. h. der Oberarm darf nicht mit dem Ellenbogen tiefer als die Schulter liegen, Information Pat. M. H. (1983).

– *Seitlage mit oben liegendem Arm auf Kissen*

Einige findige Patientinnen, die allerdings beim Schlafen relativ ruhig liegen, legen sich ein mehrfach gefaltetes Kissen unter den oben liegenden, zu entstauenden Arm. Dieses Kissen ist dann von ihnen auf eine Schräglage in Form gebracht.

– Patientinnen mit starken Lymphödemen wird von erfahrenen Krankengymnastinnen «nur in *Ausnahmefällen zur Hochlagerung in Seitlage* geraten, da die Rückenlage zur Entstauung günstiger sei» GOLLING (1985).

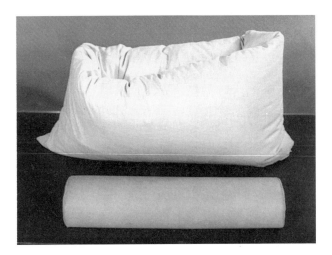

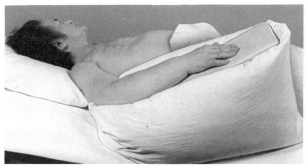

Abb. 136: Armhochlagerung auf Kissen nach GOLLING (1985).
a) Gefaltetes Kissen und Halbrolle *(oben)*,
b) hochgelagerter Arm einer Patientin mit Lymphödem *(unten)*.
(Foto: Universitäts-Frauenklinik Erlangen)

## 5.1.3 Bewegung

**Muskel- und Gelenkpumpe** (Wirkung)

Für Art und Dosierung krankengymnastischer Bewegungstechniken in Prophylaxe und Therapie von Erkrankungen des Venen- und Lymphsystems sind Kenntnisse über die Wirkung der Muskelarbeit und Gelenkbewegung auf Mikrozirkulation, venösen Rückstrom und Lymphabfluß erforderlich. Der als Muskelpumpe bezeichnete Einfluß der Skelettmuskelaktionen erfolgt durch den rhythmischen Wechsel von Muskelkontraktion (Muskelanspannung) und Muskelrelaxation (Muskelentspannung) (s. auch Physiologie des Venensystems S. 153).

a) *Wirkung auf die Mikrozirkulation*

Während der Muskelkontraktion werden die Kapillaren infolge des angestiegenen intramuskulären Druckes – in Abhängigkeit von der Stärke der Kontraktion – mehr oder weniger zusammengedrückt. Dadurch wird das Blut in den Kapillaren zur venösen Seite ausgepreßt. Während der anschließenden Muskelrelaxation werden die Kapillaren wieder eröffnet und nehmen das, vom arteriellen Einstrom angebotene, Blut wieder auf.

*b) Wirkung auf das Venensystem*

Die Muskelkontraktion übt auf die tiefen – im Muskel liegenden – Venen einen Druck aus und preßt das zwischen 2 Klappen sich befindende Blut herzwärts. Dabei sind die distalen Venenklappen und die Klappen in den Venae perforantes geschlossen, die proximalen Venenklappen sind offen. Die Muskelrelaxation übt auf die oberflächlichen – in der Haut liegenden – Venen über die Venae perforantes einen Sog aus und saugt deren Blut in die tiefen Venen ab. Dabei öffnen sich die Venenklappen in den Venae perforantes. Das Blut fließt also in einem fein aufeinander abgestimmten Druck-Saug-Mechanismus herzwärts, wenn ein intakter Klappenmechanismus ein Zurückfließen des Venenblutes nach kaudal und in die oberflächlichen Venen verhindert (Abb. 137) (s. Physiologie der

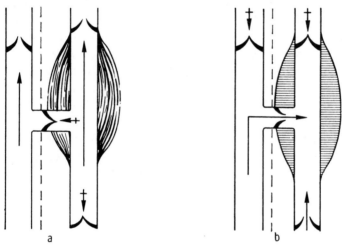

Abb. 137 Druck-Saug-Mechanismus in vereinfachtem Schema nach ARNOLDI und MAY: tiefe Leitvenen rechts, oberflächliche Venen links, Perforansvenen in der Mitte. Während der Muskelanspannung (a) sind die Venenklappen in Peripherie und Verbindungsvene geschlossen. Das Blut fließt in oberflächlicher und tiefer Vene herzwärts. Während Muskelentspannung entsteht ein Druckabfall in der tiefen Leitvene, ein Klappenschluß proximal. Das Blut wird aus der oberflächlichen Vene über die Verbindungsvene in die tiefe Vene abgesaugt.
– – – – – = Faszie zwischen oberflächlichen Venen und tiefen Muskelvenen

Venen, S. 153). Der von der Muskulatur erzeugte Pumpeffekt wird von der Elastizität der Haut und der Festigkeit der Faszie unterstützt, da ein straffes Haut- und Fasziengewebe ein Widerlager für die Druckwirkung der Muskelkontraktion nach innen ist.

*c) Wirkung auf das Lymphsystem*

Die Fortbewegung der Lymphe wird in den großen Sammelgefäßen des Lymphsystems überwiegend durch rhythmische Kontraktionen der – mit glatter Muskulatur – ausgestatteten Lymphwände hervorgerufen. Dabei sorgen zahlreiche

Klappen für die Strömung in Richtung des Herzens (s. auch Physiologie des Lymphsystems, (S. 190). Ähnlich wie auf die Venen soll die Skelettmuskelarbeit einen gewissen fördernden Einfluß auf den Lymphabfluß haben. Er scheint aber nicht so stark wie beim Venensystem zu sein.

An den Beinen wird dem Auspressen der Fußsohlenvenen, der Wadenmuskelpumpe sowie der *Sprunggelenkpumpe* der wichtigste – den venösen Rückfluß fördernde – Einfluß zugemessen. In der Wade befinden sich das Muskelvenensystem der Mm. gastroknemius und soleus, ein großes Venengeflecht. Daher kann der Venendruck (s. auch Physiologie des Venensystems, S. 153), gemessen in den oberflächlichen Venen des Fußrückens, der im Stehen ca. 100 mm Hg beträgt, durch einige Schritte auf ca. 27 ± 3 mm Hg absinken. Das bedeutet eine Verminderung der Blutfülle in den Unterschenkelvenen ungefähr um den beim Aufstehen hinzuaddierten Volumenbetrag. Dabei trägt die Sprunggelenkpumpe wesentlich zur Förderung des venösen Rückstroms bei. «Besondere Bedeutung kommt den Venenplexus und der Fascienverstärkung der Knöchelgegend zu. Sie sind das anatomische Substrat der Sprunggelenkpumpe, die bei jeder Hebung und Senkung des Fußes, einer der häufigsten Bewegungsabläufe überhaupt, wirksam wird. – Bei der Abrollung des Fußes wird das Blut aus den Venenplexus der Fußsohle in die oberflächlichen Venen gepreßt. Die nachfolgende Bewegung im oberen Sprunggelenk fördert die zufließende Blutwelle schwallartig weiter», STAUBESAND (1980). Wichtig ist für die Krankengymnastik, daß die *Sprunggelenkpumpe auch bei passiven Bewegungen des Fußes* wirksam ist wie Untersuchungen von SCHLICHT (1975) gezeigt haben (Abb. 138).

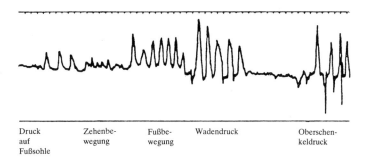

Abb. 138: Gelenk- und Muskelpumpe:
In Narkose gemessene Zunahme der Strömungsgeschwindigkeit des venösen Blutes in der V. iliaca externa nach Druck auf die Fußsohle, passiver Bewegung in den Zehengrundgelenken, passiver Beugung und Streckung des Fußes im oberen Sprunggelenk (Articulation talocruralis) = Sprunggelenkpumpe, Druck auf die Wade und auf den Oberschenkel.
(Nach SCHLICHT, 1975)

Für die Armmuskeln liegen keine genaueren Hinweise für die Pumpwirkung bestimmter Muskelgruppen vor. In den Armen befinden sich weniger Klappen, aber der Pumpmechanismus entspricht demjenigen der Beine. Erfahrungsgemäß spielt die Finger- und Handgelenkbeweglichkeit für den Einsatz der Armmuskelpumpe eine wichtige Rolle.

## Bewegungsreize (Qualität und Quantität)

Die krankengymnastische Behandlung nutzt Bewegungsreize in Qualität (Art der Bewegungsreize) und Quantität (Dosierung der Bewegungsreize) zur Therapie. Die Reizqualität bzw. der adäquate Bewegungsreiz entscheidet zusammen mit der Dosierung über die therapeutisch gewünschte Reaktion des Organismus.

*Der adäquate Bewegungsreiz für die Strömungsbeschleunigung im Venen- und Lymphsystem* sowie zum Entstauen d. h. zur Reabsorbtion von Ödemen ist das Bewegen mit *dynamischen Muskelkontraktionen*. Diese Arbeitsform der Muskulatur gewährleistet im Gegensatz zur statischen Muskelkontraktion:

a) den, für den Druck-Saug-Mechanismus der Muskelpumpe erforderlichen Wechsel von Muskelanspannung und Muskelentspannung,

b) den Pumpeffekt der Gelenke, speziell der Sprunggelenkpumpe.

*Auf den geringen Einfluß von isometrischen Muskelkontraktionen hat* LIPPMANN *1970 hingewiesen.* Unter einem Zinkleimverband konnten bei Gehübungen Drucke bis in den arteriellen Bereich festgestellt werden, während isometrische (statische) Muskelkontraktionen allein keinen meßbaren Effekt zeigten, zit. nach HACH et al (1983).

«Das Bewegen mit dynamischen Muskelkontraktionen führen wir als **«Bewegen in intermittierender oder kontinuierlicher Dauerform durch»** (Definition s. Kap. Kg. Behandlung bei PAVK Patienten S. 96). Wir unterscheiden:

- **Bewegungen im Alltag** (Gehen, Treppensteigen, Sitzen/Aufstehen, Heben, Wandern),
- **Bewegungen bettlägeriger Patienten,**
- **Bewegungen in Hochlagerung und in Hochhalte,**
- **Bewegungen in verschiedenen Ausgangsstellungen,**
- **Bewegungen im Wasser einschl. Schwimmen.**

*Die Dosierung der Bewegungsreize d. h. die Reizintensität* der Ausdauerbewegungen hat mehrere Faktoren zu berücksichtigen:

a) Kraft und Tempo der *dynamischen* Muskelkontraktionen müssen so dosiert werden, daß die Bewegungsleistung *unter der Ausdauerleistungsgrenze für lokale aerobe Muskelausdauer* bleibt, um möglichst viele Bewegungswiederholungen zu ermöglichen. Eine längere, ohne starkes Anstrengungsgefühl, ausgeführte Bewegungsbeanspruchung zeigt dem Behandler an, daß der Patient mit seiner Leistungsintensität unter seiner individuellen Dauerleistungsgrenze d. h. der aerob-anaeroben Schwelle HOLLMANN-HETTINGER (1980) bzw. dem aerob-anaeroben Übergang ULMER (1982) bleibt.

b) *Muskelaktionen* mit hoher Muskelspannung und schnellem Tempo, die *mehr auf anaerobe Energiebereitstellung* angewiesen sind, sollten *vermieden* werden. Diese führen bei *Venen- und Lymphkranken mit gestörten Abflußbedingungen* erfahrungsgemäß zum Schweregefühl, Spannungsschmerz, Zunahme des Ödems der betroffenen Extremität. Wir nehmen an, daß durch den verminderten Antransport von Substraten und Sauerstoff und den ungenügenden Abtransport der – bei anaerober Energiebereitstellung vermehrt anfallenden – Milchsäure (Laktat) und von Gewebsflüssigkeit lokale Ermüdung und Leistungsbegrenzung eintritt (s. S. 30).

c) Die Wirkung der dynamischen Muskelkontraktionen auf das Gefäßsystem und den Muskelstoffwechsel tritt stets in engem Zusammenhang mit dem Bewegungsreiz ein d. h. die Wirkung hält nur so lange an wie der Reiz dauert, sie ist nur momentan. Wir sprechen von reaktiven Anpassungsmechanismen im Gegensatz zu leistungssteigernden Anpassungsmechanismen, ROST-EHRENBERG (1985).

**Werden dynamische Muskelkontraktionen in komprimierten Gliedmaßen ausgeführt, so unterstützen sie den Effekt des Kompressionsverbandes oder Kompressionsstrumpfes. Umgekehrt wird die Wirkung der Muskelpumpe erhöht, weil der Kompressionsdruck nach innen wirkt.**

Die *Auswahl der Bewegungen* aus der Fülle der Möglichkeiten sollte sich an folgendem orientieren:
– An der vorne geschilderten Muskel- und Gelenkpumpe, wobei für die Beine die Wadenmuskel- und Sprunggelenkpumpe besonders wichtig ist,
– an der Praktikabilität d. h. der leichten Anwendbarkeit der Bewegungen, die von den Patienten stets auch selbsttätig während des Krankenhausaufenthaltes (mit Ausnahme der bewußtseinsgetrübten und gelähmten Patienten), im beruflichen Alltag und bei den alltäglichen Verrichtungen durchgeführt werden müssen.

## Bewegungen im Alltag

Die Optimierung der Muskel- und Gelenkpumpe bei den Alltagsbewegungen wird an den Anfang der Zusammenstellung der Bewegungstechniken gestellt, weil sich die Techniken der Krankengymnastik an den Wirkungen der Muskel- und Gelenkpumpe auf den Venen- und Lymphstrom bei den Bewegungen im Alltag orientieren sollten.

### 1 Gehen – Transport des Körperschwerpunktes (KSP)

Für die Beurteilung des Ganges ist in der **krankengymnastischen Bewegungslehre** eine **biomechanische Betrachtungsweise** nützlich. Darunter verstehen wir die analytische Darstellung von Kräften, die am Zustandekommen von Bewegungen (auch Atembewegungen, EHRENBERG (1976)) beteiligt sind.

*Das Gehen ist im täglichen Leben die optimale Bewegungsform der Beine zur Unterstützung des venösen Rückstroms und des Abstroms der Lymphe zum rechten Herzen.*

Der *menschliche Gang* wird heute als ein komplexer Bewegungsablauf verstanden, der unter dem Aspekt der Gleichgewichtserhaltung die Aufgabe hat, *den Körperschwerpunkt (KSP) zu transportieren.* Dieser – ein gedachter Massenmittelpunkt und Schnittpunkt von 3 senkrecht zueinanderstehenden Ebenen – liegt in aufrechter

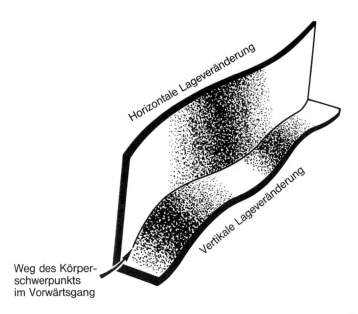

Weg des Körperschwerpunkts im Vorwärtsgang

Abb. 139: Fortbewegungslinien des Körperschwerpunktes beim Gang nach INMAN (1966).

Körperhaltung im kleinen Becken, vor dem 2. Sakralwirbel. Die Fortbewegungslinie des KSP nimmt in horizontaler und vertikaler Ebene nach INMAN (1966) einen Sinuskurven ähnlichen Verlauf (Abb. 139), was durch horizontale und vertikale Kräfte in der Stand- und Schwungphase des normalen Doppelschrittes hervorgerufen wird, FELDKAMP (1979). Die horizontale Lageveränderung entsteht bei jedem Einzelschritt durch die Verlagerung des KSP auf das Standbein, damit das Schwerelot in die Mitte der Fußunterstützungsfläche fällt. Die vertikale Lageveränderung wird beim Vorschub des Körpers auf dem Standbein hervorgerufen (Abb. 140). Für den *optimalen Einsatz der Wadenmuskel- und Sprunggelenkpumpe* beim *Gehen* ist folgendes zu berücksichtigen:

a) Der Transport des KSP wird von der *Gewichtskraft des Körpers,* von der *Bodenreaktionskraft* und von der *Beinmuskelkraft* geleistet. Die Bewegungen des Oberkörper/Schultergürtels in entgegengesetzter Richtung zur horizontalen Beckenrotation auf dem Standbein (wobei das Becken geringfügig zur Schwungbeinseite absinkt) sind mehr passiver Natur und haben keinen Einfluß auf die Gangmotorik. Dagegen wird ihnen ein bewegungsdämpfender Effekt zugeschrieben (Literaturübersicht bei FELDKAMP (1979).

b) *Schwungphase und Standphase wechseln in rhythmischer Folge.*\* Die Standphase wird in 5 und die Schwungphase in 3 Abschnitte unterteilt (s. Kap. IV, S. 88) und

---

\* S. auch «Gangzyklus» DEBRUNNER (1985).

LIST (1975). Während der Schwungphase wird das Schwungbein mit supinierter Ferse aufgesetzt (1. Standphase). Das erfolgt, weil das Schwungbein im Hüftgelenk in der Außenrotationsstellung vorschwingt, MARTENS-MATER (1982). Der Vorfuß gerät im Laufe der Standphasenbelastung d. h. während des Fußsohlenbodenkontaktes (2. Standphase) und im Mittelstand (3. Standphase) in Pronationsstellung. Während der Fersen- und Zehenablösung (4. und 5. Standphase) «rollt» der Fuß über den sog. 1. Strahl – d. h. über die Großzehe – ab. Der Vorfuß befindet sich nun gegenüber dem supinierten Rückfuß in Pronationsstellung. Während der Fußabrollbewegung erfolgt Streckung im Kniegelenk und Streckung mit Innenrotation und Adduktion im Hüftgelenk, MARTENS-MATER (1982). In der Standphase wird also während des Mittelstands (3. Standphase) die Beckenseite des Schwungbeins – das gleichzeitig eine Außenrotation ausführt – nach vorne bewegt. Dadurch kommt die horizontale Lageveränderung des KSP zustande.

Für «das Auspressen des Venenreservoirs der Fußsohle» MAY (1983) und für die Sprunggelenk- und Wadenmuskelpumpe hat die Standphase große Bedeutung, wobei die bisher in der *krankengymnastischen Gangbeobachtung vernachlässigte Bodenreaktionskraft* (als Gegenkraft zur Gewichtskraft) besonders wichtig ist. Die Schwungphase hat für den Einsatz der Wadenmuskel- und Sprunggelenkpumpe nicht die Bedeutung wie die Standphase und wird daher in der folgenden Beschreibung des Gangmechanismus vernachlässigt.

Zur Erläuterung der Sprunggelenk- und Wadenmuskelpumpe beim Gehen werden in einer vektoriellen Ganganalyse die im Bewegungsablauf des Ganges wichtigen Phasen dargestellt. Mit *Vektoren*\* ist eine Zerlegung von Kräften innerhalb eines Bewegungsablaufs möglich. Die beim Kranken mit Störungen des Venen- und Lymphsystems hervorzuhebenden Kräfte beim Gang sind (Abb. 140) die *Gewichtskraft G, die Bodenreaktionskraft G', die Muskelkraft des linken und des rechten Beines L und R und die daraus resultierende Fortbewegungskraft H*. Die Muskelkraft der Beine wird hervorgerufen durch die Reaktionskraft (Widerstandskraft) vom Boden. Für die Vorwärtsbewegung ist außerdem die *Haftreibungskraft F'* am Boden von Bedeutung.\*\*

---

\* *Zur Vektormethode:* Bestimmung der Bewegung eines Punktes in einem Bewegungsablauf mit einem Pfeil (Vektor), dessen Länge die Größe der Kraft (Betrag) darstellt und dessen Richtung die Richtung der Kraft angibt.
\*\* Unter Mitarbeit von Ing. ECKART SCHÄFF, Schwabach b. Fürth und HANS J. GROS Ph. D., Sportwiss. Institut, Stuttgart.

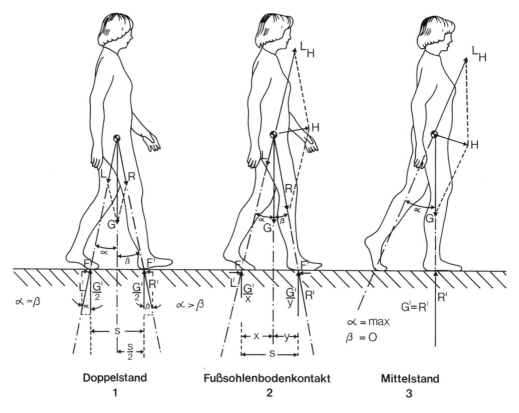

**Doppelstand**
**1**

**Fußsohlenbodenkontakt**
**2**

**Mittelstand**
**3**

Abb. 140: Vorwärtsbewegung beim Gang mit vertikalem Transport des KSP durch Vorschub vom hinteren Bein. (Kräftezerlegung durch Vektormethode s. Text)

$\frac{G}{x}$ und $\frac{G}{y}$ = vertikale Bodenreaktionskräfte , F' = horizontale Bodenreaktionskräfte (Reibungskräfte), H = Hub und horizontale Transportkraft des KSP, S = Schrittlänge (Abstand zwischen Zehen- und Fersenkontakt), x und y = Schrittlängenabschnitte, G = Gewichtskraft des Körpers, L = Muskelkraft im linken Bein, R = Muskelkraft im rechten Bein, $L_H$ = Muskelkraft zum Hub und vertikalem Transport des KSP, L' und R' = Bodenreaktionskräfte, ⟶ = Kraftvektor, –·–·– = Wirkungslinie der Kräfte, ⊕ = Körperschwerpunkt (KSP).

## Erklärungen zur Abb. 140

*Doppelstand = 1. Standphase* (Fersenkontakt des rechten Beines)

Die Kräfteverteilung der Doppelstandphase – als einer momentanen Ruhephase des Körperschwerpunktes – zeigt Abb. 140.1. Die Wirkungslinie der Gewichtskraft G (Schwerelot) fällt in die Mitte der Unterstützungsfläche. An den Auflagepunkten der Füße beträgt die vertikale Komponente der Reaktionskraft jeweils die halbe Gewichtskraft $\frac{G'}{2}$. Die Reibungskraft F' am Boden wirkt in horizontaler Richtung. Die Resultierenden aus $\frac{G'}{2}$ und F' sind jeweils L' und R', die im Betrag den Muskelkräften L und R beider Beine entsprechen. Das Schwerelot teilt die Schrittlänge genau in zwei Hälften, so daß die vertikalen Reaktionskräfte an beiden Füßen gleich sind $\frac{G'}{2} = \frac{G}{2}$. Auch gleichen sich die Winkel α zwischen der Wirkungslinie von L und dem Schwerelot sowie der Winkel β zwischen der Wirkungslinie von R und dem Schwerelot (aus diesen Winkeln und den vertikalen Bodenreaktionskräften ließen sich mit Hilfe der Trigometrie die eigentlichen Bodenreaktionskräfte berechnen).

*Fußsohlenbodenkontakt = 2. Standphase*

Auf die Doppelstandphase, die gleichzeitig die 1. Standphase des rechten Beines ist, folgt die 2. Standphase mit dem Fußsohlenbodenkontakt und dem Schwerpunkttransport in vertikaler Richtung. Auf Abb. 140.2 ist ersichtlich wie die vom *linken – hinteren – Bein ausgehende Muskelkraft* $L_H$ *zusammen mit der Gewichtskraft im rechten Bein R, die aus der Gegenkraft des Bodens R' entsteht, den Vorschub und Hub des Körperschwerpunktes verursacht. Genau ist der Moment nach der Wadenmuskelanspannung des hinteren Beines dargestellt, so daß die Gewichtskraft R im rechten Bein größer wird (s. großer Vektor R). Das ist der für die Vorwärtsbewegung wichtige Moment.* Der KSP wird angehoben. Das Schwerelot teilt nun die Schrittlänge S in 2 ungleiche Teile, wobei sich der Winkel α vergrößert und damit auch x. Dagegen verkleinern sich der Winkel β und die Strecke y in gleichem Maße. Die Folge ist, daß nun $\frac{G'}{x}$ größer als $\frac{G'}{y}$ ist und somit die Bodenreaktionskraft R' und die Beinkraft R größer als die Bodenkraft L' und als die Kraft im linken – hinteren – Bein sind.

*Mittelstand = 3. Standphase*

In der 3. Standphase fällt die Wirkungslinie der Gewichtskraft d. h. das Schwerelot mitten durch das rechte Standbein (Abb. 140.3). Der Winkel α hat seine maximale Größe, der Winkel β ist null. Die Bodenraktionskraft R' und damit die Beinkraft R entsprechen im Betrag der Gewichtskraft G. Im linken Bein wirkt im Augenblick – kurz vor der Schwungphase – keine Kraft. Der Vektor der Bewegungskraft H weicht unter einem Winkel von der Horizontalen zum Boden hin ab d. h. beim weiteren Transport des Körperschwerpunktes senkt sich dieser wieder.

Um die mechanischen Vorgänge des Ganges übersichtlich darstellen zu können, wurden mit der Abbildung 140 *kurze Momente des Gangablaufs* gewählt und in vereinfachter mathematischer Form beschrieben. Dabei wurde hier das rein statische Gleichgewicht (d. h. Gleichgewicht im Ruhezustand) zugrunde gelegt. In Wirklichkeit erhält – vor allem bei schnellem Gehen – das dynamische Gleichgewicht (d. h. Gleichgewicht im Bewegungszustand) zwischen dem freien Kippmoment (Drehmoment) des Körpergewichtes und der Massenträgheit den Vorrang. – Aus der Analyse geht hervor, daß für das Gehen in der Ebene die *Vorwärtsbewegung vom hinteren Bein geleistet wird.*

## 2 Gehen und Gangschulung

*Gangbild*

Zur Gangbeurteilung läßt man die Patienten in der ihnen zusagenden Schrittlänge und in dem von ihnen gewählten Tempo gehen. Der Gang sollte wie folgt beobachtet werden:
- Rollen die Füße über die Außenkante und die Großzehe ab?
- Ist Hüftgelenkstreckung am Ende der Standphase möglich?
- Bestehen Schrittlängenunterschiede?
- Besteht auffällige Oberkörpervorlage?*
- Pendeln die Arme locker bei der Oberkörpergegendrehung zur Beckenrotation?

*Gangschulung mit besonderer Beachtung der Körperwahrnehmung*

Voraussetzung für eine effektive Gehschulung sind Schuhe, die den Einsatz der Fußsohlenmuskeln, der Wadenmuskeln und die Beweglichkeit im oberen Sprunggelenk ermöglichen. Die Zehenbeweglichkeit darf nicht durch zu enges Schuhwerk beeinträchtigt sein, die Absätze sollen nicht zu hoch (möglichst nicht über 2 cm) sein. Die Ferse muß festen Halt haben d. h. der Schuh sollte mit Schnürung oder mit Spangen über dem Spann am Fuß fixiert sein. Bei Fußdeformitäten im Sinne eines starken Senk- oder/und Spreizfußes ist eine orthopädische Versorgung mit Einlagen erforderlich.

Folgende *Formen der Gehschule* haben sich bewährt:

*a) Fußbewegung in der Standphase = «Fußabrollen»*

Die Patienten werden zum Wahrnehmen der Standphasenabschnitte angeleitet d. h. Fersenkontakt im 1. Standphasenabschnitt des vorderen Beines und die Fersen- und Zehenablösung im 4. + 5. Standphasenabschnitt des hinteren Beines. Man schult die Körperwahrnehmung für diesen Vorgang am schnellsten durch Üben in Kontrasten:
- Wechsel von Gehen mit steifen Knien und normalem Gehen,
- Wechsel von großen und kleinen Schritten,
- Wechsel von schnellem und langsamem Gehen.

Die Patienten müssen spüren, daß *Tempobeschleunigung* und damit die *schnelle Vorwärtsbewegung vom hinteren Bein geleistet wird*. Sie erfahren durch Erklärungen der Krankengymnasten, daß dabei die Gewichtskraft, Bodenreaktionskraft und Muskelkraft der Fußsohlen- und Wadenmuskulatur zusammenwirken. Man erklärt auch die Bedeutung der Sprunggelenkbeweglichkeit für das Gehen. Müssen die Beine komprimiert werden, sollte im Verband oder Strumpf geübt werden (Abb. 141 a + b).

---

\* Bei der Oberkörpervorlage wird der Körperschwerpunkt – wie beim Treppensteigen (s. S. 241) – in Richtung der Massenverteilung nach vorne (u. U. vor den Körper) verlagert. Es entsteht um den Drehpunkt am vorderen Fuß ein Drehmoment der Körpergewichtskraft (Schwerkraftdrehmoment) nach vorne und unten. Der Körper will also nach vorne fallen. Das Schwerkraftdrehmoment unterstützt die Vorwärtsbewegung und mindert den Beinmuskeleinsatz vom hinteren Bein.

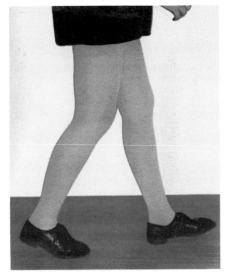 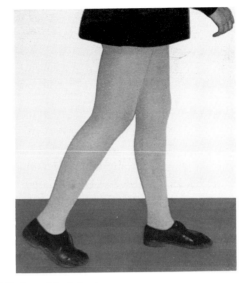

Abb. 141: Gehen mit Kompressionsstrümpfen und flachem Schuhabsatz:
a) Fersenkontakt linkes Bein und Fersenablösung rechtes Bein = Doppelstand *(links)*,
b) Mittelstand linkes Bein und Fersenablösung rechtes Bein *(rechts)*.

*b) Gehen auf fester und weicher Unterlage (weiche Turnmatte)*

Beim Gehen auf zu weicher Unterlage – z. B. Sandboden – ermüden die Beine schneller. Das kann den Patienten mit dem Einsinken auf weicher Bodenmatte fühlbar gemacht werden. Bei zu weicher Unterlage werden die Reaktionskräfte vom Boden zu langsam aufgebaut d. h. der *Körper sinkt tiefer ein bis eine feste Widerstandskraft vorhanden ist*. Durch das Einsinken wird die weiche Unterlage verformt und diese Verformungsenergie muß durch zusätzliche Hubarbeit von der Beinmuskulatur aufgebracht werden. Die Vorwärtsbewegung auf weicher Unterlage wird daher langsamer. Sie ist beschwerlicher und ermüdender, weil mehr Muskelkraft aufgebracht werden muß. Ein Gehen auf festerem «Naturboden» ist daher ein optimales Bewegungstraining zur venösen Strömungsbeschleunigung und Reabsorbtion von Ödemen.

*c) Hochhebeln des Körpergewichtes*

In das normale Gehen werden Serien von Hochheben auf Ballen- bzw. Zehenstände auf dem Standbein eingeschaltet. Ziel ist ein dynamisches Krafttraining der Fußsohlen- und Wadenmuskulatur zur Optimierung der Wadenmuskel- und Sprunggelenkpumpe.

*d) Wahrnehmen des Körperschwerpunkttransportes*

Sehr «spürfähige» Patienten können das Heben und Senken der Standbeinbeckenseite (vertikaler KSP Transport), noch besser aber die seitliche Gewichtsverlagerung (Horizontaler KSP Transport) wahrnehmen.

*e) Lockere Armbewegung*

Zum Wahrnehmen lockerer Armbewegungen d. h. «Armpendelbewegungen» hat sich ein Gehen mit Wechsel von Tempoverlangsamung und Tempobeschleunigung bewährt. Dann pendeln die Arme mal parallel und mal in Gegenbewegung zur Oberkörperdrehung.

*f) Gehen mit straffer Rumpfhaltung*

Während des Gehens sind die Patienten in der Wahrnehmung der aufrechten Kopf- und Rumpfhaltung anzuleiten. Auch hier hat sich das Üben in Kontrasten bewährt d. h. Wechsel von langsamem Gehen in schlaffer Oberkörperhaltung mit schnellerem Gehen in gestraffter Haltung und Wechsel von Gehen mit vorgeschobener und senkrecht gehaltener Kopfhaltung.

*Gehen und Wandern*

Die Patienten werden angeleitet möglichst täglich ½ Stunde im normalen Gangtempo = 100 Schritte/min zu gehen. Ein zu langsames Tempo beansprucht die Wadenmuskelpumpe zu wenig.

Bergwandern von 1–2 Stunden Dauer ist für die Patienten wichtig, die in ihrer Beinmuskulatur stärker beansprucht werden können. Die Pulsfrequenzsteigerung ist nach der Ausdauerleistungsfähigkeit pro Lebensalter zu richten. Wenn vom Arzt nicht anders verordnet gilt 180 Schläge minus Lebensalter als Pulsfrequenzhöhe bei schnellerem Gehen.

## 3 Treppensteigen

Beim Treppensteigen müssen die Beinmuskeln dynamisch-konzentrische Kraft entwickeln, um das Körpergewicht nach oben zu tragen. Sie werden besonders beansprucht, wenn nur der Vorfuß und nicht der ganze Fuß auf die nächst höhere Stufe gestellt wird (Abb. 142). Dann befindet sich der Körperschwerpunkt im kleinen Becken und damit senkrecht über der Unterstützungsfläche, die zwischen den beiden Füßen liegt. Oberschenkelmuskeln und Wadenmuskeln sowie Fußsohlenmuskeln haben starke Hubarbeit zu leisten. Menschen mit schwachen Beinmuskeln bzw. geringer Beinmuskelkraft ermüden daher bei dieser Steigeart schnell, wenn mehrere Treppen zu gehen sind. Sie erleichtern sich diese energetische Belastung durch Oberkörpervorlage (Abb. 143) und in extremen Fällen durch Hochziehen des Körpers am Treppengeländer mittels Armkraft.

Bei der **Oberkörpervorlage** wird der Gesamtkörperschwerpunkt (KSP), der ja Angriffspunkt aller am Körper angreifenden Kräfte ist und seine Lage stets in Richtung der Massenverteilung verändert, vor den Körper verlagert. Er wurde bei dieser Person aus den Schwerpunkten der einzelnen Körperteile errechnet.* Vom

---

* Die Errechnung erfolgte unter Mitarbeit von Ing. Eckart Schäff Schwabach b. Fürth und Hans J. Gros, Ph. D., Sportwiss. Institut, Stuttgart

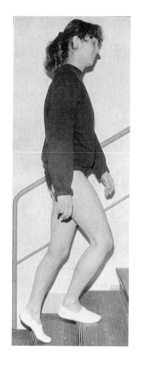
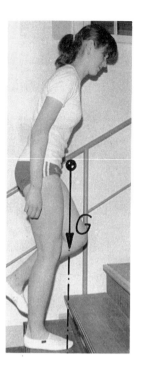

Abb. 142: Treppensteigen mit optimalem Beinmuskeleinsatz *(links)*.

Abb. 143: Treppensteigen mit Oberkörpervorlage, Körperschwerpunkt ist vor den Körper verlagert *(rechts)*.
⊕ = Körperschwerpunkt, G = Gewichtskraft

KSP wirkt die Gewichtskraft (G) in Richtung Erdmitte. Das Lot vom KSP bzw. die Wirkungslinie der Gewichtskraft, fällt auf die Fußspitze d. h. noch auf die Unterstützungsfläche. Die Person ist in diesem Moment noch im labilen Gleichgewicht (Abb. 143). Im nächsten Moment des Steigens, wenn der Oberkörper noch weiter nach vorne verlagert wird, trifft das Lot vom KSP vor der Unterstützungsfläche auf. Der Körper «fällt» einen Moment nach vorne, wird also durch die Schwerkraft horizontal bewegt. Durch diese Vorverlagerung des KSP entsteht ein **Schwerkraftdrehmoment** nach vorne und unten d. h. der Körper will nach vorne fallen. Die Beinmuskulatur braucht daher nur Arbeit in vertikaler Richtung zu leisten, da die Bewegung in horizontaler Richtung von der Schwerkraft übernommen wird. Bei der Oberkörpervorlage unterstützt demnach die Schwerkraft den Transport des KSP beim Treppensteigen, was aber den Beinmuskeleinsatz mindert. Um die Beinmuskelkraft beim Treppensteigen zu trainieren ist also wichtig, die *Oberkörpervorlage zu vermeiden*. Die Patienten sind anzuleiten:

a) den Vorfuß auf die nächst höhere Treppenstufe aufzusetzen, um die Wadenmuskelpumpe und Fußsohlenpumpe an der Hubarbeit zu beteiligen (Abb. 144),

b) mit senkrecht gehaltenem Oberkörper die Treppe zu steigen.

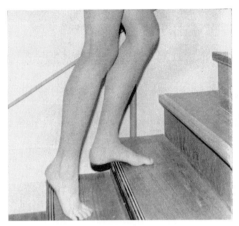
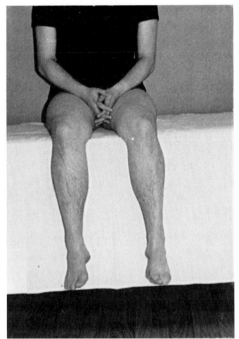

Abb. 144: Treppensteigen mit Hubarbeit der Fußsohlen- und Wadenmuskulatur *(links)*.

Abb. 145: Sitz mit «baumelnden» Beinen *(rechts)*.

## 4 Sitzen und Aufstehen

*Sitzgewohnheiten*

Der Sitz mit «baumelnden» Beinen führt – entgegen der Meinung vieler Krankengymnasten – nicht zur Venenkompression am Oberschenkel. Wenn jemand mit «baumelnden» Beinen länger sitzt (Abb. 145), wird er in der Regel die Beine weniger bewegen, als wenn er die Füße auf den Boden gestellt hat. Eine Venenkompression könnte nur in der Kniekehle stattfinden (Abb. 146). Dann müßte aber das Knie des Sitzenden mit der Kniekehle der Stuhl- oder Sesselkante eng anliegen.

*Sitz mit spitzwinkliger Kniestellung*

bei gewickeltem Bein (Abb. 146a) oder mit Kompressionsstrumpf führt dagegen zur Kompression der Vena poplitea. Die Patienten sollten möglichst mit einem Kniewinkel von 120° sitzen d. h. mit stumpfem Kniewinkel (Abb. 146b).

*Sitzen mit übereinandergeschlagenen Beinen* kann bei längerer Dauer zum «Einschlafen» des Beines infolge Kompression des Kniekehlennerven führen, bedeutet aber Kompression vornehmlich der Vena saphena u. U. auch der Vena femoralis an der Innenseite des Oberschenkels, was zur Verminderung des venösen Rückstroms führt. Das ist besonders ungünstig für alle Patienten mit chronischen Abflußstörungen des Venen- und Lymphsystems.

*Aufstehen vom Stuhl*

Beim Aufstehen vom Stuhl verlagert sich der Körperschwerpunkt – wie vorne beschrieben – in Richtung der Massenverteilung des Körpers. Er liegt daher im Sitzen – wegen der sich vorne befindenden Beinmassen – vor dem Körper in Höhe

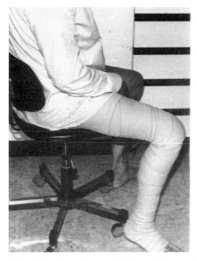 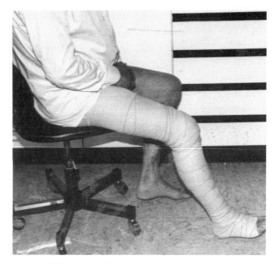

Abb. 146: Sitz mit gewickelten Beinen, a) in spitzem Kniewinkel *(links)*, b) in stumpfem Kniewinkel *(rechts)*.

des Unterbauchs. Wird zum Aufstehen ein Fuß senkrecht unter dem Körperschwerpunkt aufgesetzt, fällt die Schwerkraftwirkungslinie bzw. das Schwerelot auf die Zehen des Vorfusses (Abb. 147). *Gewichtskraft, Bodenreaktionskraft und Beinmuskelkraft des zurückgestellten* rechten Beines wirken zusammen und heben den Körper hoch. Zum Training der Beinmuskelkraft beim Aufstehen vom Stuhl ist also wichtig, den Patienten zu zeigen mit möglichst zurückgestelltem Fuß bei senkrecht gehaltenem Oberkörper das Körpergewicht hochzuheben. Eine starke Oberkörpervorlage sollte – wie beim Treppensteigen – auch beim Aufstehen vermieden werden.

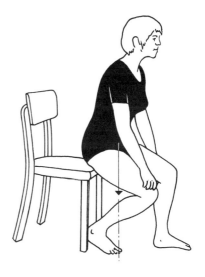

Abb. 147: Aufstehen vom Stuhl mit senkrecht gehaltenem Oberkörper, Fuß des zurückgestellten Beines unter dem Körperschwerpunkt.

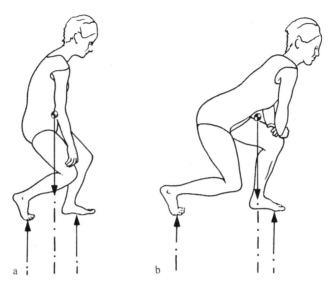

Abb. 148: Aufstehen aus dem Vierfüßlerstand.
a) Aufstehen mit optimalem Beinmuskeleinsatz *(links)*,
b) Aufstehen mit Oberkörpervorlage d. h. mit geringerem Beinmuskeleinsatz *(rechts)*.

*Aufstehen vom Boden aus dem Vierfüßlerstand*

Die schlechte Angewohnheit, sich beim Aufstehen aus dem Vierfüßlerstand mit den Händen auf dem Knie des vorstehenden Beines oder auf einem Möbelstück abzustützen, vernachlässigt den Beinmuskeleinsatz (Abb. 148). Bei Abb. 148a fällt das Lot vom KSP durch die Mitte der Unterstützungsfläche. Die Muskelspannung in beiden Beinen ist beim Erheben des Körpers etwa gleich groß. Hingegen liegt bei Abb. 148b durch die weite *Oberkörpervorlage* mit der Armabstützung auf dem linken Bein der Körperschwerpunkt vor der vorderen Bauchwand und über der Ferse des linken Fußes (s. Schwerelot auf Abb. 148b). Der Muskeleinsatz im rechten Bein beim Strecken ist dann leichter als in Abb. 148a, während das linke Bein vorerst nur Haltefunktion hat. Die Muskeln des linken Beines sind durch Abstützen der Arme auf das Knie noch weniger als im rechten Bein beansprucht.
Beim folgenden Aufrichten wird der Oberkörper weiter nach vorne verlagert. Das Schwerelot fällt dann kurzfristig aus der Unterstützungsfläche heraus, also vor den linken Fuß. Es entsteht ein Schwerkraftdrehmoment um den Drehpunkt am linken Fuß, welches das Aufstehen unterstützt. Der Oberkörper wird außerdem durch die Arme aufgerichtet. – Der Mensch versucht also – ähnlich wie beim Treppensteigen (Abb. 143) – aus «Bequemlichkeit» im Alltag durch das Schwerkraftdrehmoment den Beinmuskeleinsatz zu mindern. Er muß also *bewußt auf den Beinmuskeleinsatz zur Krafterhaltung hingewiesen werden* und aus Übungsgründen mit möglichst senkrecht gehaltenem Oberkörper und gleichmäßiger Gewichtsverteilung aus dem Vierfüßlerstand oder der Hocke hochkommen bzw. aufstehen.

## 5 Heben

Für Patienten mit venösen Abflußstörungen und starker Varikose, die viel Heben müssen, sind Prinzipien des Hebens zur Vermeidung der Preßatmung zu beachten.

*Begründung:* Beim Pressen bzw. bei der Preßatmung (Valsalva) wird nach tiefer Einatmung die Stimmritze geschlossen und durch Anspannen der Thoraxwand- und Bauchmuskulatur der Bauch- und Brustraum komprimiert. Der intraabdominale und der intrathorakale Druck steigen auf Werte bis zu 100–200 mm Hg an. Infolge des intraabdominalen und intrathorakalen Druckanstiegs wird der Rückfluß des venösen Blutes in den Bauch- und Brustraum so lange behindert wie gepreßt wird. Das Blut staut sich zurück in die Peripherie der Bein-, Arm- und Kopfvenen d. h. das Blut kann während der Preßdauer nicht aus der Region der unteren und oberen Hohlvene in den Brustraum und damit zum rechten Herzen fließen. Eine Preßdauer von mehr als 10 Sekunden kann sogar über die Minderdurchblutung des Gehirns zu vorübergehendem Schwindel und zum Bewußtseinsverlust (Synkope) führen. *Da Pressen stets mit einem Rückstau des Venenblutes in dilatierte Beinvenen verbunden ist,* sollen Patienten mit variköser Disposition oder mit chronisch venöser Insuffizienz in Hebetechniken zur Vermeidung der Preßatmung angeleitet werden. Dafür sind einige *biomechanische Faktoren zu berücksichtigen*.

Beim *Heben wird die zu hebende Last Teil der Körpermasse* der hebenden Person. Damit verändert sich die Lage des Körperschwerpunktes in Richtung der zu hebenden Masse d. h. er wird vor den Körper verlagert. Beim Heben ist daher folgendes zu beachten:

1. Die Last an den Körper heranholen, so daß der gemeinsame Körperschwerpunkt sich möglichst in der Mitte der Unterstützungsfläche befindet und dann nah an der Schwerkraftwirkungslinie (Schwerelot) heben.
2. Muß die Last vom Boden gehoben werden, sollte aus gebeugter Beinstellung mit Beinmuskelkraft gehoben werden. Dabei muß der Oberkörper im Lendenbereich ventral und dorsal muskulär stabilisiert sein d. h. in Mittelstellung zwischen Lordose und Kyphose gehalten werden. Eine extreme Kniebeugestellung sollte wegen der Druckbelastung der Knie vermieden werden.
3. Wenn die Möglichkeit besteht, sollte unter das zu hebende Objekt gegriffen werden.
4. Beim Heben kann ein Impuls durch Schwungholen genutzt werden. Der Bewegungsimpuls wird dann das Objekt weitertragen, auch wenn keine Kraft mehr wirkt.

Bei Beachtung der unter 1–3 geschilderten Faktoren wird mit Hebebeginn eingeatmet. Während des Übens von Hebetechniken mit Patienten muß die Aufmerksamkeit so gelenkt werden, daß eine gute Körperwahrnehmung entsteht:
– für den Beinmuskeleinsatz,
– den muskulär abgesicherten Rumpf im Lendenbereich,
– das unwillkürliche Einatmen beim Heben bzw. Schwungholen. Das Pressen kann allerdings nicht vermieden werden, wenn die Last für den Patienten bzw. die zu hebende Person zu schwer ist.

## Bewegungen im Alltag und Dauerkompression

Die Erhaltung der Beinmuskelkraft durch optimale Beanspruchung der Beinmuskulatur bei den Alltagsbewegungen scheint besonders wichtig für Patienten, die eine Dauerkompression benötigen. Die Frage, ob eine längere Benutzung von Kompressionsstrümpfen die Kraft der Beinmuskulatur *ungünstig beeinflußt, wurde bisher wenig beachtet.* FLÜGGE und HOLLMANN et al (1971) untersuchten den Einfluß der Gummistrumpfkompression auf die Beinmuskelkraft bei 30 Personen (Gesunde, Patienten mit Varizen, venösen Stauungen und Zustand nach Thrombose) im Durchschnittsalter von 45,8 Jahren nach 9 monatigem Tragen eines Kompressionsstrumpfes an einem Bein. Die Befunde ergaben an den vor und nach dem Tragen gemessenen Muskelgruppen des Unter- und Oberschenkels mit dem Elag-Dynamometer nach HETTINGER eine statistisch hochsignifikante Reduzierung der statischen Kraft des «bestrumpften» Beines verglichen mit dem «unbestrumpften» Bein. «Nach den Untersuchungsergebnissen von HETTINGER und MÜLLER (1953) ist eine tägliche Beanspruchung der Muskelkraft von mindestens 20–30% der maximal statischen Kraft für eine Zeitspanne von mehreren Sekunden erforderlich, um einer Muskelatrophie entgegenzuwirken. Die tägliche Gehbeanspruchung einschließlich Treppensteigen ist völlig ausreichend, um jeder Muskelatrophie an den Beinen entgegenzuwirken.» Da diese Beanspruchung bei den Probanden vorlag, interpretierten die Autoren ihre Befunde als Ausdruck einer unwillkürlichen Mehrbeanspruchung des gesunden Beines d. h. der chronisch Kranke setzt die Muskelgruppen des abflußgestörten Beines weniger stark ein.

Die Befunde lassen aber auch eine andere Deutung zu. Jeder Strumpfträger gibt nämlich an, daß ihm der Strumpf einen besseren Halt gäbe, möglich also, daß die Kompression an sich den Muskeleinsatz mindert.

## Bewegungen bettlägeriger Patienten

*Einführung*

*Dynamische Muskelkontraktionen* werden in Form von Bewegungsserien der Extremitäten angewandt. Das sind 10–20–30 Bewegungswiederholungen der gleichen Muskelgruppen von Beinen und Armen. Sie werden in intermittierender Dauerform geübt d. h. zwischen die Serien werden «unvollständige Erholungspausen» von 10–20 s Dauer geschaltet. Auf diese Weise ist ein Üben nach dem Intervallprinzip d. h. im Wechsel von Belastungs- und Pausenintervallen möglich. Die Dosierung der Bewegungsserien d. h. die Reizintensität in bezug auf Tempo der Bewegungen, Zahl der Bewegungswiederholungen in den Serien und Häufigkeit der Serien richtet sich nach der Leistungsfähigkeit der Patienten für lokale anaerobe und aerobe Muskelausdauer. Für die meisten Patienten ist ein Tempo von 1 Bewegung/s und eine Serie von 20–30 Bewegungswiederholungen ohne Ermüdung möglich. *Kennzeichen für lokale Muskelermüdung* sind im Bewegungsausmaß verkleinerte Bewegungen, verlangsamte Muskelkontrationen und ein unangenehmes «Ziehen» im Muskel bis zum Schmerz, das zur Bewegungsaufgabe zwingt.

**Beinbewegungen**

Das Bewegen der Beine in liegender Körperstellung unterscheidet sich vom Bewegen in aufrechter Körperstellung durch die *fehlende Bodenreaktionskraft*. Um im Liegen eine effektive Muskelpumpe zur venösen Strömungsbeschleunigung und Reabsorbtionsunterstützung bei Ödemen zu erreichen, sollten Fuß-Beinbewegungen *möglichst gegen Widerstand bzw. eine Gegenkraft* ausgeführt werden.

**1 Treten gegen Bettfußende** (Bewegen gegen Widerstand)

Die Patienten werden angeleitet, mit beiden Füßen gegen den Widerstand des Bettfußendes zu treten. Das Fußende kann mit einer Kiste, einem Schaumgummipolster oder Decke versehen sein z. Teil um die unterschiedlichen Größen der Patienten auszugleichen. Beim *Fußtreten* d. h. Beugen und Strecken in den oberen Sprunggelenken werden die Wadenmuskel- und die Sprunggelenkpumpe wirksam. Dabei entstehen *Mitbewegungen* in den *Knie- und Hüftgelenken,* die sich aus den muskulären und bandhaften Gelenkverbindungen der Beine ergeben. Mit der Dorsalextension in den oberen Sprunggelenken verbinden sich Knie- und Hüftgelenkflexion, mit der Plantarflexion in den oberen Sprunggelenken koppeln sich Knie- und Hüftgelenkextension. Auf den Druck der Zehen beim Treten ist besonders zu achten. Auf diese Weise kontrahieren und dilatieren nicht nur Fußsohlen- und Wadenmuskulatur sondern es spannen und entspannen auch die Oberschenkelmuskeln. Ist die Bewegungsfrequenz nicht schneller als 1 Bewegung/s und arbeiten die Patienten mit einer Muskelspannung von 20–30% ihrer maximal statischen Kraft, dann ist eine größere Anzahl von Bewegungswiederholungen z. B. 10–30 u. U. mehr Bewegungen innerhalb einer Bewegungsserie möglich. Beim bettlägerigen Patienten sind die Beine außerdem gewickelt oder mit Bettstrümpfen versehen (Abb. 149). Die Patienten lernen das Fußtreten in Bewegungsserien stündlich durchzuführen z. B.

– Reizdauer: 30mal Fußtreten im Tempo 1mal Treten/s,
– Pausendauer: 10 s,
– Reizumfang: 3 Wiederholungen der Serien mit Pausen ca. 3 Minuten.

Auf diese Weise werden 3–5 Serien Fußtreten im Wechsel von Belastungsintervallen und Pausenintervallen möglich. Die Zeit der Gesamtbelastung d. h. des Reizumfangs beträgt 3–5 Minuten.

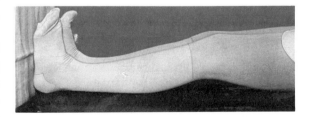
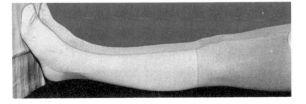

Abb. 149: Fußtretserien im Liegen mit komprimierten Beinen (Antithrombosestrumpf).

Wegen der *Praktikabilität und Effektivität* des Fußtretens *beschränken* wir uns zur venösen Strömungsbeschleunigung und zur Unterstützung der Reabsorbtion von Ödemen der Beine auf diesen Bewegungsablauf (s. bei Wirkung).

Wesentliche Voraussetzung für das selbsttätige Üben der Patienten im Tageslauf ist die *Patienteninformation* (s. bei Anwendung der Techniken) und *die Schulung der Körperwahrnehmung* für die Tretbewegungen. Wir lenken die Aufmerksamkeit der Patienten auf das Empfinden von Fußsohlen- und Wadenmuskelanspannung und -entspannung, auf die Mitbewegungen in Knie- und Hüftgelenken sowie auf die Zeichen der Ermüdung. Letztere tritt in Abhängigkeit von der lokalen Ausdauerleistung der einzelnen Patienten unterschiedlich auf. Sind die Patienten ausreichend informiert und wahrnehmungsfähig für selbsttätiges Üben, führen sie – nach unseren Erfahrungen – die Tretbewegungen stündlich im Tageslauf konsequent durch.

*Zur Wirkung des Fußtretens:* Um die Wirkung des Fußtretens auf die venöse Strömungsgeschwindigkeit mit anderen in der Krankengymnastik verwandten Bewegungen zu vergleichen, wurden Fußtreten und Fußkreisen miteinander verglichen. Zwei Gruppen (1 Patientengruppe und 1 Gruppe Gesunder) übten das Fußtreten und Fußkreisen in oben dargestellter intermittierender Dauerform. Mittels Venenverschlußplethysmographie wurde die arterielle Durchblutung bei den 2 Kollektiven gemessen und aus der Zunahme der arteriellen Durchblutung auf die Zunahme des venösen Rückstroms geschlossen. Das *Ergebnis war eine Trendzunahme zugunsten des Fußtretens*. Außerdem verursachte das Fußkreisen einigen – meist älteren Patienten – Beschwerden im Bereich der Fußgelenke, KLÖSER et al (1978).

Seit den *Untersuchungen\* zur Thromboseprophylaxe von* MÜHE (1974) wissen wir, daß Beugen und Strecken von Zehen und Fußbewegungen für die Dauer von 2 Minuten im Liegen die venöse Strömungsgeschwindigkeit im Bein verdoppelt (von 5,52 cm/s in Ruhe auf 10,49 cm/s nach Bewegung). Im Beckenbereich soll die Strömung sogar noch um 50% schneller nach dem Bewegen sein als in Ruhe (von 4,90 cm/s auf 7,44 cm/s). Bewegungen des ganzen Beines d. h. Beugen und Strecken in Zehen-, Fuß-, Knie- und Hüftgelenken, bewirkten nach MÜHE keine wesentliche zusätzliche Steigerung der venösen Strömungsgeschwindigkeit. Das ist erklärlich, da schon beim Beugen und Strecken der Fußgelenke Mitbewegungen in Knie- und Hüftgelenken mit entsprechendem Einsatz der Oberschenkel- und Hüftmuskulatur entstehen.

## 2 Treten eines Bettfahrrades (Abb. 150)

Treten von Pedalen gegen Tretwiderstand (sog. Pedaltreten) wird von MÜHE (1974) empfohlen. Auch bei diesem Bewegen ist das Prinzip eine Gegenkraft zur Muskelspannungsentwicklung beim Üben im Liegen verwirklicht. «Die Pedale sollen in Rückenlage bei etwa 20° Elevation der Beine betätigt werden. Durch Anbringen einer Schraubzwinge kann das Gerät am Rahmen jedes Bettfußendes angebracht

---

\* Zur Untersuchungsmethode mit radioaktiven Isotopen s. Wickeltechnik mit Langzugbinden (S. 206).

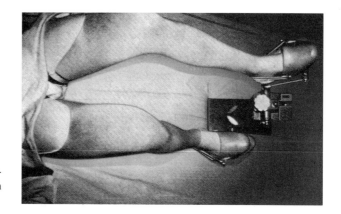

Abb. 150: Treten des Bettfahrrades, sog. Pedaltreten nach MÜHE (1974).

werden. Fest auf die Pedale geschraubte Kunstpantoffeln ermöglichen den unbeschuhten Füßen jeder Größe festen Halt.* «Je nach Ausdauerleistungsfähigkeit (in diesem Fall auch für allgemeine Ausdauer, da größere Muskelgruppen tätig sind) üben die Patienten das Treten 5–10 min. Dabei werden unvollständige Pausen vom Patienten nach ca. 5 Minuten Treten eingeschaltet z. B. 30–60 s, in denen die deutlich erhöhte Atemarbeit von ihnen gespürt wird, d. h. sie nehmen ihre Mehratmung in Ruhe in den Tretpausen wahr. Sie werden dann vom Behandler auf die vergrößerten Bauchatembewegungen hingewiesen (s. bei Atemübungen, S. 260). Das Treten des Bettfahrrades wird vom Patienten mehrmals (mindestens 3mal) pro Tag betätigt, in besonders gefährdeten Fällen auch häufiger.

*Zur Wirkung des Pedaltretens:* nach MÜHE führt das Treten des Bettfahrrades zu der weitaus größten Beschleunigung der venösen Strömungsgeschwindigkeit. Sie erhöht sich um das 3–4fache des Ruheausgangswertes, nach 2 min Treten in den Beinvenen (von 5,30 cm/s auf 12,69 cm/s) und in den Beckenvenen (von 2,99 cm/s auf 11,69 cm/s). Den starken rückstromfördernden Effekt des Pedaltretens erklärt MÜHE durch die Kombination der Wirkungen des hydrostatischen Druckgefälles bei erhobenen Beinen, der Kompression und der Muskelpumpe. Durch die vermehrte Muskelarbeit wird die arterielle Blutzufuhr gesteigert, so daß über die Erhöhung der arteriovenösen Druckdifferenz sich die Mikrozirkulation beschleunigt und der venöse Abfluß zunimmt. Die Ventilation wird gesteigert und unterstützt über die atemmechanischen Druckänderungen im Bereich von Thorax und Abdomen im Sinne der Saug-Druck-Pumpe (s. S. 177) die venöse Strömung in den Beinen. So koppeln sich alle – die venöse Strömung fördernden – externen Hilfsmechanismen.

### 3 Passives und/oder unterstütztes Bewegen der Beine

a) *Passives Bewegen* wird bei gelähmten oder sehr geschwächten sowie bewußtlosen bzw. bewußtseinsgetrübten Patienten durchgeführt. Dabei ist das passive Bewegen des oberen Sprunggelenks zum Einsatz der «Sprunggelenkpumpe» STAUBE-

---

* Gerät wurde von der Fa. Orthopedia Kiel entwickelt und ist heute (etwas modifiziert) als sog. Beintrainer mit Bettzusatzgestell im Handel.

SAND (1980) über einen Zeitraum von mehreren Minuten besonders wichtig. Passives Bewegen kann heute auch durch ein Gerät mit Motor-Antrieb erfolgen.* Dabei werden Knie- und Hüftgelenkbewegungen (auch zur Verhütung von Bewegungseinschränkungen) einbezogen.

b) *Unterstütztes Bewegen* wird ausgeführt, wenn der Patient seine Muskeln etwas innervieren kann. Dem Patienten wird das Gewicht der Beine abgenommen und er bewegt selbsttätig. Die Bewegungsserien können in intermittierender Dauerform oder über 3–5–10 Minuten in kontinuierlicher Dauerform d. h. ohne Pausenintervalle durchgeführt werden.

Beim passiven und beim unterstützten Bewegen ist wichtig, ein senkrechtes Hochheben des Beines in den Bewegungsablauf einzubeziehen, da diese Stellung die venöse Strömungsgeschwindigkeit verdreifacht, MÜHE (1973).

## Armbewegungen

Bewegungsserien zum Einsatz der Armmuskelpumpe werden meist mit Hochlagern kombiniert s. Kapitel «Bewegungen mit hochgelagertem oder hochgehaltenem Arm».

*Abschlußbetrachtung*

Beim bettlägerigen Patienten werden Hochlagerung, Kompression mit Verbänden oder Strümpfen häufig kombiniert. Vergleicht man die 3 Basistechniken zur venösen Strömungsbeschleunigung und Reabsorbtion von Ödemen miteinander, so ist folgendes festzuhalten:
– Hochlagerung, Kompressionsverbände oder -strümpfe wirken kontinuierlich,
– Bewegungen haben nur einen vorübergehenden Effekt d. h. sie wirken nur so lange wie der Reiz dauert. Man mißt aber der kurzfristigen venösen Strömungsbeschleunigung wegen ihres *stoßartigen* Charakters einen thrombosevorbeugenden Effekt bei. Darauf wird bei der Anwendung der Techniken bei den Erkrankungen des Venen- und Lymphsystems noch eingegangen werden.

---

* Von Fa. Neubauer, Neuß wurde das Gerät «revital» entwickelt, das mit Motorantrieb arbeitet und auch als Bettrahmengerät lieferbar ist.

## Bewegungen bei Hochlagerung und Hochhalte
## (sog. Entstauungsgymnastik)

Beim Bewegen hochgelagerter oder hochgehaltener Gliedmaßen wird der Effekt der Muskel- und Gelenkpumpe mit der Wirkung des hydrostatischen Druckgefälles – und wenn mit komprimierten Gliedmaßen geübt wird – mit der Kompressionswirkung kombiniert. Dazu kommt auch noch der Ventilationseffekt im Sinne der Ventilationssteigerung (s. S. 261). Die folgenden Abbildungen zeigen – aus Gründen einer klaren Darstellung – die Bewegungsabläufe ohne Kompressionsverband oder -strumpf. Wie beim Bewegen in horizontaler Position werden Bewegungsserien mit unvollständigen Erholungspausen so geübt, daß 10–30 Wiederholungen (u. U. mehr) möglich sind. Es ist beim Üben wichtig unter der aerob-anaeroben Schwelle zu bleiben. Erfahrungsgemäß tritt Ermüdung schneller ein als beim Üben in Horizontallage. Darum längere Pausen halten, um viele Bewegungsserien zu ermöglichen. Wichtig ist die Patienteninformation über das Auftreten der lokalen Ermüdung und den Wert des intervallisierten Übens d. h. der unvollständigen Erholungspause. Diese ist für den Abtransport der Stoffwechselendprodukte wichtig, um bei den ungünstigen Abflußbedingungen in den Venen und Lymphbahnen und ev. zu starker Flüssigkeitsretention im Bereich der Mikrozirkulation ausreichend Zeit für die Erholungsvorgänge zu gewährleisten.

### Beinbewegungen *(Einführung)*

Für den Einsatz der Waden- und Sprunggelenkpumpe ist das *Fußtreten gegen einen Widerstand d. h. eine Gegenkraft die wichtigste Bewegungsserie*. Dazu kommen Übungen der Zehen als Beugen und Strecken. Zum statischen Krafttraining der für das Gehen wichtigen Streckermuskelkette der Beine wird eine Halte eingeschaltet. Die so beliebte Radfahrbewegung der Beine in Hochhalte beansprucht mehr die Oberschenkelmuskeln – und wenn beide Beine bewegen – die Bauchmuskulatur in bezug auf statische Haltearbeit. Sie soll stets nur mit einem Bein und unter Einbeziehung der Dorsalextension und Plantarflexion im oberen Sprunggelenk geübt werden. Der rückstromfördernde Effekt wird dabei auch durch die «großen Gelenkbewegungen» der Knie- und Hüftgelenke hervorgerufen. Atemtechniken können mit den Beinbewegungen gekoppelt sein oder nachher angeschlossen werden. Alle diese Bewegungsabläufe sollen einfach durchzuführen und im Tageslauf praktikabel sein, da sie die Patienten oder die Schwangeren in der Geburtsvorbereitung gleich zum Selbstüben veranlassen müssen. Die Hochlagerung kann in Körperschräglage mit hochgestelltem Bettfußende oder in der von MAY befürworteten abgewinkelten Hochlagerung auf sog. Hochlagerungspolstern (s. S. 226) hergestellt werden. In Ermangelung der fertigen Polster kann die Unterschenkellagerung auch auf zusammengefalteten Decken, einer Kiste oder auf einem niedrigen Hocker (ca. 30 cm Höhe) erreicht werden. Das Bewegen kann auch in Hochhalte der Beine oder eines Beines durchgeführt werden.

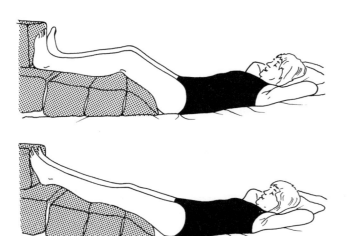

Abb. 151: Fußtretserien bei Hochlagerung.

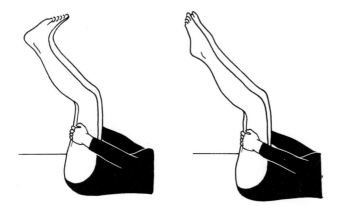

Abb. 152: Fußtretserien bei Hochhalte.

Folgende Bewegungsabläufe haben sich bewährt:

1 *Fußtreten in Serien von 10–30 Wiederholungen mit Pausen von 20–30 s* (meist werden 3 Serien geübt)

a) Treten gegen Bettfußende oder Tretpolster bei *Hochlagerung* (Abb. 151),
b) Treten bei *Hochhalte,* Patient umfaßt mit beiden Händen die dorsale Seite der Oberschenkel und übt mit beiden Füßen gleichzeitig (Abb. 152).
c) *Treten in Hochhalte* gegen den Widerstand eines *straff gehaltenen Handtuches.* Die Patientin führt mit einem Fuß 10–20–30 Wiederholungen durch (Abb. 151 a + b). Da stets nur mit einem Bein geübt wird, entstehen Pausenintervalle für das nicht tätige Bein,

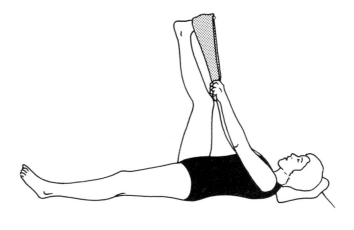

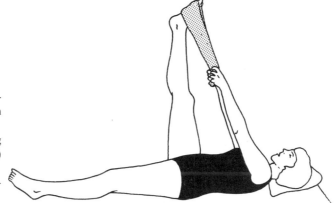

Abb. 153: Fußtretserien gegen Handtuchwiderstand in Hochhalte.
a) Fußspitze in Richtung Knie (Wadendehnung) *(oben)*,
b) Fußspitze gegen Handtuchwiderstand *(unten)*.

d) *Treten in Hochhalte gegen manuellen Widerstand.* Patienten, die mit der Wadendehnung und mit dem Fußtreten eine Dehnung der Rückenmuskeln verbinden wollen, geben Widerstand für das Treten mit den Händen in Rückenlage (Abb. 154 a + b). Sehr bewegliche Patientinnen üben auch mit beiden Beinen Bewegungsserien in Rückenlage z. B. 5–10 Wiederholungen (Abb. 154 c). Die Rückenlage entlastet im Vergleich zur sitzenden Ausgangsstellung beim Fußtreten die Wirbelsäule. Beim anschließenden Liegen und Ausruhen mit hochgelagerten Beinen entstehen – nach der die Bauchatembewegungen einschränkenden Beinhaltung – einige tiefere Atemzüge. Diese kontrollieren die Patienten anfänglich mit Handkontakt (Abb. 163) später ohne Handkontakt.

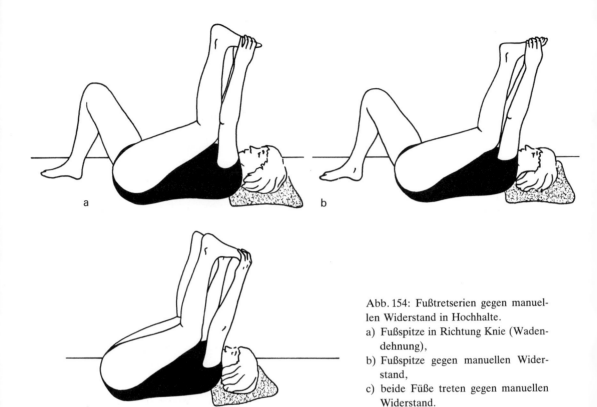

Abb. 154: Fußtretserien gegen manuellen Widerstand in Hochhalte.
a) Fußspitze in Richtung Knie (Wadendehnung),
b) Fußspitze gegen manuellen Widerstand,
c) beide Füße treten gegen manuellen Widerstand.

2 Zehenbeugen und Zehenstrecken in Serien von 10–20 Wiederholungen und Pausen von ca. 20–30 s – meist werden 3 Serien geübt:

a) Zehenbeugen und Zehenstrecken in Hochlagerung,
b) Zehenbeugen und Zehenstrecken in Hochhalte.

Die Hochlagerung und Hochhalte entsprechen den Abbildungen wie beim Fußtreten. Die bei diesen Zehenbewegungen häufig auftretenden Krämpfe der Beugemuskeln der Zehen auf der Fußsohlenseite können vermieden werden, wenn das «Krallen» nicht zu intensiv ausgeführt wird und wenn die Tretbewegungen vor den Zehenbewegungen geübt werden.

3 *Halten gegen Widerstand der Schwerkraft und des Bettfußendes zum Krafttraining der Beinstreck- und Gesäßmuskulatur, sog. Halten in % der Maximalkraft,\* = isometrische Spannungsübung, GRIMMER (1975).*

\* COTTA et al, Taschenlehrbuch «Krankengymnastik», Band 1, S. 152, 2. Auflage, G. Thieme Verlag Stuttgart, 1985.

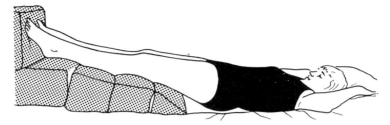

Abb. 155: Halte in Hochlagerung (zum Krafttraining der Streckermuskeln).

Bei angewinkelter Hochlagerung wird das Gesäß angehoben. Beim Üben im Bett kann zusätzlich mit den Zehen gegen das Bettfußende gestemmt werden (Abb. 155). Das Halten soll mit einer Haltedauer von ca. 7 s ausgeführt und 2mal wiederholt werden. Wenn die Halte, ohne zu ermüden mehrmals hintereinander durchgeführt werden kann, nehmen wir an, daß mit 50–70% der Maximalkraft gespannt wird. Wir wissen seit den Untersuchungen von HETTINGER (1982) daß zum statischen Krafttraining der Trainingsreiz über 20–30% der Maximalkraft liegen muß und daß der optimal mögliche Trainingseffekt erzielt wird, wenn ein Muskel mit 50–70% der Maximalkraft angespannt (trainiert) wird und die Spannung 7 s gehalten wird. Das ist eine Spannung, bei der die Patienten nicht pressen, sondern mühelos in kleinen Atemzügen weiteratmen EHRENBERG (1985). Die Arme können neben den Rumpf oder wie auf der Abbildung auch neben den Kopf gelagert werden.

*4 Radfahrbewegungen mit einem Bein,*
Sie werden als Serien von 20–40 Wiederholungen geübt. Da immer ein Bein bewegt, ergeben sich Pausenintervalle während das nicht bewegte Bein hochliegt. Mit der Radfahrbewegung können willkürlich Ein- und Ausatemtechniken gekoppelt werden, wenn die Beuge- und Streckbewegungen etwa in einem Rhythmus von 2 s Beugen/2 s Strecken durchgeführt werden. Dann läßt sich beim Beugen ein- und beim Strecken ausatmen (Abb. 156).

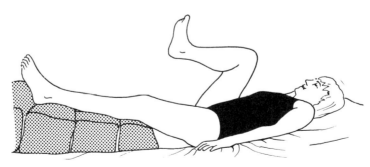

Abb. 156: Radfahrbewegung mit einem Bein.

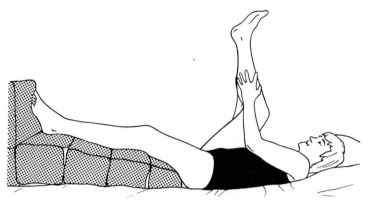
Abb. 157: Ausstreichungen an einem Bein in Hochhalte.

Zwischen die Übungen können die Patientinnen Ausstreichungen eines hoch gehaltenen Beins einschalten (Abb. 157). Das Unterschenkelgewebe im Bereich der Knöchelregion darf nicht zu fest gestrichen werden, wenn schon Hautveränderungen bestehen.

Als *unterstützend* können in den Pausen nach den Zehenübungen, dem Fußtreten oder der Halte mehrere tiefere Atemzüge im Sinne der kombinierten Ein- und Ausatemtechniken, EHRENBERG (1985) angeschlossen werden. Gerade nach der Halte entsteht das Bedürfnis 1–2mal tiefer atmen zu müssen, da während des Haltens nur frequent weitergeatmet werden kann. Mittels Handkontakt (später ohne) werden die kosto-abdominalen Atembewegungen des Bauches und der unteren Rippen nach ventral, lateral ev. auch nach lumbo-dorsal bewußt wahrgenommen. Durch diese Konzentration entsteht eine Bewußtseinseingrenzung, die zur Entspannung bzw. zum entspannten Verhalten führen kann. Der Patient ist dann – in dem psycho-physisch gelösten Zustand – in der Lage tiefere willkürlich intendierte Atemzüge ohne unnötige Mitbewegungen auszuführen. Er setzt im entspannten Zustand nur so viel Muskeln ein als erforderlich.

Auf diese Weise kann – wie wir meinen – die «thorako-abdominale Druck-Saug-Pumpe» der Atmung die venöse Strömung in den Beinen unterstützen (s. S. 177).

## Armbewegungen

Aus hochgelagerter Armstellung werden Bewegungsserien mit den Armen in intermittierender Dauerform durchgeführt, die auch als «Pumpübungen» bezeichnet werden, KINDERMANN-GOLLING-BRENDEL (1974).

1 *Freies Bewegen d. h. ohne zusätzlichen Widerstand*

   Gleichzeitig Finger eines Armes zur Faust beugen und Arm beugen / senkrecht strecken und Fingerstrecken / Finger zur Faust beugen und Armbeugen / auf

Hochlagerungskeil ablegen. Diesen Bewegungsablauf mehrmals wiederholen und kurze Pausen in der Hochlagerung einschalten. Das Pausenintervall soll sich nach der Leistungsfähigkeit der Armmuskulatur nach lokaler aerober Muskelausdauer richten nach dem Motto «je schlechter die Leistung um so länger die Pause». Wegen der ungünstigen Abflußbedingungen bei Ödemen soll nie bis in den Ermüdungsschmerz geübt werden, weil die Muskulatur möglichst unter aerober Energiezufuhr arbeiten soll (s. S. 232).

Beispiel: – Reizdauer: 10 Pumpübungen in ca. 20 s,
– Pausendauer: 20 s,
– Reizumfang: 4 Wiederholungen mit Pausen ca. 5 min.

2 *Bewegen gegen Widerstand von Handgeräten*

– In Armhochlagerung oder Hochhalte Gummibälle, Federhanteln, Schwämme oder Schaumgummistücke mehrmals zusammendrücken. Belastungs- und Pauseninterwall so gestalten wie oben beschrieben.
– Im Liegen oder Sitzen Expanderziehen mit 1 Strang ausführen. Gegen den leichten Widerstand den Sanitor Expander* mehrmals auseinanderziehen und Pausenintervalle einschalten. Die gesamte Armmuskulatur arbeitet mit dynamischen Muskelkontraktionen (Abb. 158 a + b).

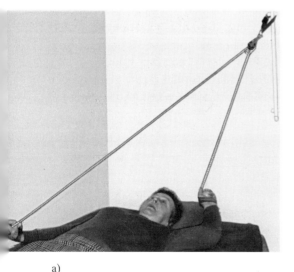
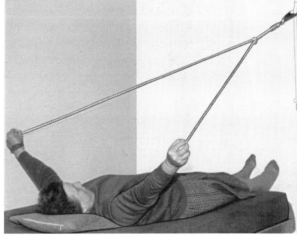

a)                                  b)

Abb. 158 a–b: Armarbeit mit dem «Rollsanitor».

* Sanitor Expander und Rollexpander sind von der Fa. Werner Salchow, Köln lieferbar.

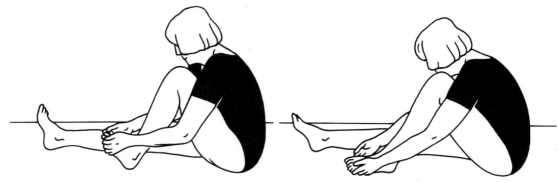

Abb. 159 a + b: Fußtretserien im Sitzen gegen manuellen Widerstand.

## Bewegungen in verschiedenen Ausgangsstellungen

Zur Erhaltung oder Wiederherstellung der *Beweglichkeit im oberen Sprunggelenk* werden Fußgymnastik und Dehnübungen der Wade den Patienten zum häuslichen Üben empfohlen bzw. in Krankenhausaufenthalt und Kur mit Patienten (auch in Gruppen) geübt.

*1  Fußgymnastik im Sitzen* (Hocker/Stuhl oder Übungsmatte)

Zehengreifübungen, Fußsohlenan- und entspannen, Fersenheben auf Ballen, Fußtreten gegen manuellen Widerstand (Abb. 159 a und b) und gegen Handtuchwiderstand. Greifen von Bällen, Aneinanderdrücken der Fußsohlen und ähnliche Übungen werden mit den Patienten geübt.

Eine Dehnübung mit Handtuch hat sich bei Spitzfußstellung zum selbsttätigen Mobilisieren des Sprunggelenks und zur Wadendehnung bewährt (Abb. 160 a und b).

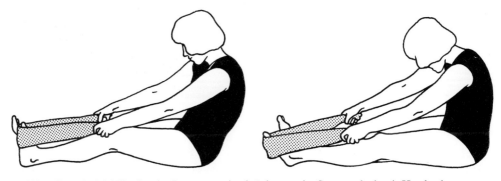

Abb. 160 a + b: Mobilisation für Bewegungseinschränkungen im Sprunggelenk mit Handtuch.

## 2 Fußgymnastik und Wadendehnung im Stand

Stand mit ausgestreckten Armen zur Handstütze vor einer Wand (Patientin mit Varikose beider Unterschenkel):

a) Bei parallel stehenden Füßen 5–10mal Heben beider Füße vom Sohlenstand auf Ballenstand (nicht geeignet bei empfindlichen Spreizfüßen) als Serien (Abb. 161).
b) bei parallel stehenden Füßen federnder Wechsel zwischen Sohlenstand und Ballenstand, dabei das Körpergewicht bewußt hochheben, Anzahl je nach lokaler Muskelausdauer.
c) In Schrittstellung dehnen der Wade des hinteren Beines und Halten der Dehnung für 30–40 Sekunden (Abb. 162).

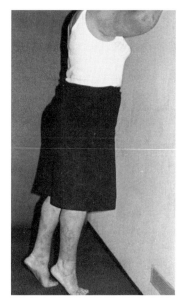

Abb. 161

Abb. 161: Heben von Sohlen- auf Ballenstand mit Stütz an der Wand.

Abb. 162: Wadendehnung mit Stütz an der Wand.

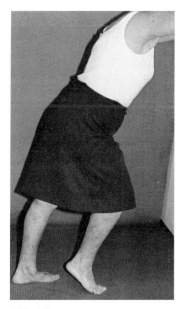

Abb. 162

## 3 «Kleinschrittgang»

Gehen mit kleinen Schritten und ausgiebiger Fußabrollbewegung werden bei den Patienten in das normale Gehen eingeschaltet, deren Beweglichkeit im oberen Sprunggelenk verbessert werden muß.

**Bewegungen im Wasser einschl. Schwimmen**

Beim Schwimmen kombiniert sich die für den venösen Rückstrom günstige horizontale Lage mit dem Einsatz der Muskelpumpe. Beim Gehen im Wasser spielt die Kompression durch den hydrostatischen Druck der Wassersäule, der in der Wassertiefe am größten ist, die wichtige Rolle. In der Literatur wird vielfach angegeben, daß beim Venen- und Lymphgefäßkranken die Wassertemperaturen unter 26° liegen müsse. Nach unseren Erfahrungen haben auch noch Wassertemperaturen von 28–30° einen entstauenden Effekt, wenn die Verweildauer im Wasser nicht länger als ca. 20 min beträgt.

*1 Wassergewöhnung*

Die Patienten werden angeleitet, die Auftriebskraft des Wassers wahrzunehmen und zwar durch Spüren wie der ganze Körper oder einzelne Gliedmaßen vom «Wasser» getragen werden. Sie sollen außerdem empfinden wie der Wasserwiderstand bei allen Arm- und Beinbewegungen, die von der Wasseroberfläche in die Tiefe geht, zunimmt. Patienten, die mit dem Atmen beim Schwimmen Schwierigkeiten haben, lernen ins Wasser auszuatmen und das Gesicht auf das Wasser zu legen.

*2 Gehen im Wasser und Gymnastik*

Die Patienten finden Schreitbewegungen und Fußfederungen im Schwimmbecken, in dem Stehen möglich ist. Wichtig ist, die Patienten ihrem eigenen Einfallsreichtum im Medium Wasser zu überlassen, nachdem sie sich mit dem Wasser auseinandergesetzt haben.

*3 Schwimmen*

Brust- und Rückenschwimmen sind die von den meisten Erwachsenen erlernten Schwimmstile, die sie in kontinuierlicher und intermittierender Dauerform als Ausdauertraining durchführen sollten. Sie richten sich beim Belastungsintervall nach ihrem Anstrengungsgefühl, schalten Pausen ein und versuchen zu einer Dauerleistung von 5–10 min zu kommen.

*4 Nachruhe*

Ist eine Nachruhegelegenheit möglich, sollte diese ca. 20 min mit hochgelagerten Beinen durchgeführt werden. Ideal sind Liegen im Baderaum bzw. Ruheraum, die angewinkelte Beinhochlagerung ermöglichen.

## 5.2 Ergänzende Techniken

### 5.2.1 Atemübungen bzw. Techniken der krankengymnastischen Atemtherapie

Die thorakalen und abdominalen Druckänderungen bei der Atmung (speziell der Atemmechanik) beeinflussen den venösen Rückstrom im Sinne einer «Druck-Saug-Pumpe», MÜLLER-WIEFEL (1975), BOLLINGER (1969). Es kommt beim venösen

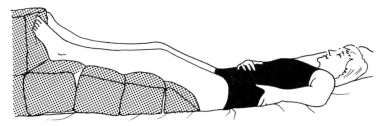

Abb. 163: Wahrnehmen und Vergrößern der Atembewegungen mittels Handkontakt.

Rückstrom in den Beinen im Liegen zum Wechsel zwischen schnellerer Strömung während der Ausatmung und zu kurzfristigen Strömungspausen am Ende der Einatmung. Mit der Dopplersonde sind diese Strömungsänderungen bei Ruheatmung im Liegen an charakteristischen Strömungsgeräuschen hörbar (s. S. 177).
Wie sich eine willkürliche Änderung der Atemmechanik auf die Strömungsgeschwindigkeit auswirkt, hat MÜHE (1973) mit radioaktiven Isotopen an 25 Patienten untersucht (s. zur Methodik Seite 206). Die Patienten mußten in Rückenlage «maximal tief atmen». Nach 1 Minute zeigte die Messung der venösen Strömungsgeschwindigkeit im Beinbereich eine Erhöhung von 5,16 cm/s in Ruhe auf 6,88 cm/s während maximaler Atmung d. h. um 33%, im Beckenbereich von 4,73 cm/s auf 6,22 cm/s d. h. um 31%. Diese Geschwindigkeitszunahme ist wesentlich geringer als diejenige bei den vorne geschilderten Fußübungen und beim Pedaltreten.
Da diese Strömungsbeschleunigung nur mit maximaler d. h. forcierter Atmung und natürlich Hyperventilationsneigung erzielt wurden, haben wir daraus keine therapeutischen Schlüsse für die Ausführung von Atemübungen bettlägeriger Patienten zur Thromboseprophylaxe gezogen, EHRENBERG (1978). Untersuchungen über die krankengymnastischen Techniken der Atemtherapie und ihren Einfluß auf die venöse Strömung in den Beinvenen wurden bisher nicht durchgeführt. Um den physiologischen Effekt der Druck-Saug-Pumpe aber zu berücksichtigen, verbinden wir das Bewegen z. B. bei der «Entstauungsgymnastik» mit Atemübungen.
So lassen wir die Patienten, die nach den Beinbewegungen (Bewegungsserien in Hochlagerung oder Hochhalte) entstandene Ventilationssteigerung\* wahrnehmen d. h. die vergrößerten kosto-abdominalen Atembewegungen empfinden, die normalerweise unbewußt ablaufen. Sie lernen diese Atembewegungen wahrzunehmen und bis in den Bereich des in- und exspiratorischen Reservevolumens zu vergrößern (sog. Ein- und Ausatemtechniken, EHRENBERG (1985)). Zeichen einer beginnenden Hyperventilation (Benommenheit) sollen nicht eintreten (Abb. 163). Beim bettlägerigen Patienten werden häufig Atemübungen zur Pneumonieprophylaxe mit den Bewegungsserien der Beine z. B. Fußtreten gegen Bettkante zur Thromboseprophylaxe verbunden. Beim Pedaltreten nach MÜHE wird tiefer geatmet, auch natür-

---

\* Ventilationssteigerung ist der in der Physiologie verwandte Begriff für eine Vergrößerung des Atemminutenvolumens, hervorgerufen durch körperliche Belastung d. h. durch erhöhten Energiebedarf.

lich beim Gehen, Treppensteigen und bei den Bewegungsserien. Mit Bewegung ist also – je nach Intensität und Dauer – eine Ventilationssteigerung verbunden. Wir halten darum diese Verbindung des Druck-Saug-Pumpeffektes auf die venöse Strömungsgeschwindigkeit beim Bewegen für ausreichend und koppeln tieferes Atmen nur mit dem Bewegen bei der Entstauungsgymnastik.

### 5.2.2 Kälteanwendungen

Drei Wirkungen sind zu unterscheiden:
1 Entzündungshemmung bei abakteriellen akuten Entzündungen am Venen- und Lymphsystem. Die Wirkung besteht in einem Wärme entziehenden Effekt.
2 Tonisierung der Venen. Nach Untersuchungen von LAMPERT (1972) und WITZLEB (1972) führen Kälteanwendungen zu einer meßbaren Steigerung des Venentonus und damit zu einer Beschleunigung des venösen Rückstroms.
3 Hyperämisierung. Kältereize werden als Mittel zur reaktiven Hyperämie benutzt d. h. nach kurzdauernder Vasokonstriktion durch den Kältereiz entsteht die erhöhte Durchblutung im behandelten Gebiet (Haut und Muskulatur). Diese Beschleunigung der Durchblutung in der Endstrombahn (Kapillaren) wird aber nur dann von den Venenkranken vertragen, wenn gleichzeitig durch die Tonisierung der Venen die venöse Strömung zunimmt und damit die Venenkapazität verringert d. h. der venöse Schenkel entlastet wird.

*a) Kalte Kompressen bzw. Wickel und Eisanwendungen*

Sie werden in Form kalter Tücher oder Umschlägen auf die entzündete Stelle oder auf den gestauten Gliedmaßenabschnitt gelegt und nach Erwärmung durch die Hauttemperatur mehrmals erneuert. Eisanwendungen werden in Form von Packungen oder Abreibungen durchgeführt.

*b) Wassertreten*

Gehen im kalten Wasser – mit Heben der Füße bis zur Wasseroberfläche – wird bis zur Verträglichkeitsgrenze (5–10 s) oder bis zum Auftreten eines stechenden Schmerzes durchgeführt.

*c) Kalter Guß bzw. Abguß*

Abgießen der warmen Gliedmaßen mit breitem kalten Wassermantel bis zum Eintreten der Hautröte.

### 5.2.3 Massagen

Die Wirkung verschiedener Massagetechniken beruht auch heute noch auf Erfahrungen und theoretischen Überlegungen. Experimentelle Untersuchungen sind bisher (trotz mehrfacher wissenschaftlicher Bemühungen) *nicht zu gesicherten* Aussagen gekommen. Auf dieser Basis werden 2 Wirkungsmechanismen *angenommen*:
1 Wirkung am Ort des manuell gesetzten mechanischen Reizes. Sie haben entstau-

ende Effekte bei Ödemen, dienen der Beschleunigung des venösen Rückstroms und der Förderung des Lymphabflusses.

2 Wirkung auf Grund von Reflexen bei segmental gesetztem Reiz. Die Wirkungen von Massage reflektorischer Zonen sog. Segmentmassage sind ungeklärt. Die entstauenden Effekte z. B. der Bindegewebsmassage werden über die Zunahme der kapillaren Durchblutung gedeutet, DEMBOWSKI (1973), die bei Venenerkrankungen gemindert ist. Auch lassen sich über die Verbesserung der arteriellen Durchblutung die günstigen Effekte der Bindegewebsmassage bei der Wundheilung der Ulcera cruris venosum erklären bzw. deuten.

*a) Klassische Massage*

Streichungen und weiche Knetungen sowie intermittierende Drückungen werden meist mit der Hochlagerung verbunden. Man beginnt zur Erzielung des entstauenden Effektes immer mit dem proximalen Gliedmaßenabschnitt d. h. mit dem Oberschenkel oder Oberarm.

*b) Bindegewebsmassage*

Die Grundbehandlung erfolgt über dem Becken in den Hautsegmenten T 10–12 und L 1–4 sowie S 1–3 für die Beine, da die Massage vornehmlich bei Beinvenenulcera angewandt wird. Es wird ihr aber auch ein entstauender Effekt bei leichten Ödemen zugeschrieben.

*c) Manuelle Lymphdrainage* (VODDER)

Die sehr «zarten» Massagegriffe werden entsprechend der Lymphstromrichtung ausgeführt. Dabei wird ähnlich wie in der klassischen Massage stets der proximale Gliedmaßenabschnitt vor dem distalen behandelt. Für diese Massage ist besonders charakteristisch, daß der manuelle Druck sehr gering sein soll, um keine Kapillarwandschäden zu verursachen, KURZ (1979), ASDONK (1976).

## 5.3 Anwendung der Basistechniken und der ergänzenden Techniken bei Erkrankungen des Venen- und Lymphgefäßsystems

Die Krankengymnastik hat Aufgaben, die der Prophylaxe, der Nachsorge und bei den chronischen Formen der Venen- und Lymphgefäßerkrankungen der Verhaltensschulung dienen. Die Behandlung wird nach *Behandlungszielen, Prinzipien und Techniken* gegliedert. Vor der Behandlung wird der krankengymnastische Befund erhoben (s. Krankengymnastik bei PAVK, S. 83).

**Krankengymnastische Befunderhebung**

Bei den Erkrankungen des Venen- und Lymphgefäßsystems empfiehlt sich eine Gliederung nach den klinischen Zeichen der betroffenen Organe (Venen- und Lymphgefäße, Haut, Muskeln, Gelenke) und nach der Bewegungsfunktion der erkrankten Gliedmaßen.

Wir unterscheiden:
1   Beschwerden,
2   Ödeme,
3   Hautveränderungen,
4   Gefäßveränderungen,
5   Gelenkfunktion,
6   Muskulatur in bezug auf Funktion und Tastbefund,
7   Unterhautbindegewebe (Bindegewebsbefund),
8   Gangbild

**1   Beschwerden**

– Schmerzen a) in Ruhe, b) beim Stehen, die beim Gehen verschwinden,
– Spannungs- und Schweregefühl,
– rasche Ermüdbarkeit bei einigen Patienten (meist Frauen),
– Wadenkrämpfe, die meist nachts auftreten und als recht schmerzhaft angegeben werden. Die Krämpfe werden im Schlaf bzw. Halbschlaf durch eine Streckbewegung eines Beines mit Plantarflexion des Fußes hervorgerufen. Der Patient wacht von den «Krampfschmerzen» im Wadenbereich auf und fühlt die Härte der Wade. Häufig sind die Zehenbeugemuskeln ebenfalls verkrampft. Die *Ursachen für die nächtlichen Wadenkrämpfe sind bis heute nicht bekannt.*

Nach unseren Beobachtungen können bei Patienten mit Venenerkrankungen auch im Alltag Beinkrämpfe entstehen, wenn die Muskulatur energetisch zu stark beansprucht wurde – d. h. zu stark mit sauren Stoffwechselprodukten angereichert war – oder ungewohnte Bewegungen ausgeführt wurden.

**2   Ödeme**

Stauungsödem = Schwellung infolge Flüssigkeitsansammlung im Interstitium sind beobachtbar und mit Umfangmessungen kontrollierbar.

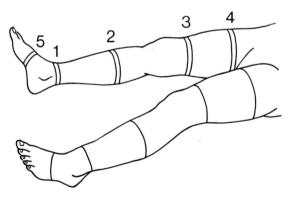

Abb. 164: Umfangmeßstellen am Bein

1 = Fesselmaß, 2 = Wadenmaß (dickste Stelle), 3 = Oberschenkelmaß (Meßstelle ca. 14 cm vom oberen Patellarrand).
Zusätzliche Meßstellen: 4 = Oberschenkelmaß (Meßstelle ca. 26 cm vom oberen Patellarrand), 5 = Vorfußmeßstelle (dickste Stelle).

- Umfangmaße am Bein: die wichtigsten Meßstellen sind der Fesselumfang, der Waden- und der Oberschenkelumfang. Zusätzliche Meßstellen sind der Vorfußumfang (bei Vorfußödem) und der Oberschenkelumfang unterhalb der Leiste (bei ausgedehntem Oberschenkelödem) (Abb. 164).
- Umfangmaße am Arm: die wichtigsten Meßstellen sind der Handumfang, der Unterarm- und Oberarmumfang (unteres Drittel). Zusätzliche Meßstellen sind der Handgelenkumfang (bei starkem Unterarmödem) und der Oberarmumfang oberes Drittel (bei Ödemen bis in die Schulterregion) (Abb. 165).

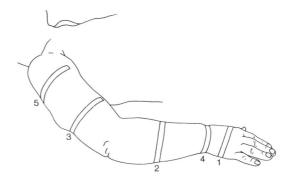

Abb. 165: Umfangmeßstellen am Arm

1 = Handmaß, 2 = Unterarmmaß (dickste Stelle), 3 = Oberarmmaß (unteres Drittel). Zusätzliche Meßstellen: 4 = Handgelenkmaß, 5 = Oberarmmaß (oberes Drittel).

**3  Hautveränderungen**

- Farbe:
    a) Röte bei Entzündungen, Röte bei Ekzemen.
    b) Zyanose = Blaufärbung des Blutes oder der Gewebe. Sie entsteht bei venöser Abflußbehinderung, wenn die kapilläre Blutströmung so verlangsamt ist, daß mehr Sauerstoff aus dem Blut entnommen wird als normal. Die Blaufärbung tritt auf, wenn in 100 ml Kapillarblut 5 oder mehr Gramm reduziertes Hämoglobin – d. h. von Sauerstoff entladenes Hämoglobin – vorhanden ist.
    c) Braune – punktförmige oder flächige – Pigmentierungen. Sie sind die Folge von Mikroblutungen, weil die Kapillarwand für das Durchtreten roter Blutkörperchen durchlässig wird. Die roten Blutkörperchen zerfallen im Gewebe und das Abbauprodukt des Hämoglobins – das Hämosiderin – wird im Gewebe abgelagert und verursacht die Braunpigmentierung.
- Temperatur:
  Die Haut über Entzündungen ist heiß. Bestehen keine Entzündungen ist sie eher kalt. Die Haut über Perforanteninsuffizienz mit «blow-out» Mechanismus (s. S. 184) ist dagegen erwärmt, weil das körperwarme Blut aus der Tiefe gegen die Haut «brandet».

- Ernährung (Trophik):
Die Haut atrophiert d. h. sie ist stellenweise dünn wie Seidenpapier und somit in ihrer Trophik gestört. Sie ist leicht verletzlich. Es entstehen Geschwüre (ulcera). Durch Bindegewebswucherung kann die Haut aber auch verhärten, sog. Induration. Es bilden sich Schuppen und abnorme Verhornungen, sog. Dermatosklerose.
- Ekzeme:
Auf dem Boden der Dermatosklerose bilden sich häufig Ekzeme, die an der geröteten Haut und am Juckreiz (Kratzeffekte) zu erkennen sind.

**4  Gefäßveränderungen** (oberflächliche Venen)

- Venenzeichnung (Venektasie) = erweiterte und stärker gefüllte Hautvenen. Das ist an der blauen Gefäßzeichnung zu erkennen.
- Varizen (Krampfadern) = knotige oder strangartige Gebilde im Verlauf oberflächlicher Venen. Sie zeigen sich im Stehen, in schweren Fällen auch im Liegen.
- Besenreiservarizen = erweiterte «Hautvenchen». Sie zeigen sich als blau-rote Kapillarverästelungen in der Haut besonders an der Vorder- und Außenseite des Oberschenkels und an der Unterschenkelinnenseite.

**5  Gelenkbeweglichkeit**

Prüfen der Gelenke auf Bewegungseinschränkungen:
- des Beines, vornehmlich im oberen Sprunggelenk evtl. auch im Kniegelenk und im Hüftgelenk,
- des Armes, vornehmlich in den Fingergelenken und im Handgelenk evtl. auch im Schultergelenk.

**6  Muskulatur** (Funktion und Tastbefund)

a) Prüfen der Muskulatur
   - auf Atrophien,
   - auf Kraft und Kraftausdauer (Dauer im Halten),
   - auf lokale Muskelausdauer (erkennbar an der Anzahl der Bewegungswiederholungen bis zur lokalen Ermüdung).
b) Tasten (Palpieren) von Muskelverspannungen (Muskeltonuserhöhungen, Myogelosen) vornehmlich im Bereich der Fußsohlen- und Wadenmuskulatur. Diese dürfen nicht mit «Schmerzpunkten» im Venenverlauf der Wade (s. S. 174) verwechselt werden.

**7  Unterhautbindegewebe «Bindegewebsbefund»**

Durchtasten der Haut und Unterhaut mit Bindegewebsmassagetechnik:
a) im Sitzen im unteren Lendenwirbelbereich entsprechend der Hautsegmente T 10–12, im Bereich über dem Becken / Kreuzbein / Iliosacralgelenken / Hüften entsprechend der Hautsegmente L 1–4 und S 1–3,
b) in Seitlage über dem Gesäß und am Oberschenkel (Trochanter / Tractus iliotibialis) entsprechend der Hautsegmente L 4–S 1.

Auf diese Weise werden sog. Bindegewebszonen bei Erkrankungen des Venen- und Lymphsystems festgestellt, TEIRICH-LEUBE (1983).

**8 Gangbild**

Beobachten des Gehens im individuellen Tempo des Patienten in bezug auf:
a) «Fußabrollen»,
b) Schrittlängenunterschiede,
c) Oberkörperhaltung und -bewegung z. B. Oberkörpervorlage und Oberkörperseitneigung nach beiden Seiten,
c) Kopfhaltung und Armbewegungen.

## 5.3.1 Erkrankungen des oberflächlichen Venensystems

## Varizen

Bei unkomplizierten Varizen ist keine Therapie erforderlich. Prophylaktisch wirken bei Veranlagung Wandern, Schwimmen, Wassertreten und kalte Güsse. Bei stark ausgeprägten Varizen mit Neigung zu Ödemen (die nicht operativ behandelt oder verödet werden, s. S. 163–164) und bei Varizen in der Schwangerschaft ist eine Verhaltensschulung mit Patienteninformation angebracht.

### Krankengymnastische Befunderhebung

*1 Beschwerden*

Bei ausgeprägten Varizen Spannungs- und Schweregefühl nach längerem Stehen und Sitzen, was in warmer Umgebungstemperatur besonders ausgeprägt ist.

*2 Ödeme*

Bei Neigung zu statischen Ödemen abendliche Knöchelödeme.

*3 Hautveränderungen*

Beginnende Braunpigmentierungen.

*4 Gefäßveränderungen*

Varizen verschiedener Ausprägung und Lokalisation, die beim Stehen deutlich zu sehen sind und beim Liegen verschwinden.

*5 Gelenkbeweglichkeit*

Je nach Fußschwäche und gewohnter Absatzhöhe können (besonders bei Frauen) schon Bewegungseinschränkungen im oberen Sprunggelenk mit Achillessehnen- und Wadenmuskelverkürzung bestehen.

*6 Muskulatur* (Funktion und Tastbefund)

Die Beinmuskulatur ist je nach Konstitution und Trainingszustand bei den Varizenträgern unterschiedlich kräftig. Von der trainierten Beinmuskulatur des Sportlers bis zur schwachen Beinmuskulatur von älteren Frauen sind viele Muskelkraftgrade möglich. Die geringe Beinmuskelkraft zeigt sich bei den älteren Frauen durch die Oberkörpervorlage beim Treppensteigen und beim Aufstehen vom Stuhl sowie gelegentlich durch eine Oberkörperseitneigung zu beiden Seiten beim Gehen.

7  «Bindegewebstastbefund»

Bei Varizenträgerinnen, die über Beschwerden klagen wie «müde» Beine, nächtliche Fuß- und Wadenkrämpfe können sog. Becken-Beinzonen im Bereich der Hautsegmente von L 1–5 und S 1–3 getastet werden, TEIRICH-LEUBE (1983).

8  Gangbild

a) Bei unkomplizierten Varizen ist das Gangbild der Varizenträger unauffällig.
b) Die «Fußabrollbewegung» ist bei Varizenträgern mit Senk- und Spreizfüßen (die zum Teil über Fußbeschwerden klagen) unvollständig.
c) Die Oberkörperhaltung kann bei einigen Frauen im Sinne einer auffälligen Oberkörpervorlage oder Oberkörperseitneigung zu beiden Seiten verändert sein.

## Krankengymnastische Behandlung

### Behandlungsziele

a) Vorbeugung einer Verschlimmerung,
b) Minderung bzw. Beseitigung von Beschwerden,
c) Verhütung von Phlebitis und Thrombose.

### Prinzipien

- Erhöhung verlangsamter venöser Strömungsgeschwindigkeit,
- Senkung des erhöhten Venendrucks und Vermeidung eines Rückstaus von Venenblut in variköse Hautvenen,
- Verbesserung gestörter Klappenfunktion.

### Techniken

*Basistechniken*

- Kompression: Verbände oder Strümpfe bzw. Strumpfhosen der Klasse 1 und 2, a) für Schwangere bei langem Sitzen und Stehen, b) für Personen mit reinen Steh- und Sitzberufen und Belastungsödemen.

- Bewegung: Fußgymnastik im Sitzen, Gangschulung, Spaziergänge und Anleitung zu Wanderungen, evtl. Traben, Entstauungsgymnastik, Hebetechniken, Schwimmen und Gymnastik im Wasser. Die Bewegungsformen werden für jeden Varizenträger individuell ausgesucht.

- Hochlagerung: Schräglage des Körpers oder abgewinkelte Hochlagerung nach MAY nachts und vorübergehend tagsüber. Die Form der Hochlagerung wird individuell abgestimmt.

*Ergänzende Techniken*

- Bindegewebsmassage: Patienten, die über Beschwerden klagen (s. Kg. Befunderhebung), erfahren Erleichterung nach mehreren Bindegewebsmassagen in den Wurzelabschnitten der Segmente, TEIRICH-LEUBE (1983).

- Kälteanwendungen: a) Wassertreten in den Anlagen eines Kurbetriebes oder in der Badewanne zu Hause (möglichst täglich). Patienten geben ebenfalls Nachlassen der Beschwerden an.
b) Kalter Guß im Kurbetrieb oder in der Badewanne zu Hause.

**Patienteninformation**

Sehr wichtig ist neben der Durchführung der Techniken die Information des Patienten in Form von Empfehlungen, Merkblättern verschiedener Gefäßkliniken oder Phlebologen bzw. Lebensregeln, MAY (1981). Die *Krankengymnasten übernehmen die Informationen, welche die physikalischen Verfahren* betreffen. Folgende Empfehlungen sollten gegeben werden:
- LL statt SS, d. h. lieber Laufen und Liegen statt Sitzen und Stehen, beim längeren Sitzen stets die Beine hochlagern,
- Wärme senkt den Venentonus (Kälte läßt ihn ansteigen), darum längeres Aussetzen des Körpers in warmer Umgebung wie warmes Bad, Sauna, Sonnenbestrahlung vermeiden,
- Sportliche Fertigkeiten, die den Rückstau des Venenblutes in die Varizen hervorrufen, möglichst vermeiden. Es sind Sportarten, «die bei gebeugtem Hüftgelenk eine ruckartige Kontraktion der Bauchmuskulatur bedingen. Sie begünstigen bei Veranlagung die Ausbildung von Varizen», DUSTMANN (1977). Es kommt zur Erhöhung des intraabdominalen Druckes und zur Drucksteigerung im tiefen Muskelvenensystem der Beine (speziell der Wade). Von da wird das Venenblut in die oberflächlichen und die varikösen Hautvenen zurückgestaut, z. B. beim Ruder- und Radfahrsport (Radfahren ohne sportliches Training ist natürlich erlaubt). Gewichtheber und Ringer sind wegen des gleichzeitigen Preßvorgangs besonders gefährdet.

## Varikophlebitis – Phlebitis
### Krankengymnastische Befunderhebung

*1 Beschwerden*

Die Patienten geben Schmerzen im Bereich der entzündeten Varize oder Hautvene an und zwar besonders bei Berührung und beim Stehen infolge der hydrostatisch bedingten Druckbelastung der entzündeten Venenwand. Die Schmerzen lassen beim Gehen – durch Minderung des Venendrucks – nach und sind beim Liegen ebenfalls geringer, weil der hydrostatische Druck entfällt.

*2 Ödeme*

Ein Stauungsödem ist *nicht vorhanden*.

*3 Hautveränderungen*

Die Haut über der entzündeten Varize bzw. Hautvene ist rot, warm und sehr druckempfindlich.

*4 Gefäßveränderungen*

Die entzündete, druckempfindliche Varize bzw. Hautvene fühlt sich hart an und sieht wie ein Knoten oder Strang aus.

5 *Gelenkbeweglichkeit*
6 *Muskulatur*
7 *Unterhautbindegewebe*
8 *Gangbild*

} entspricht den individuellen Gegebenheiten.

Das betroffene Bein wird geschont d. h. beim Gehen nur kurz belastet. Der Fußabrollmechanismus entfällt, da Knie- und Fußgelenk steif gehalten werden.

## Krankengymnastische Behandlung
### Behandlungsziele
a) Beruhigung des entzündlichen Prozesses,
b) Begrenzung auf den befallenen Abschnitt d. h. kein Übergreifen der Entzündung auf benachbarte Venenabschnitte und auf die tiefen Venen.

### Prinzipien
– Dämpfung der Entzündung,
– Erhöhung der venösen Strömungsgeschwindigkeit,
– keine Bettruhe.

### Techniken
*Basistechniken*

– Kompression: Je nach Lokalisation Anlegen eines Unter- oder Oberschenkelverbandes mit Kurzzugbinden. Es hat sich bewährt, auf die phlebitische (schmerzende) Stelle eine Schaumstoffkompresse zu legen. Ist der Kompressionsverband mit adäquatem Andruck angelegt, empfindet der Patient auch beim Stehen Schmerzerleichterung, infolge der Minderung der hydrostatischen Druckwirkung auf die – durch den Verbandsdruck weniger dilatierbare – entzündete Venenwand. Der Patient lernt den Verband auch selbst anzulegen. Später wird auf einen angemessenen Kompressionsstrumpf übergegangen.
Eine vom Arzt verordnete – z. Teil heparinhaltige – Salbe kann vor Anlegen der Kompressionsbinde oder des Kompressionsstrumpfes auf die schmerzende Stelle aufgetragen und mit Mull abgedeckt werden.

– Bewegung: Der Patient soll sich normal bewegen d. h. langsam Gehen. Bei gut sitzendem Verband ist das Gehen mit Fußabrollen erleichtert d. h. weniger schmerzhaft. Ist ein Patient wegen anderer Erkrankung bettlägerig, soll dieser mit komprimierten Beinen Fußtretserien ausführen.

– Hochlagerung: Eine nächtliche Hochlagerung und auch vorübergehend im Tageslauf (zwischen dem Gehen) ist erforderlich.

*Ergänzende Techniken*

Kälteanwendung: Sehr angenehm sind kalte Umschläge, die auf den entzündeten Bereich gelegt werden. (Sie dürfen jedoch nicht zu einer Einschränkung der notwendigen Gelenkbewegungen führen).

**Patienteninformation**

Dem Patienten wird erklärt, warum Kompression und Bewegung für die Heilung nötig ist und daß diese Maßnahmen zusammen mit der entzündungshemmenden Medikation (s. S. 166) den entzündlichen Prozeß schnell zur Ruhe bringen. Die Varizenträger werden angeleitet, bei öfter auftretenden Entzündungen die Hochlagerung, kühlende Umschläge und die Kompression sowie Bewegung bei den ersten phlebitischen Anzeichen konsequent durchzuführen. Auch die Heparin enthaltenden Salben sollen auf die entzündeten Stellen aufgetragen werden. Nach Abklingen der Phlebitis soll der Patient die Kompression mit angemessenem Strumpf noch ca. 14 Tage weiterführen. Bei Varizen gelten die im Kapitel Varizen (Seite 268) beschriebenen Behandlungsziele und Prinzipien sowie Techniken.

# Chronisch venöse Insuffizienz (CVI)
# Krankengymnastische Befunderhebung

*1 Beschwerden*

Abendliches Spannungs- und Schweregefühl in den Beinen;
Rasche Ermüdbarkeit bei Ausdauerbelastung;
Jucken bei Stauungsdermatitis;
Bei phlebitischer Reizung Schmerzen beim Stehen, die beim Gehen mit komprimiertem Bein verschwinden.

*2 Ödeme*

Abendliche Unterschenkel- und Knöchelödeme.

*3 Hautveränderungen*

– Farbe:
  a) Röte bei bestehender Dermatitis,
  b) Unterschenkelzyanose im Stand,
  c) Punktförmige oder flächige Braunpigmentierungen am Unterschenkel.
– Temperatur:
  Die Haut ist normal bis lokal überwärmt.
– Ernährung (Trophik):
  Die Ernährung ist gestört, erkennbar an seidenpapierdünnen Hautstellen besonders im Bereich der Innenseite des unteren Drittels des Unterschenkels, an indurierten und/oder sklerosierten Hautpartien des Unterschenkels (z. Teil auch zirculär).
– Ekzeme:
  Gelegentlich sind Hautbezirke am Unterschenkel rot und zerkratzt, was auf den Juckreiz schließen läßt.

*4 Gefäßveränderungen*

Varizen in unterschiedlich starker Ausprägung.

*5 Gelenkbeweglichkeit*

Bewegungseinschränkungen im oberen Sprunggelenk sind häufig.

*6 Muskulatur*

Bei älteren Frauen ist geringe Kraft und Kraftausdauer vorhanden, die sich auch in der Oberkörpervorlage beim Treppensteigen und Aufstehen vom Stuhl oder Fußboden zeigt. Einige Patienten haben dagegen relativ kräftige Beinmuskeln.

*7 Unterhautbindegewebe «Bindegewebsbefund»*

Der sog. Bindegewebsbefund kann sog. Becken-Beinzonen im Bereich der Hautsegmente L 1–5 und S 1–3 erkennen.

*8 Gangbild*

Die Fußabrollbewegung kann durch Senk- und Spreizfüße beeinträchtigt sein.
Beim Treppensteigen zeigen muskelschwache Patienten (häufig ältere Frauen) die Oberkörpervorlage.
Einige Patientinnen gehen mit Oberkörpervorlage oder Seitneigen des Oberkörpers nach beiden Seiten.
Ein Teil der Patienten hat ein unauffälliges Gangbild.

## Krankengymnastische Behandlung
### Behandlungsziele

a) Verringerung von Ödemen,
b) Prophylaxe einer Thrombose, einer Phlebitis, eines Ulcus cruris, einer Stauungsdermatitis.

### Prinzipien

– Verbesserung gestörter Klappenfunktion,
– Senkung des erhöhten Venendrucks d. h. Entstauen mit verbesserter Mikrozirkulation,
– Erhöhung des Venentonus.

### Techniken

*Basistechniken*

– Kompression: Tragen eines individuell angepaßten Kompressionsstrumpfes. Die Kompressionsklasse wird vom Arzt bestimmt (meist Klasse 2 oder 3) und vom Bandagisten als Serien-Konfektionsstrumpf oder als Maßstrumpf angepaßt. Die Krankengymnasten kontrollieren die Tragegewohnheiten und den Sitz des Strumpfes. Apparative Kompression mit Wechseldruckmanschetten bzw. -stiefeln sollte 1–2 Stunden täglich angewandt werden.

– Bewegung: Gangschulung und Anleiten zum Spazierengehen im individuellen Gangtempo mit komprimierten Beinen, Kontrollieren und Üben von Alltagsbewegungen, Entstauungsgymnastik und Gymnastik in verschiedenen Ausgangsstellungen mit Mobilisation des oberen Sprunggelenks, Bewegung im Was-

| | ser. Je nach Befund werden die Bewegungsformen für jeden Patienten individuell ausgewählt. |
|---|---|
| – Hochlagerung: | Eine nächtliche Hochlagerung und auch zeitweise am Tage ist erforderlich. |

*Ergänzende Techniken*

| | |
|---|---|
| Kälteanwendungen: | Wassertreten und kalte Güsse im Kurbetrieb oder in der Badewanne zu Hause. |
| Bindegewebsmassage: | Patienten mit Neigung zu nächtlichen Wadenkrämpfen geben nach einigen Behandlungen ein Nachlassen der Krämpfe an. |

**Patienteninformation**

Patienten mit CVI müssen oft eine lebenslange Behandlung ihrer Beine durchführen, wenn die Ursache – z. B. Varizen – nicht beseitigt werden kann. Je besser sie über die ungünstigen Folgen (s. bei Behandlungszielen), um so motivierter sind die Patienten zum Tragen des Kompressionsstrumpfes, zum Anlegen eines Kompressionsverbandes, zur Durchführung von Spaziergängen, zur Änderung ungünstiger Alltagsbewegungen und zum Üben einfacher Entstauungsgymnastik. Wichtig ist die Motivation der Patienten zum Schwimmen und zur Durchführung häuslicher Kaltanwendungen. Vom Arzt wird korpulenten Frauen zur Reduktion ihres Übergewichtes geraten.

## 5.3.2 Erkrankungen des tiefen Venensystems

**Phlebothrombose** = akuter, teilweiser oder völliger Verschluß einer tiefen Vene durch Blutgerinnsel (s. S. 169).
Die **Aufgaben** der Krankengymnastik bestehen:
1 In der Prophylaxe von Thrombosen vornehmlich beim bettlägerigen Patienten,
2 in der Behandlung nach Abklingen der akuten Krankheitsdauer d. h. in der subakuten Phase.

**Krankengymnastische Thromboseprophylaxe bzw. Thrombo-Emboliepropylaxe**

Zur *Thromboseentstehung* beim bettlägerigen Patienten:
Die mit der strengen Bettruhe verbundene Verlangsamung der venösen Strömungsgeschwindigkeit ist *eine Ursache* für die Thromboseentstehung (über gefährdete Patienten s. S. 170). Die *Frühsymptome* einer beginnenden Phlebothrombose müssen die Krankengymnasten kennen. Es sind:
– Ein tiefer Wadenschmerz, der spontan oder beim Bewegen des Fußes während krankengymnastischer Techniken auftreten kann,
– ziehende Schmerzen im Verlauf der tiefen Leitvenen in der Kniekehle und an der Innenseite des Oberschenkels bis zur Leiste.

Gibt ein Patient während der krankengymnastischen Behandlung diese Frühsymptome einer beginnenden Thrombose an, sind sie unverzüglich dem behandelnden Arzt zu melden. Dieser führt – wenn sich seiner Meinung nach der Verdacht bestätigt – die erforderliche klinische vor allem aber die apparative Diagnostik durch (s. S. 173–180) Wir teilen – auch wegen der Unzuverlässigkeit der klinischen Symptomatik – nicht die Auffassung von Lehrkräften der Krankengymnastik, daß Krankengymnasten Schmerzpunkte im Venenverlauf (fälschlicherweise als Thrombosedruckpunkte in krankengymnastischen Befundschemata bezeichnet) palpieren sollten, ehe sie den Arzt informieren. *Die einzige klinische Untersuchungstechnik, die Krankengymnasten zur Erkennung des tiefen Wadenschmerzes ausführen können, ist das Hohmannsche Zeichen d. h. die rasche Dorsalextension des Fußes bei gestrecktem Knie (s. S.175).*

Hat sich ein Thrombus in den tiefen Venen gebildet, besteht die Gefahr der Verschleppung durch das Gefäßsystem in die Lunge = Lungenembolie. Darum wird auch von *Thrombo-Embolieprophylaxe* gesprochen. Neben der vom Arzt dosierten medikamentösen Thromboseprophylaxe mit Heparin (s. S. 182) führen die Krankengymnasten die mechanische bzw. physikalische Thromboseprophylaxe durch. Diese dient der Ausschaltung des einen Faktors der Virchow'schen Trias d. h. der venösen Strömungsverlangsamung (s. S. 171).

**Krankengymnastische Befunderhebung**

Sie ist erforderlich zur Beurteilung des bettlägerigen Patienten in bezug auf seine Gefährdung, seine Mitarbeit und die Wahl der Techniken.

*a) Gefährdung:* (s. S. 170–171)
- Patienten mit ausgeprägter Varikose,
- Patienten mit einer überstandenen Phlebothrombose d. h. es besteht Neigung zu Thrombosen,
- Patienten, die im Bett immobilisiert (ruhig gestellt) sind, z. B. gelähmte, bewußtseinsgetrübte, herzkranke Patienten und solche mit Tumoren, Frakturen sowie nach Operationen, Frauen im Wochenbett,
- Patienten im hohen Lebensalter und mit Übergewicht.

*b) Mitarbeit*
- Wachheit, d. h. ist der Patient bewußtseinsklar und zum selbstständigen Bewegen im Tagesverlauf in der Lage oder ist er bewußtseinsgetrübt und nicht zur Aktivität fähig,
- Einsicht, d. h. läßt sich der Patient zum selbsttätigen Üben im Tagesverlauf motivieren oder nicht, akzeptiert der Patient die Kompression der Beine (Antithrombosestrümpfe, Kompressionsverbände).

*c) Wahl der Techniken gemäß oben geschilderter Befundfaktoren*
- Bewegungsserien in intermittierender Dauerform = Fußtreten oder Pedaltreten d. h. aktive Techniken,

- unterstütztes oder passives Bewegen durch Behandler d. h. passive Techniken, Pedaltreten mit Motorkraft,
- Hochlagerung als Schräglage des Körpers oder als abgewinkelte Hochlagerung,
- Kompression mit Bettstrumpf (Antithrombosestrumpf) oder mit Kompressionsverband bei abnormen Beinumfängen (d. h. zu dünne oder zu dicke Beine),
- Massage d. h. Ausstreichen der Beine beim gelähmten oder bewußtseinsgetrübten Patienten.

## Krankengymnastische Behandlung
### Behandlungsziel
Minderung der durch Bettruhe erzeugten venösen Strömungsverlangsamung.

### Prinzipien
- dauernde Erhöhung der venösen Strömungsgeschwindigkeit,
- vorübergehende Erhöhung der venösen Strömungsgeschwindigkeit.

### Techniken
*Basistechniken*

- Kompression: Bettstrümpfe für Beine, die der Beingröße und dem Beinumfang entsprechend angepaßt werden müssen (s. Sortiment der Strumpffirmen). Bei ungewöhnlichen Beinmaßen d. h. bei zu dünnen oder zu dicken Beinen müssen Kompressionsverbände angelegt werden oder es kann nur eine Unterschenkelkompression mit einem Wadenstrumpf durchgeführt werden (Abb. 166) Die Kompression bewirkt eine dauernde Erhöhung der venösen Strömungsgeschwindigkeit.
- Hochlagerung: Schräglage des Körpers durch Erhöhung des Bettfußendes um 15–20 cm oder abgewinkelte Hochlagerung auf Hochlagerungspolster nach May oder auf Polsterschiene.
- Bewegung: Bewegungsserien werden als Fußtreten in intervallisierter Form ca. 1–2 stündlich oder als Pedaltreten nach Mühe ca. 3–4 mal/Tag geübt. Bei sehr geschwächten oder bei bewußtseinsgetrübten sowie bei gelähmten Patienten wird das unterstützte oder passive Bewegen durch Behandler oder apparativ mehrmals am Tag durchgeführt (s. S. 246–250).
Bewegung bzw. der Einsatz der Muskel- und Gelenkpumpe der Beine bewirkt eine vorübergehende «*stoßartige*» Erhöhung der venösen Strömungsgeschwindigkeit. Frische Thrombozytenaggregate, die Ausgangspunkt einer Thrombose sein können, werden weggeschwemmt.

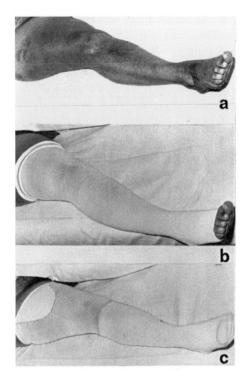
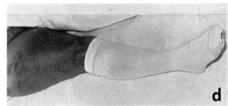

Abb. 166: Patientin F. A. geb. 4. 8. 98. mit bimaleolarer Fraktur links, Zustand nach Lungenembolie. Es war kein Serienstrumpf bis zur Leiste möglich, da der Oberschenkelumfang 69 cm betrug und die Serienstrümpfe ein Einschnüren des Oberschenkels hervorriefen s. Abb. b + c. Die Patientin mußte gewickelt werden oder man begnügte sich zur Thromboseprophylaxe mit der Kompression durch einen Wadenstrumpf (T. E. D. Fa. KENDALL) s. Abb. d.

Das Frühaufstehen nach operativen Eingriffen wird in chirurgischen Krankenhäusern zur Thromboseprophylaxe verwandt. Die Erhöhung der venösen Strömungsgeschwindigkeit tritt aber nur ein, wenn der operierte Patient im Zimmer geht und seine Muskelpumpe einsetzen kann. «Der sich mühsam erhebende Patient, der infolge des Operationsschmerzes sich gebückt durch den Gang schleppt und dann gar stundenlang mit anderen Patienten plaudernd in einem Aufenthaltsraum sitzt, bringt seine Wadenmuskelpumpe keineswegs so in Aktion wie ein flott dahin schreitender Gesunder», MAY (1981).

Die langsame venöse Strömungsgeschwindigkeit hat MÜHE beim Stehen dokumentiert (s. S. 206 + S. 257) und tabellarisch mit den venösen Strömungsgeschwindigkeiten im Bein- und Beckenbereich beim Bewegen, im Kompressionsverband und während Hochlagerung zusammengestellt (Tab. 14).

*Ergänzende Techniken*

Massage:   Ausstreichungen der Beine werden bei Paresen häufig mit passivem Bewegen kombiniert.
Die Massage bewirkt eine vorübergehende Erhöhung der venösen Strömungsgeschwindigkeit.

|  | Bein | Becken | Bein Becken |
|---|---|---|---|
|  | % | % | % |
| Liegen | 100 | 100 | 100 |
| Stehen | 60 | 70 | 62 |
| Gehen | 120 | 113 | 115 |
| Zehengymnastik | 160 | 150 | 155 |
| Fußgymnastik | 190 | 150 | 175 |
| Fußende des Bettes um 20 % erhöht | 250 | 180 | 220 |
| Bein senkrecht nach oben gehalten | 370 | 260 | 330 |
| Pedaltreten bei angehobenen Beinen | 440 | 470 | 455 |

Tabelle 14: Tabelle venöser Strömungsgeschwindigkeit in % zur flachen Rückenlage bei 400 Patienten (Mühe 1977).

**Patienteninformation**

Entscheidend für die Motivation der bettlägerigen Patienten zum selbsttätigen Üben im Tageslauf ist die Patienteninformation über die venöse Strömungsverlangsamung als ein Faktor der Thromboseentstehung und die Schulung der Körperwahrnehmung für das Fußtreten und – wenn eingesetzt – das Pedaltreten.

## Lungenembolie

Die *Komplikation* der tiefen Bein- und Beckenvenenthrombose ist die Verschleppung des Thrombus aus den Beinvenen (vornehmlich aus dem «Venenpool» der Wade) durch die untere Hohlvene und das rechte Herz bis in die Lungengefäße = *Lungenembolie*. Die Thromben verschließen – je nach Größe – ein kleines oder großes Gefäß. Wird ein großer Ast der Pulmonalarterie verschlossen, entstehen:
– Im Lungenkreislauf ein erhöhter Widerstand mit Rechtsherzbelastung und ein verminderter Rückfluß zum linken Herzen, eine Vergrößerung des funktionellen Totraums mit verkleinertem Belüftungs-Durchblutungsverhältnis und daraus resultierender Gasaustauschstörung mit Zeichen einer Hypoxämie in der Blutgasanalyse.
– Im Körperkreislauf eine rasch sich entwickelnde Hypotonie, die bis zum Schock führen kann.

Der Verlauf der Lungenembolie hängt ab von der Hypotonie, der Sauerstoffuntersättigung des arteriellen Blutes und der Überlastung des rechten Ventrikels. Die tödlichen Lungenembolien sind daher von der Größe der verschleppten Thromben abhängig, weil ein großer Thrombus Teile der Pulmonalarterie vollständig verschließen kann.

*Ursachen für eine Lungenembolie bei frischen Thrombosen* sind jede venöse Strömungsbeschleunigung und jeder Wechsel der venösen Strömung d. h. ein Strömungsstop mit anschließend kurzfristiger schneller Strömung. Diese *Strömungsänderungen* entstehen:

- Durch *tiefe Atemzüge,* die über den vorne beschriebenen Druck-Saugpumpeffekt der Atmung (s. S. 176–177) einen beschleunigenden Einfluß auf die venöse Hämodynamik haben. In der Akutphase der Phlebothrombose (s. hinten) sollten daher tiefe Atemzüge mit sog. Ein- und Ausatemtechniken der krankengymnastischen Atemtherapie oder mit dem Atemrohr nach GIEBEL vermieden werden.
- Durch *Bewegung* mit großen Muskelgruppen, die über den Pumpeffekt der Muskulatur die venöse Strömung beschleunigen. In der *Akutphase* (s. unten) muß daher für Ruhigstellung des Thrombosebereichs gesorgt werden. In der *subakuten Phase* (s. unten) darf der Patient nicht ohne feste Kompression mobilisiert werden. Denn beim Aufstehen ohne feste Kompression kann durch die füllungsbedingte Erweiterung der Vene der Thrombus seine «begonnene» d. h. noch nicht ganz feste Wandhaftung verlieren und – durch Muskel- und Gelenkbewegung weiter gelockert – schließlich im Venensystem in Richtung Lunge abgeschwemmt werden. Wird dagegen beim Aufstehen und beim Bewegen im Bett komprimiert, ist der Thrombus im Gefäß noch fester fixiert und ein Abschwemmen ist nicht möglich. Dies gilt auch *nach einer Lungenembolie,* die ja vorhandene Thromben voraussetzt, auch wenn diese klinisch nicht faßbar sind.
- Durch Pressen und Husten, weil während des hohen intraabdominalen und intrathorakalen Druckaufbaus für einige Sekunden ein Stop der venösen Strömung eintritt und danach eine kurze schnelle Strömung erfolgt. Diese kann nicht fest an der Wand haftende Thromben abschwemmen.
- Durch schnelles Hinlegen vom Sitzen im Bett oder auf der Bettkante zum Liegen, weil eine kurzfristige Erhöhung der venösen Strömungsgeschwindigkeit eintritt.

## Krankengymnastische Behandlung der Phlebothrombose

Zum besseren Verständnis der Krankengymnastik bei Phlebothrombose ist es angebracht **2 Phasen** zu unterscheiden:
1. *Die akute Phase* mit der Gefahr der Lungenembolie,
2. *die subakute Phase* mit der Gefahr eines Thromboserezidivs und mit unterschiedlich ausgeprägten «Restsymptomen»*, die Wochen bis Monate dauern kann, KRISTEN (1985).

## Phlebothrombose der Beine
## Oberschenkel- und Beckenvenenthrombose

*1 Akute Phase*

Während der akuten Phase der tiefen Venenthrombose ist das frische Blutgerinnsel noch nicht mit der Venenwand verhaftet. An klinischen Symptomen können sich zeigen:
- Angst und Unruhe der Patienten,
- erhöhte Pulsfrequenz,

---

* Nicht zu verwechseln mit dem Spätzustand einer Thrombose, dem postthrombotischen Syndrom.

- subfebrile Temperaturen bis Fieber,
- Schmerzen im Bereich der Thrombose (Wade, Oberschenkel bis Leiste),
- häufig livide verfärbtes Ödem mit einem Spannungsgefühl des Patienten.

  Die Stärke der venösen Stauung bzw. des Ödems richtet sich nach der Höhe und Ausdehnung des Thrombus. In den Oberschenkel- und Beckenvenen verschließt oft nur ein Teil des Gerinnsels das Gefäßlumen, ein anderer Teil flottiert frei in der Blutbahn. Kann das venöse Blut im Bereich der Thrombose über Kollateralen abfließen, entwickelt sich keine starke Stauung, mod. nach VINAZZER (1981).

Patienten mit frischen Thrombosen der tiefen Oberschenkel- und Beckenvenen werden *im Bett mit hochgelagertem Bein ruhiggestellt* (immobilisiert). – Ein *Kompressionsverband in der Akutphase* – wie phlebologischerseits in Kapitel V S. 182–183 gefordert – ist eine antithrombotische und antiembolische Maßnahme. Er bewirkt über die Lichtungseinengung der tiefen Oberschenkel- und Unterschenkelvenen eine Fixation des Thrombus und eine Blutströmungsbeschleunigung, forciert die Entwicklung des Kollateralkreislaufs und entstaut infolge der Erhöhung des extravasalen Druckes den venösen Schwellzustand. Besonders das Entstauen ist mit Hochlagerung allein nicht so schnell zu erreichen. *Dieser Kompressionsverband mit «Sperrbinde» (s. S. 183) wird nicht in allen Krankenhäusern angelegt.*

Die heutige moderne Thrombosetherapie erlaubt infolge der medikamentösen oder operativen Thrombenentfernung sowie der Verhütung einer neuen Thrombenbildung durch Antikoagulantien eine frühe Mobilisation der Patienten. Der Arzt stellt die Indikation zur krankengymnastischen Behandlung ca. am 5.–7. Tag. Zeigen sich im Phlebogramm zu diesem Zeitpunkt (das in vielen Krankenhäusern durchgeführt wird) noch flottierende Thromben im Beckenbereich, wird mit der Mobilisation noch einige Tage gewartet.

Nur wenn eine Kontraindikation zur Antikoagulantientherapie, z. B. bei extremer Hypertonie, Ulcus ventriculi, bei blutungsgefährdeten Tumoren oder bei hohem Lebensalter besteht, gilt wie früher während der Akutphase eine wochenlange Ruhigstellung im Bett. Die krankengymnastische Behandlung bzw. Mobilisation beginnt dann nach ca. 3 Wochen und erst nach ärztlicher Anordnung.

*2 Subakute Phase und krankengymnastische Behandlung*

Die subakute Phase beginnt:
a) Wenn nach ca. 7 Tagen die klinischen Zeichen abgeklungen sind d. h. der Patient keine subfebrilen Temperaturen, keine Schmerzen mehr im Thrombosebereich hat und wenn der thrombotische Schwellzustand abzuklingen beginnt oder schon beseitigt ist.
b) Wenn die Thrombose durch ausreichende Antikoagulation am Fortschreiten und an der Entwicklung appositioneller Gerinnsel gehindert wurde.

Die subakute Phase kann Wochen bis Monate dauern. Sie birgt die *Gefahr des Thromboserezidivs,* weil an der evtl. geschädigten Venenwand und an geschädigten Venenklappen des ehemaligen Thrombosebereichs sich neue Thromben bilden können.

## Krankengymnastische Befunderhebung

*1 Beschwerden*

Der Patient hat meist keine Schmerzen, aber oft noch Spannungsbeschwerden.

*2 Ödem bzw. Schwellzustand*

Wenn ein Stauungsödem besteht, wird eine erhöhte, manchmal eindrückbare Gewebskonsistenz getastet.

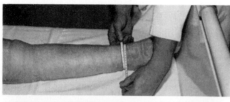
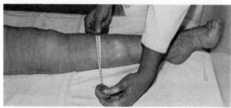
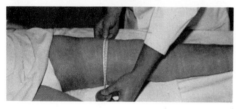

Abb. 167: Umfangmaße bei einem thrombotischen Schwellzustand nach Abnahme des Kompressionsverbandes.

Umfangsmaße: je nach Ausmaß des Ödems werden 3 oder 5 Umfangsmaße genommen (Abb. 167) und in eine Tabelle (Tab. 15) eingetragen.

**Behandlungsziele**

a) Verhütung von Rezidivthrombosen,
b) Entstauung von Ödemflüssigkeit,
c) Förderung des sich bildenden Kollateralkreislaufes und der beginnenden Rekanalisation.

**Prinzipien**

- langsame Mobilisation,
- Senkung des erhöhten Venendruckes,
- dauernde und vorübergehende Erhöhung der venösen Strömungsgeschwindigkeit.

## Techniken

*Basistechniken*

- Kompression: Anlegen eines Kompressionsverbandes mit hohem Arbeitsdruck d. h. mit Kurzzugbinden. Zur Minderung von Schnürfurchen hat sich bei uns (Med. Univ. Klinik Köln) die sehr praktikable Kombination von Kurzzug- und Langzugbinden (Abb. 121) bewährt. Es empfiehlt sich, nach Abnahme des Verbandes die Patienten ca. 30 Minuten ohne Verband liegen zu lassen, damit die Haut sich erholt. Bei starken Ödemen können leichte Schnürfurchen nicht vermieden werden. Es dürfen aber keine «Druckstufen» oder partielle Ödeme durch ungleichmäßigen Andruck gewickelt werden. Darum soll möglichst der Behand-

**Umfangmessungen (cm) bei Venen- und Lymphgefäßerkrankungen**
**Beine**

Patient: S.G. ♀ geb. 29. 10. 1903

Diagnose: Beckenvenenthrombose links

| Datum 1982 | rechts | | | | | links | | | | | Differenz | | | | |
|---|---|---|---|---|---|---|---|---|---|---|---|---|---|---|---|
| | V | F | W | $O_1$ | $O_2$ | V | F | W | $O_1$ | $O_2$ | V | F | W | $O_1$ | $O_2$ |
| 21.9. | 25 | 22 | 30 | 41,5 | 48,5 | 23,5 | 25 | 34 | 50,5 | 57,5 | 0,5 | 3 | 4 | 9 | 9 |
| Nachmittag | | | | | | 23,2 | 24 | 34,5 | 48 | 53 | 0,2 | 2 | 4,5 | 6,5 | 4,5 |
| 22.9. | | | | | | 22 | 24 | 32 | 45,5 | 52 | 0,5 | 1 | 4,5 | 6,5 | 4,5 |
| 23.9. | | | | | | 22 | 22,5 | 31 | 45,5 | 48,5 | −0,5 | 0,5 | 1 | 4 | − |
| 24.9. | | | | | | 22 | 22 | 30,5 | 43 | 50 | −1 | − | 0,5 | 1,5 | 1,5 |
| | | | | | | | | | | | | | | | |

Tabelle 15: Tabelle zum Einzeichnen der Umfangsmaße am Bein (s. Abb. 164).
V = Vorfußmaß (5), F = Fesselmaß (1), W = Wadenmaß (2), $O_1$ = Oberschenkelmaß 14 cm vom oberen Patellarrand (3), $O_2$ = Oberschenkelmaß 26 cm vom oberen Patellarrand (4).

ler, der gewickelt hat, auch den Verband abnehmen. Der Verband wird 2mal täglich erneuert. – Nach Abnahme des Verbandes werden in den ersten Tagen Umfangmessungen vorgenommen, um das Entstauen zu dokumentieren. Tab. 15 zeigt eine Tabelle zum Eintragen der Maße und die Meßergebnisse bei einer 79jährigen Patientin mit Beckenvenenthrombose. Da sie ein Vorfußödem hatte, mußten alle 5 Maße am Bein genommen werden. Die Umfangsmaßänderungen zeigen, daß der thrombotische Schwellzustand innerhalb von 4 Tagen fast bis zum normalen Beinumfang der Patientin zurückging. Die Umfangsdifferenzen betrugen an den 3 Hauptmeßstellen: Fessel − 3 cm, Wade = 4 cm und Oberschenkel = 9 cm (als tiefstem Punkt bei dem hochgelagerten Bein). Die Patienten werden schon während des Krankenhausaufenthaltes in der Wickeltechnik angeleitet (u. U. auch ein Familienmitglied), um nach Entlassung aus dem Krankenhaus den Verband morgens anzulegen, bis nach Rückgang des Ödems auf einen Zweizugkompressionsstrumpf übergegangen werden kann.

Bei Patienten mit tiefen Beinvenenthrombosen wird stets auch das gesunde Bein bis zum Knie, besser bis zur Leiste, gewickelt oder mit einem Bettstrumpf (Antithrombosestrumpf) versorgt. Es gilt einer Thrombose im gesunden Bein vorzubeugen.

Die Kompression bewirkt eine Reabsorption von Ödemflüssigkeit (Entstauung), eine dauernde Erhöhung der venösen Strömungsgeschwindigkeit mit Unterstützung der Klappenfunktion, eine Sicherung der Wandhaftung des Thrombus, eine Förderung des Kollateralkreislaufs (zusammen mit dem Einsatz der Muskel- und Gelenkpumpe s. unten).

– Hochlagerung: Zur Hochlagerung wird in den meisten Krankenhäusern die Schräglage des Körpers durch Erhöhung des Bettfußendes um 15–20 cm durchgeführt. In chirurgischen Abteilungen wird bei Thrombosen nach Frakturen auch die abgewinkelte Hochlagerung auf Schiene oder Hochlagerungspolster (s. S. 226) verwandt.

Die Hochlagerung bewirkt eine dauernde Erhöhung der venösen Strömungsgeschwindigkeit und über die Senkung des erhöhten Venendrucks eine Unterstützung der Reabsorption von Ödemflüssigkeit (Entstauung).

– Bewegung: Die Mobilisation d. h. das 1. Aufstehen und Gehen erfolgt gemäß ärztlicher Verordnung, wenn die Emboliegefahr vorbei und die Bildung neuer Thromben infolge der Antikoagulantientherapie gemindert ist, ca. am 7. Tag. Die Mobilisation geschieht stets mit Kompressionsverband aus Kurzzugbinden beider Beine bis zur Leiste (Abb. 11 b, 121). Dadurch wird vermieden, daß noch nicht fest an der Wand haftende Thromben durch den Saug-Druckmechanismus der Muskelaktionen und der Gelenkbewegungen im Venensystem abgeschwemmt werden.

Wir unterscheiden:

*a) Gehen im Kompressionsverband* im Zimmer, später auf Krankenhausfluren. Die Patienten gehen mit Schuhen, die der Ferse für die Abrollbewegung des Fußes einen festen Halt geben. Die Gehstrecke wird von Tag zu Tag verlängert und von 1mal auf 2–3mal pro Tag gesteigert. Anfangs soll das Gehen langsam ausgeführt werden, längeres Stehen und Sitzen vermieden und möglichst die Pausenintervalle im Liegen durchgeführt werden. Je nach Leistungsempfinden der Patienten wird nach einigen Tagen mit dem Steigen von Treppen begonnen.

*b) Bewegungsserien im Bett* (Abb. 168) d. h. Treten «mit komprimierten Beinen» gegen das Bettfußende.

Bei sehr geschwächten Patienten wird das Aufstehen während 1–2 Tage im Bett mit Bewegungsserien vorbereitet. Da die gehfähigen Patienten tagsüber mehr im Bett liegen, sollen sie auch die Bewegungsserien ausführen. Das Fußtreten ist die praktikabelste Form der Muskel- und Gelenkpumpe für Patienten im Bett (s. Seite 247), die diese selbsttätig ausführen. Dabei ist auf guten Zeheneinsatz beim Treten zu achten.

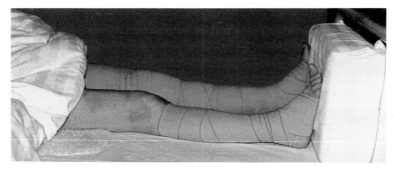
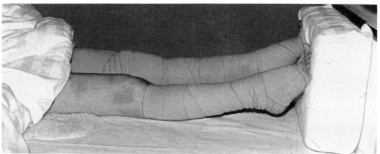

Abb. 168: Fußtretserien einer Patientin mit Beckenvenenthrombose.

*c) Bewegungen in verschiedenen Ausgangsstellungen*
Patienten mit langsam abklingendem Schwellzustand sollten kurz vor der Entlassung aus der stationären Behandlung in der Entstauungsgymnastik (s. Seite 251) und in der Fußgymnastik mit Handstütze an der Wand (Abb. 151, 161, 162) angeleitet werden.

**Patienteninformation**

Wird der Patient mit einem postthrombotischen Schwellzustand entlassen, muß er auf die Gefahr der Entstehung eines postthrombotischen Syndroms hingewiesen werden. Er sollte folgende Regeln beachten:
– So lange die Schwellung besteht, muß morgens das Bein gewickelt oder der Zweizugkompressionsstrumpf angezogen werden. Dieser muß vom Hausarzt oder Spezialarzt (Phlebologe) nach Druckklasse und Modell verordnet sein.
– Die Hochlagerung nachts und zeitweise auch tagsüber sollte der Patient langfristig weiter durchführen d. h. das Bett hochstellen oder die – bei den Patienten so beliebten – Lagerungspolster (Abb. 132–134) anschaffen.
– Beim Bewegen im Alltag sollte der Patient den Einsatz der Muskulatur beim Gehen, Treppensteigen und in den Bewegungsübergängen beim Aufstehen vom Stuhl oder vom Boden beachten. – Bei Ausdauerleistungen in Form von Spazierengehen und Wandern soll er unter der Ermüdungsgrenze d. h. der aerob-

anaeroben Schwelle bleiben (s. S. 232). Das ist wichtig, weil erfahrungsgemäß Patienten mit venöser Abflußstörung bei muskulärer Überbelastung eine Zunahme des Schwellzustands bekommen. Sie spüren eine starke Spannung im Kompressionsstrumpf, die so unerträglich wird, daß sie den Strumpf ausziehen müssen. – Schwimmen und Gehen im stehtiefen Wasser sollte regelmäßig durchgeführt werden (mindestens 1mal wöchentlich).
- Heiße bzw. warme Umgebungstemperatur (Sonnenbestrahlung, Sauna, zu lange warme Bäder) ist zu vermeiden. Kaltanwendungen z. B. Wassertreten und ein kaltes Abgießen der Beine in der Badewanne zu Hause oder in einer Kur sind zu empfehlen.

Wenn die Patienten mit postthrombotischer Schwellung diese Regeln beachten, kann einem postthrombotischen Syndrom vorgebeugt werden. Mit diesen Verhaltensweisen wird anfangs die Kollateralentwicklung unterstützt und zusammen mit den gerinnungshemmenden Medikamenten der Rezidivthrombose vorgebeugt. Später wenn der Thrombus bindegewebig durchwachsen ist, kann die konsequente Kompression und Bewegung – wie wir annehmen – die Rekanalisation des Thrombus in den ersten 1–2 Jahren unterstützen (s. Rekanalisierungsvorgänge des Organismus S. 184).

## Unterschenkelthrombose

Ein kooperativer Patient mit einer – phlebographisch gesichert – auf den Unterschenkel begrenzten Thrombose der tiefen Venen braucht nicht im Bett immobilisiert zu werden. Kennzeichen sind:
- Schmerzen in der Wade,
- ein Unterschenkelödem bei freiem Oberschenkel und Knie.

Grund ist die mit Bettruhe verbundene venöse Strömungsverlangsamung, die zum appositionellen Wachstum des Thrombus führen kann, so daß sich die Thrombose auf die tiefen Venen des Oberschenkels ausdehnt. Die Embolieprophylaxe wird durch Fixation des Thrombus an der Venenwand mittels fester Kompression und die gleichzeitige Gabe von gerinnungshemmenden Medikamenten erreicht (S. 182). Mit Gehverbänden aus Kurzzugbinden bzw. kombinierten Langzug- und Kurzzugbinden (Abb. 112–118) werden Unterschenkel und Oberschenkel komprimiert. Sind im Akutkrankenhaus Krankengymnasten in der Kompressionstherapie erfahren, wird ihnen neben dem Pflegepersonal das Anlegen des Kompressionsverbandes übertragen. Der Schmerz im Unterschenkel ist im gut sitzenden Verband erträglich u. U. kaum spürbar. «Die Verringerung des Wadenschmerzes im richtig sitzenden Verband entsteht wahrscheinlich durch Minderung der Stauung», EHRENBERG (1978). Die Patienten werden angeleitet zu gehen und die Pausen nach Möglichkeit im Liegen statt im Sitzen einzuschalten. Nach Abklingen des akuten Stadiums wird dem Patienten ein Kompressionsstrumpf der Klasse 2–3 verordnet, der einige Monate zu tragen ist und erst fortgelassen werden kann, wenn kein Ödem mehr auftritt.

## Postthrombotisches Syndrom (PTS)

Das postthrombotische Syndrom ist heute meist Folge einer zu spät behandelten Thrombose oder eines nicht konsequent nachbehandelten postthrombotischen Schwellzustandes. Da auch die «tiefen Lymphbahnen parallel zur Schwere der Schädigung der tiefen Venen irreparabel geschädigt werden, ist das Ödem beim postthrombotischen Zustandsbild nicht nur ein venöses sondern auch ein lymphatisches Ödem», MAY (1981).

### Krankengymnastische Befunderhebung

*1 Beschwerden*
- Spannungsgefühl, bei starkem Ödem auch Spannungsschmerz,
- Schweregefühl, besonders abends,
- Rasche Ermüdbarkeit,
- Schmerzen bei – den häufig auftretenden – Varikophlebitiden,
- Juckreiz.

*2 Ödem*

Das Stauungsödem ist anfangs von relativ weicher Ödemkonsistenz d. h. nach Fingerdruck auf der Schienbeinkante bleibt keine Delle. Bei längerem Bestehen wird das Ödem bindegewebig induriert und ist von harter Ödemkonsistenz d. h. nach Fingerdruck auf der Schienbeinkante bleibt keine Delle, ebenso auch beim subfascialen Ödem.

*3 Hautveränderungen*
- Die Farbe richtet sich nach den Komplikationen z. B. besteht Röte bei Phlebitis. Meist ist aber eine Zyanose der Zehen u. U. auch des distalen Unterschenkels oder eine braune Stauungspigmentierung zu erkennen.
- Die Temperatur ist meist warm, kann aber an den Zehen bzw. Füßen feucht-naß-kühl sein.
- Die Ernährungsstörungen zeigen sich als stiefelschaftförmige Dermatosklerose am distalen Unterschenkel und als Hautatrophie (seidenpapierdünne Haut).

*4 Gefäßveränderungen der oberflächlichen Venen*
- Erweiterte und stärker gefüllte Hautvenen mit bläulich durchschimmerndem Blut = Teleangiektasien und Venektasien sind vorhanden.
- Sekundär entstandene Varizen sind erkennbar.

*5 Gelenkbeweglichkeit,*
*6 Muskulatur*
*7 Unterhautbindegewebe* } s. bei chronisch venöser Insuffizienz
*8 Gangbild*

### Krankengymnastische Behandlung
**Behandlungsziele**

a) Unterstützung der Kompensation durch Kollateralentwicklung und Rekanalisation des Thrombus,
b) Verhütung von chronisch venöser Insuffizienz, Ulcus cruris, Rezidivthrombose.

**Prinzipien**
- Senkung des erhöhten Venendruckes d. h. Entstauung,
- Verbesserung der Klappenfunktion,

- Erhöhung der venösen Strömungsgeschwindigkeit (dauernd und vorübergehend),
- Erhöhung des Venentonus.

**Techniken**

*Basistechniken*

- Kompression: So lange ein Schwellzustand besteht, muß das Bein mit starkem Anlegedruck d. h. mit Kurzzugbinden – möglichst unter exakter Druckapplikation im Raum hinter den Knöcheln – gewickelt werden. Bei leichter Schwellung genügt ein Unterschenkelverband (Abb. 112–114, 120). Bei starker Schwellung muß bis zur Leiste gewickelt werden (Abb. 115–118). Später wird auf einen Kompressionsstrumpf der Druckklasse 3 übergangen. Im Verband darf kein Knöchelödem entstehen. Schwillt der Unterschenkel bei stehender oder sitzender Haltung an, ist die gewählte Druckklasse zu niedrig. Außerdem muß der Patient die Fingerkraft haben, um den Strumpf mit dem Handschuh am entstauten Bein anzuziehen. Ältere Patienten sind häufig nicht in der Lage die festen Strümpfe anzuziehen. Dann muß als Kompromiß eine leichtere Druckklasse gewählt werden.

    Ist durch mangelhafte Kompression, durch Hitze, langes Sitzen oder Stehen eine Unterschenkelschwellung entstanden, sollte das Ödem nachts mittels Kompressionsverband «ausgewickelt» werden.

    Zusätzlich wird eine gute Entstauung durch die tägliche Anwendung der intermittierenden Kompression durch Wechseldruckmanschetten mit Apparaten verschiedener Herstellerfirmen (s. Seite 224) erzielt werden.

    Die Kompression bewirkt über die Steigerung des extravasalen Druckes im Bereich der Mikrozirkulation eine Reabsorption von Ödemflüssigkeit d. h. Entstauung, eine Verbesserung der Venenklappenfunktion, so daß der Venendruck beim Bewegen normal absinken kann (s. unten) d. h. Senkung des erhöhten Venendruckes und Steigerung der venösen Strömungsgeschwindigkeit und des Lymphabflusses.

- Bewegung: Beim PTS fällt infolge Zerstörung der Venenklappen der, den venösen Rückstrom, unterstützende Effekt der Waden- und Sprunggelenkpumpe weitgehend aus.

    Der im Stehen hohe Venendruck von z. B. 100 mm Hg fällt beim Gehen nicht auf ca. 25 mm Hg ab, sondern nur auf ca. 50 mm Hg, in schweren Fälle noch weniger (s. S. 179). Geht ein Patient mit defekten Venenklappen – vor allem der Vv.perforantes – ohne Kompression strömt das Venenblut in zwei Richtungen d. h. ein Teil über die tiefen Venen zum Herzen und ein Teil über die Verbindungsvenen zurück in die oberflächlichen Venen der Haut (s.

blow-out Phänomen S. 184 Pathophysiologie des PTS). Darum sollen diese Patienten alle Bewegungen in der vertikalen Körperposition stets komprimiert (mit Verband oder Strumpf) ausführen. Es sind die vorne beschriebenen verschiedenen Bewegungsabläufe, für die der Patient eine Schulung erhalten muß.

– *Alltagsbewegungen:* Gangschulung, Wandern, Treppensteigen, Sitzen (Sitzgewohnheiten), Sitzen und Aufstehen, Hebetechniken (Seite 238–245).

– Bewegungen in Hochlagerung und Hochhalte (sog. Entstauungsgymnastik): Fußtreten in Hochlagerung gegen Bettfußende oder Wand, Fußtreten in Hochhalte, Fußtreten in Hochhalte gegen Handtuch, Zehenbeugen und -strecken in Hochhalte (Seite 251–256).

Bei schweren Stauungsödemen sollte die Entstauungsgymnastik auch komprimiert ausgeführt werden.

– *Bewegungen zur Mobilisation* eines eingeschränkten Sprunggelenkes sollten besser nicht komprimiert durchgeführt werden, weil der Verband die Bewegungsausschläge einschränkt: Fußgymnastik im Sitz auf Übungsmatten, Fußtreten und Wadendehnen gegen manuelle und Handtuchwiderstände oder in Schrittstellung an Wand Fersenheben und Waden dehnen (Seite 258–259).

Der Patient muß lernen, die Bewegung so zu *dosieren,* daß keine Zunahme des Beinödems auftritt. Bei zu starker Muskelarbeit kann die vermehrte arterielle Einströmungsmenge pro Zeit nicht mehr quantitativ abtransportiert werden. Das Bein schwillt im Kompressionsstrumpf an. Die Spannung wird unerträglich und der Patient meint, den Kompressionsstrumpf ausziehen zu müssen.

– *Bewegungen im Wasser und Schwimmen* sollen Patienten möglichst 1–2mal pro Woche ausführen.

Die Bewegung bewirkt über den Druck-Saugmechanismus der Muskel- und Gelenkpumpe eine Blutströmungsbeschleunigung in den Kapillaren und Venen sowie eine Steigerung des Lymphabflusses. In Verbindung mit der Kompression unterstützen sie deren entstauende Wirkung.

– Hochlagerung: Der Patient wird angeleitet, das Fußende seines Bettes hochzustellen oder sich die Hochlagerungskeile (Abb. 132–134) vom Arzt verordnen zu lassen. Für die nächtliche Hochlagerung werden sie ins Bett gelegt. Auch tagsüber sollte der Patient das ödematös geschwollene Beine mindestens 30 min. hochlegen. Die gleiche Empfehlung gilt für langes Sitzen auf Reisen oder vor dem Fernseher.

Die Hochlagerung bewirkt über das hydrostatische Druckgefälle zum Herzen in den Venen und Lymphgefäßen ein Absinken des erhöhten Venendruckes und Steigerung der venösen Strömungsgeschwindigkeit sowie des Lymphabflusses, in dem venösen Kapillarschenkel eine Reabsorption von Ödemflüssigkeit d. h. Entstauung.

*Ergänzende Techniken*

Atemübungen: Mit der Entstauungsgymnastik lassen sich Atemübungen kombinieren (s. Seite 260–261).
Die Atemübungen bewirken eine zusätzliche Steigerung der venösen Strömungsgeschwindigkeit.

Kälteanwendungen: Wassertreten und kalte Güsse sind wertvolle Zusatzmaßnahmen.
Die Kaltanwendungen bewirken eine kurzfristige Erhöhung des Venentonus.

Massagen: Leichte Streichungen aus der klassischen Massage meist in Verbindung mit Hochlagerung oder Hochhalte.

**Patienteninformation**

Wichtiger Bestandteil der krankengymnastischen Behandlung beim PTS ist die Erklärung über die Wirkung der Techniken. Besonders die Kompressionsbehandlung muß der Patient gewissenhaft **lebenslang** durchführen. Es wird immer wieder betont, daß jede körperliche Überanstrengung des im Venen- und Lymphabfluß gestörten Beines zu einer Zunahme des Ödems führen kann, was noch durch warme Umgebungstemperatur verstärkt wird. Bei konsequenter Einstellung des Patienten auf seine Störung und Beachtung der Regeln (s. bei postthrombotischem Schwellzustand S. 283) ist **Ödembeseitigung** möglich. Diese physikalischen Maßnahmen werden medikamentös von venentonisierenden und die Entstauung begünstigenden Medikamenten unterstützt.

## Phlebothrombose der Arme

### Schlüsselbein-Achselvenenthrombose (PAGET- von SCHROETTER Syndrom)

Die medikamentöse und physikalische Therapie entspricht derjenigen, die bei der Phlebothrombose der tiefen Beinvenen beschrieben wurde (s. S. 189). Ein postthrombotischer Schwellzustand ist beim bettlägerigen Patienten im Akutkrankenhaus nach unseren Erfahrungen gering ausgeprägt. Wird eine krankengymnastische Behandlung verordnet, entsprechen die krankengymnastische Befunderhebung und Behandlung mit den Behandlungszielen und Prinzipien der Krankengymnastik in der subakuten Phase, wie bei Phlebothrombose der Beine dargestellt (s. S. 280).

### Techniken

*Basistechniken*

Kompression: Anlegen eines Armverbandes mit Langzugbinden (Abb. 122), bei stärkerer Schwellung evtl. mit Kurzzugbinden und Unterpolsterung (Seite 216). Später wird auf einen Kompressionsstrumpf

| | |
|---|---|
| | für Arme übergegangen für Druckklasse 1, 2 evtl. 3, die vom Arzt je nach Beschwerden und Schwellzustand verordnet werden. Die Krankengymnasten kontrollieren die Tragegewohnheiten und den Sitz. |
| Bewegung: | Die Patienten werden angeleitet in Hochlagerung oder Hochhalte sog. Pumpübungen in Form von Bewegungsserien durchzuführen (Seite 256). Bei stärkeren Schwellzuständen immer im komprimierten Arm. Meist reichen die Alltagsbewegungen im Armstrumpf aus, um die postthrombotische Schwellung zu beheben. Patienten, die zusätzliche Übungen wünschen oder die sich in einer Rehabilitationsklinik mehrere Wochen aufhalten, üben das Bewegen gegen Widerstand mit Handgeräten (Seite 257, Abb. 158a + b). Dabei sind die Bewegungsserien so auszuführen, daß die Patienten nicht «in den Ermüdungsschmerz hineinüben». Werden Belastungsintensität und -dauer in der vorne (Seite 257) beschriebenen Intervallform dosiert, ist ein Anschwellen im Kompressionsstrumpf unter Belastung ausgeschlossen (s. bei PTS Seite 285). |
| Hochlagerung: | Der Arm wird während der akuten und subakuten Phase auf Kissen oder Keilen hochgelagert (s. S. 228 und Abb. 135–136). Die Hochlagerung kann auch als Ausruhstellung für das Pausenintervall bei den «Pumpübungen» oder dem Bewegen gegen Widerstand von Handgeräten dienen. |

*Ergänzende Techniken*

| | |
|---|---|
| Kaltanwendungen: | Kühle Kneipp'sche Arm- bzw. Obergüsse sowie kurze kühle Armbäder sind im weiteren Verlauf des subakuten Stadiums bei länger anhaltender Schwellneigung nützlich.<br>Die Kaltanwendungen bewirken eine kurzfristige Steigerung des Venentonus. |

**Patienteninformation**

Bei längerer postthrombotischer Armschwellung werden die Patienten mit den Regeln vertraut gemacht, die ihr Verhalten im Alltag auf diese Schwellneigung einstellen. Die entsprechen denen, die für die Phlebothrombose der Beine gelten. Zu vermeiden ist längeres Herunterhängen des betroffenen Armes (s. auch Patienteninformation beim Lymphödem des Armes Seite 304).

## Ulcus cruris varicosum oder postthrombotikum

Hauptursache für die Entstehung eines Ulcus – meist an der Innenseite des distalen Unterschenkels – sind die zerstörten Venenklappen der Vv.perforantes (z. B. Cokettsche Venen). Der Venendruck sinkt daher bei Muskelarbeit nicht ab. Folge ist eine verringerte Differenz zwischen dem Druck in den Arteriolen und dem Druck in den Venolen (arteriovenöse Druckdifferenz). Es resultiert eine gestörte kapillare

Durchblutung bzw. Mikrozirkulation und damit eine Ernährungsstörung der Haut. Außerdem «brandet» – wie vorne beschrieben – bei jeder Muskel-Kontraktion das venöse Blut aus den tiefen Venen durch die insuffizienten Klappen der Vv. perforantes in die oberflächlichen Hautvenen und stößt gegen die Haut (s. S. 184, Abb. 101). Das Ulcus cruris entwickelt sich.

Zum Verständnis der gestörten Mikrozirkulation bei peripheren Gefäßerkrankungen: *eine Beeinträchtigung der kapillaren Durchblutung ist stets Folge einer Verringerung der arterio-venösen Druckdifferenz. Bei den arteriellen Gefäßerkrankungen besteht ein verringerter Arteriolendruck, bei den venösen Gefäßerkrankungen ein erhöhter Venolendruck.* Zur Verbesserung der Mikrozirkulation bei venös bedingten Ulcera gilt daher als ein Behandlungsprinzip die Senkung des erhöhten Venendrucks bzw. der venösen Hypertonie (s. hinten).

## Krankengymnastische Befunderhebung

*1 Beschwerden*

– Schmerzen entstehen im Ulcusbereich z. B. schmerzt ein Ulcus cruris im Bereich der Knöchelgrube bei jeder Bewegung im oberen Sprunggelenk,
– Spannungsgefühl kann auftreten, wenn das Gewebe um den Ulcusbereich stark geschwollen ist,
– rasche Ermüdung tritt ein, wenn die lokale Muskelausdauer infolge Schonung des Ulcusbeines abgenommen hat,
– Juckreiz tritt auf, wenn auf dem Boden der Ernährungsstörung sich Ekzeme gebildet haben.

*2 Ödeme*

Ein Stauungsödem kann in der Umgebung des Ulcus vorhanden sein, kann aber auch fehlen.

*3 Hautveränderungen*

– Ernährung: Ulcera unterschiedlicher Größe befinden sich am inneren und/oder äußeren distalen Unterschenkel oberhalb der Knöchelregion. Indurierte Haut mit abgestorbenen Hautzellen (Schuppen) oder papierdünn zeigt sich in der Ulcusumgebung. Auch kann eine Dermatitis der Umgebung die Ulcusentstehung durch Kratzen ausgelöst haben.
– Farbe: flächige oder punktförmige Braunpigmentierungen können in der Ulcusumgebung auftreten.
– Temperatur: sie ist meist nicht auffällig verändert, kann aber bei entzündetem Ulcus etwas erhöht sein.

*4 Gefäßveränderungen*

Varizen sind oft – mehr oder weniger stark ausgeprägt – vorhanden.

*5 Gelenkbeweglichkeit*

Bewegungseinschränkungen im oberen Sprunggelenk sind häufig im Sinne einer Spitzfußstellung zu finden. Gelegentlich besteht auch eine Einschränkung der Hüftgelenkstreckung (wohl infolge verringerter Schrittlänge beim Gehen).

*6 Muskulatur*

Muskelkraft und Kraftausdauer können – verglichen mit dem gesunden Bein – verringert sein.

*7 Unterhautbindegewebe*

Sog. Bindegewebszonen können im Bereich der Hautsegmente L 1–5 und S 1–3 getastet werden, TEIRICH-LEUBE (1983).

*8 Gangbild*

Bei schmerzendem Ulcus hat der Patient einen Schongang d. h. das Ulcusbein wird nur kurz belastet und die «Fußabrollbewegung» fehlt. Wenn das Ulcus keine Beschwerden macht, ist der Gang unauffällig.

## Krankengymnastische Behandlung
**Behandlungsziel**

Verbesserung der Mikrozirkulation und damit der Gewebsernährung zur Abheilung des Ulcus

**Prinzipien**
- Verbesserung (bzw. Wiederherstellung) der gestörten Klappenfunktion,
- Senkung des erhöhten Venendruckes zur Vergrößerung der verringerten arteriovenösen Druckdifferenz.

**Techniken**

*Basistechniken*

- Kompression: Anlegen eines Schaumgummikompressionsverbandes mit hohem Arbeitsdruck für den Unterschenkel (Seite 215). Uns hat sich für den rutschfesten Sitz die Kombination von Langzug- und Kurzzugbinden über die Schaumgummikompresse bewährt (Abb. 120). In den Krankenhäusern und Arztpraxen werden die Schaumgummikompressionsverbände vom Pflegepersonal, den Sprechstundenhilfen oder Krankengymnasten angelegt. Die Wundbehandlung wird vom Arzt angegeben. Es ist die Kunst so zu wickeln, daß der Patient keine vermehrten Schmerzen hat, im Gegenteil sogar allmählich Schmerzfreiheit beim Bewegen entsteht. Der Patient wird im morgendlichen Anlegen des Schaumgummikompressionsverbandes angeleitet, der bis zum Abheilen des Ulcus auch nachts belassen wird.

    Die Schaumgummikompression wird unterstützt durch Bewegung vornehmlich durch **das Gehen.** Nach Abheilen des Ulcus wird auf einen Kompressionsstrumpf der Druckklasse 2 oder 3 übergegangen.

    Der Kompressionsverband bewirkt eine Ödemreabsorption und eine Verbesserung des gestörten Klappenmechanismus, so daß sich die Abflußbedingungen in den Venen und Lymphgefäßen normalisieren. Das Schaumgummipolster im Verband übt einen Gegendruck auf das Ulcus aus, um den Druck der Blutstöße aus den tiefen Venen gegen die geschädigte Haut zu mindern. Die **Wunde heilt** über die verbesserte Mikrozirkulation infolge der vergrößerten arterio-venösen Druckdifferenz ab.

- Bewegung: Patienten mit Ulcus cruris werden zu folgenden Bewegungen mit komprimierten Beinen angeleitet:
    - *Fußtreten im Liegen*
    a) gegen das Fußende eines Bettes in Horizontallage (Abb. 149) und in Hochlagerung (Abb. 151–153 a + b),
    b) gegen den Widerstand eines straff gespannten Handtuchs. Bei schmerzendem Ulcus (besonders in der Knöchelgrube) sollten die Tretbewegungen anfangs mit geringerem Bewe-

gungsausmaß ausgeführt werden, bis endgradige Bewegungen im oberen Sprunggelenk möglich werden. Zur Mobilisation von Kontrakturen in den oberen und unteren Sprunggelenken und zur Dehnung verkürzter Achillessehnen und Wadenmuskeln wird ein passives Durchbewegen mit Handtuch in die Fußtretbewegungen eingeschaltet (Abb. 160 a + b).

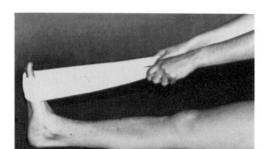

1

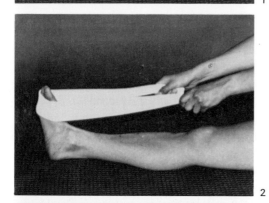

2

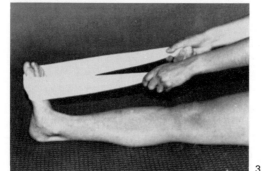

3

Die Abbildung 169 zeigt die passiven Bewegungen eines Gesunden mit dem Handtuch:
1 = dorsal Extension,
2 = Supination,
3 = Pronation.
Der Patient mit Ulcus muß im Verband üben und je besser die Wunde mit Schaumgummipolster abgedeckt ist, um so schmerzfreier werden die Bewegungen im Sprunggelenk.
Die Bewegungen eignen sich für bettlägerige Patienten, können aber auch von allen Ulcuspatienten, die ambulant betreut werden, morgens oder abends im Bett geübt werden.

Abb. 169: Fußgelenkmobilisation mit Handtuch.

- *Bewegungen in verschiedenen Ausgangsstellungen:*
a) Fußgymnastik und Wadendehnungen werden im Sitz auf der Bodenmatte oder auf dem Stuhl durchgeführt (Seite 258).
b) Fußgymnastik und Wadendehnungen im Stand z. B. mit Handstütze an der Wand (Seite 259 mit Abb. 161–162) sind leicht auch im Alltag zu üben.

- **Gehen und Gangschulung mit Beachtung der Körperwahrnehmung:**
Die Patienten gehen im Schaumgummikompressionsverband und an der **Ferse fest sitzendem Schuh** mit nicht zu hohem Absatz. Sie werden zum Wahrnehmen der Fußabrollbewegung angeleitet. Es hat sich bewährt, die Pausenintervalle beim Üben in Horizontallage oder in Hochlagerung auszuführen. Zur Bewegungsverbesserung im oberen Sprunggelenk sollte – bei erträglichen oder geminderten Schmerzen – das Gehen mit kleinen Schritten geübt werden, sog. Kleinschrittgang, auf Abb. 170 beim barfüßigen Gehen dargestellt.

Die Bewegungen mit bevorzugtem Einsatz der Sprunggelenk- und Wadenmuskelpumpe bei komprimierten Beinen unterstützen die entstauende Wirkung des Kompressionsverbandes bzw. -strumpfes. Sie stellen außerdem die erforderliche Beweglichkeit im oberen Sprunggelenk (so weit wie möglich) wieder her.

- Hochlagerung: Nächtliche Hochlagerung im schräggestellten Bett oder auf Hochlagerungspolstern, aber auch am Tage ist erforderlich. Die Hochlagerung hat nicht den entstauenden Effekt wie die Kompression.

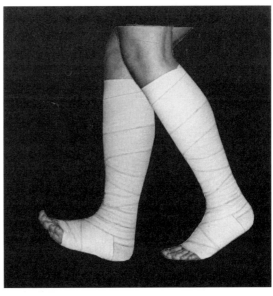

Abb. 170: Fußeinsatz beim Kleinschrittgang.

*Ergänzende Techniken*

- Massage: Bindegewebsmassagen der Becken- und Beinzonen im Bereich von Gesäß und Oberschenkel werden von einigen Krankengymnasten zum Teil bis in die Umgebung des Ulcus (sog. Anhaken nicht entzündlicher Ulcusränder) ausgeführt.

  Manuelle Lymphdrainage nach VODDER, wird als Zusatzbehandlung besonders bei sehr schmerzenden Ulcera empfohlen.

  Die Massage bewirkt eine Entstauung. Sie unterstützt erfahrungsgemäß die günstigen Effekte auf die gestörte Mikrozirkulation, DICKE-LEUBE (1944), BOLLINGER (1969), TEIRICH-LEUBE (1983) für die Wirkung der Bindegewebsmassage
  - HOHLBAUM (1971), ASDONK (1976) für die Manuelle Lymphdrainage.

**Patienteninformation**

Entscheidend für den Dauererfolg der Behandlung ist die Mitarbeit des Patienten. Diese hängt wesentlich von seiner Kenntnis über die verbesserte Hämodynamik des Venen- und Lymphsystems für die Abheilung des Ulcus ab. Nur auf Grund dieses Wissens, das neben der Information durch den Arzt die Krankengymnasten unterstützen sollte, erneuern die Patienten die Schaumgummikompressionsverbände und die Behandlung des Ulcusbereichs nach ärztlicher Angabe, wenn sie ambulant betreut werden. Während des Krankenhausaufenthaltes liegt die Wundbehandlung des Ulcus in der Hand des Arztes und des Pflegepersonals. Die Krankengymnasten führen die Bewegungen mit dem Patienten durch und geben Hinweise für das Bewegungsverhalten im Alltag d. h. so weit wie möglich langes Stehen und Sitzen vermeiden und viel Gehen.

### 5.3.3 Erkrankungen des Lymphgefäßsystems

*Einführung*

Wie im Kapitel Physiologie des Lymphgefäßsystems dargestellt, hat dieses die Aufgabe, neben der Aufnahme und Zurückhaltung von Bakterien in den Lymphknoten, das extravasale Protein (Eiweiß) aus dem Interstitium mit der interstitiellen Flüssigkeit abzutransportieren. Die Gefäße nehmen die interstitielle Flüssigkeit mit den Lymphkapillaren auf. Im Gegensatz zu den Kapillaren des arteriellen und venösen Systems sind die Lymphkapillaren im Interstitium verankert. Durch die vorne beschriebenen Endothellücken («Poren») dringt die interstitielle Flüssigkeit ein. Dadurch können die Lymphbahnen bei Schwellungen kompensatorisch viel Flüssigkeit aufnehmen und transportieren. Da der Lymphtransport in den Lymphbahnen in besonderem Maße von der lympheigenen, glatten Muskulatur geleistet wird, können ungünstige Einflüsse auf die Kontraktilität der glatten Muskulatur der Lymphwege deren Tätigkeit beeinträchtigen und den Lymphtransport verzögern. Es sind angeborene Schwächen der Lymphwege (z. B. geringe Ausbildung) und durch Krankheit erworbene Störungen wie Entzündungen der Lymphgefäße (Lymphangitiden), Hitzeeinflüsse, Abflußbehinderungen der interstitiellen Flüssigkeit (gestörter Starling Mechanismus durch die Schwerkraft s. Physiologie des Venensystems oder durch Tumore), zu starker Druck auf Haut und Unterhaut (manuell bei

Massage, Blutdruckmanschette, unsachgemäße Verbände, die zu stark einschnüren), zu belastende Muskelarbeit mit hohem interstitiellen Flüssigkeitsanstieg, Verletzungen.

Die Gefahr bei der Ausbildung des Lymphödems besteht in der Erhöhung des Proteingehaltes im interstitiellen Gewebe d. h. in der Entwicklung des eiweißreichen Lymphödems. Eine sehr eiweißreiche interstitielle Flüssigkeit führt zum Einwandern von Bindegewebszellen, so daß sich die Ödemkonsistenz – bei längerem Bestehen des Ödems – verhärtet d. h. bindegewebig «induriert». Dann ist das Ödem irreversibel bzw. nur mit viel Geduld und langer Therapie zu verbessern. Die Krankengymnasten müssen daher jedes beginnende Arm- oder Beinödem d. h. postthrombotische, posttraumatische, postoperative Gliedmaßenschwellungen mit entstauenden Techniken behandeln und auch alle länger bestehenden Schwellzustände bei Paresen oder Herzkrankheiten hinsichtlich ihrer bindegewebigen Induration beachten.

## Lymphödem der Beine

Entscheidend für die Dosierung der krankengymnastischen Behandlung und ihre Erfolgsaussichten ist die Unterscheidung zwischen reversiblem und irreversiblem Stadium des Lymphödems, das ja meist bei Frauen auftritt. Die ausführliche krankengymnastische Befunderhebung einerseits und vergleichende Umfangmasse vor und nach der Behandlung andererseits lassen die Stadien erkennen.

### Krankengymnastische Befunderhebung

*1 Beschwerden*

- Spannungs- und Schweregefühl, das bei Zunahme des Ödems bis zur Gehbehinderung führen kann, wird oft von Patientinnen angegeben.
- Geringe Beinmuskelkraft und Kraftausdauer mit schneller Ermüdbarkeit wird oft geäußert.

*2 Ödeme*

- Füße und Unterschenkel schwellen nach langer Ausdauerbeanspruchung an (z. B. «durchtanzte» Nacht bei jungen Frauen mit beginnendem Lymphödem).
- Ödem verschwindet während Nachtruhe (reversibles Stadium), verschwindet nicht mehr über Nacht (irreversibles Stadium).
- Häufig zeigen sich charakteristische örtliche Schwellungen am Bein: auf dem Fußrücken (sog. bombierter Fußrücken), am äußeren Knöchel, eine säulenartige Form des Beines mit Wülsten in der medialen Knieregion und in der Gegend des Trochanter major, nach BRUNNER (1978) (Abb. 171). Die Hautfalten über den Sprung- und Zehengrundgelenken sind vertieft, so daß die Haut auf dem Fußrücken nicht mehr abgehoben werden kann, Stemmersches Zeichen (s. S. 192).
- Umfangmaße: bei einseitigem Lymphödem sind Differenzen von mehreren Zentimetern an den Maßstellen Vorfuß (5.), Fessel (1) und Wade (2) festzustellen. Die Maße werden in die Tabelle (Tab. 15) eingetragen. Sie dienen als Kontrollen für die Behandlung und werden vor und nachher genommen.

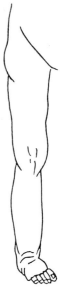

Abb. 171: Typische Beinform eines Lymphödems, mod. nach BRUNNER (1978)

*3 Hautveränderungen*

- Die Farbe ist blaß, manchmal supramalleolär hell-rotbräunlich (Rot-Dick-Schenkel).
- Die Hauttemperatur ist kühl, bei Erysipelschüben ist sie erwärmt.

*4 Gefäßveränderungen*

Varizen der oberflächlichen Venen sind nicht vorhanden.

*5 Gelenkbeweglichkeit*

Einschränkungen in Fuß-, Knie- und Hüftgelenken können durch ein schweres Ödem entstanden sein, sind aber nach Rückgang der Schwellungen relativ gut mobilisierbar, zumindest bis zur Gebrauchsfähigkeit.

*6 Muskulatur*

Im irreversiblen Stadium ist die Grundkraft des Beines und die Kraftausdauer erheblich vermindert, woraus sich die mangelnde Ausdauerleistung erklärt bzw. die rasche Ermüdbarkeit.

*7 Unterhautbindegewebe*

Sog. Bindegewebszonen wurden von uns nicht berücksichtigt.

*8 Gangbild*

Der Gang ist bei schwerem Lymphödem ohne Fußabrollbewegung verlangsamt.

## Krankengymnastische Behandlung

### Behandlungsziele

a) Verringerung ev. Beseitigung des Ödems,
b) Vermeidung einer Progredienz im Sinne des irreversiblen Stadiums.

### Prinzipien

- Erhöhung des Gewebsdruckes zur Reabsorbtion der Ödemflüssigkeit,
- Keine zu groben Hautreize und zu starken Bewegungsbelastungen, die zu Funktionsstörungen von Lymphkapillaren führen und die Ödeminduration beschleunigen können.

### Techniken

*Basistechniken*

- Kompression: Zu Beginn wird das Bein mit Kurzzugbinden bis zur Leiste gewickelt (Abb. 115–118) und der Patient in der Wickeltechnik sorgsam angeleitet. Eine tägliche Anwendung der apparativen, rhythmischen Kompression in den aufblasbaren Manschetten hat sich während stationärer und ambulanter Behandlung bewährt. In hartnäckigen Fällen verordnet der Arzt dem Patienten ein Heimgerät zur intermittierenden Kompression zu Hause (Seite 224). Auf den von der Firma mitgelieferten Karteikarten* sollte der Patient mit 2 Umfassungsmassen (Fessel und Wade) vor und nach der intermittierenden Kompression die Effekte kontrollieren. So läßt sich –

---

* Sog. Patientenkalender nach RUDOFSKY der Fa. Sanol-Schwarz, Monheim.

auch vom Arzt– feststellen, ob das Ödem reversibel ist. Bei Vorfußödem hat sich eine Kompression mit Schaumstoff bewährt. Nach Abschwellung des Fußrückens kann dann auf den Kompressionsstrumpf der Druckklasse 3 und 4 übergegangen werden. Bei starkem Ödem sollte der Kompressionsverband auch nachts angelegt werden.

Die Kompression bewirkt über die Erhöhung des Gewebsdruckes beim reversiblen Ödem eine Reabsorbtion der Ödemflüssigkeit d. h. Entstauung, beim irreversiblen Ödem eine weichere Ödemkonsistenz.

– Bewegung: Die Kompression wird unterstützt durch den Einsatz der Muskel- und Gelenkpumpe. Die Patienten werden angeleitet wie folgt mit komprimierten Beinen zu üben:
– *Das Gehen mit optimalem Fußabrollen* (s. Seite 235–239), sie werden ebenso auf den Beinmuskeleinsatz beim Treppensteigen, beim Aufstehen vom Stuhl und vom Fußboden hingewiesen (s. Seite 240–244).
– *Eine Entstauungsgymnastik in Hochlagerung,* vor allem als häusliches Übungsprogramm (s. Seite 251–256).

Die Krankengymnasten empfehlen das regelmäßige Schwimmen oder ein Gehen im stehtiefen Wasser, das die Patienten allein im Schwimmbad ausführen oder wozu sie in einer Rehabilitationsklinik angeleitet werden (s. Seite 260).

Umfangsmaße vor und nach dem Bewegungsprogramm zeigen an, ob das Ödem reversibel ist oder ob – infolge Zunahme des Ödems – das Bein bzw. die Beine überbelastet worden sind (s. unten). Schon Umfangsminderungen von 1–2 cm (vom gleichen Behandler gemessen) sind als positiver Entstauungseffekt zu werten. Bleibt dieser Effekt aus, zeigt sich als Erfolg eine weichere Ödemkonsistenz. Die Patienten empfinden ein Nachlassen des Schweregefühls. – Wir haben aber auch eine Ödemzunahme festgestellt, wenn das Bein durch zu lange Spaziergänge bzw. Wanderungen mit Steigungen im Muskelstoffwechsel überbelastet wurde. Es war zu einem Anstieg der interstitiellen Flüssigkeit gekommen, die pro Zeit nicht abtransportiert werden konnte. Daher ist die *Bewegungsdosierung* (s. Seite 229–233) wichtig und sollte im systematischen Wechsel von Belastungsintervall und Pausenintervall erfolgen.

– Hochlagerung: Die nächtliche Hochlagerung wird als Körperschräglage mit Hochstellen des Bettfußendes oder mit Hochlagerungspolstern (s. Seite 225–227) ausgeführt. Den Patienten wird geraten auch tagsüber die Beine hochzulagern.

*Ergänzende Techniken*

Massage:
Beim hochgelagerten Bein werden aus der *klassischen Massage Streichungen und behutsam ausgeführte intermittierende Drückungen* – stets am proximalen Teil d. h. am Oberschenkel beginnend und am Fuß-Unterschenkel abschließend – ausgeführt. Die *Griffe sind weich und anschmiegsam durchzuführen*. Besondere Behutsamkeit ist in der Knöchelregion geboten. Zu starker Druck führt zu schmerzhaften Reaktionen. Auch nach der Massage geben die Patienten das Nachlassen des Spannungsgefühls an. Wir haben mit behutsam ausgeführter klassischer Massage ähnlich erleichternde Effekte erzielt, die heute – fast ausschließlich – der *manuellen Lymphdrainage* zugeschrieben werden. Über eine interessante Studie mit «manueller Entstauung der Beine» berichten BRUNNER et al. (1973). Sie beschreiben, daß die manuelle Entstauung nach 3monatiger Anwendung eine Hilfe für eine «sattere» Bestrumpfung aus dem Sortiment der Sigvaris Strümpfe sei. Die manuelle Lymphdrainage nach VODDER wird im Rahmen einer «komplexen Ödemtherapie», die sie mit Kompression und Hochlagerung verbindet, eingesetzt. Sie soll aber nicht ohne Kompression und Bewegung angewandt werden und dient nach der Entlassung aus stationärer Behandlung der Erhaltung der Ödemfreiheit bzw. des gebesserten Zustands, FÖLDI (1973), FÖLDI (1983).
Die Massagen bewirken Entstauung, besonders an den örtlichen Schwellungen des Ödembeines (Vorfuß, Knöchel, Knie).

– Kälteanwendungen:
Wassertreten und Kalte Güsse geben dem Patienten anschließend die Empfindung von intensiver Durchwärmung. Die Kälteanwendung bewirkt eine reaktive Hyperämie. Ob sie – ähnlich wie auf den Venentonus im Sinne der Tonisierung – auch auf den Wandtonus der Lymphgefäße wirkt, ist bisher nicht bekannt.

– Atemübungen:
Tiefes Ein- und Ausatmen sog. Ein- und Ausatemtechniken (EHRENBERG, 1985) lassen sich mit der Entstauungsgymnastik verbinden (s. Seite 260–261).

**Patienteninformation**

Ein wichtiger Teil der krankengymnastischen Behandlung des Lymphödems der Beine ist die *pädagogische Führung der Patienten*. Es bedarf großer Geduld und viel Verständnis von Seiten des Krankengymnasten, um den Patientinnen und Patienten die Bedeutung der oft «lästigen» Kompressionsbehandlung zu erklären, sie zum Anlegen der Verbände und dem Tragen der Kompressionsstrümpfe zu motivieren. Sie werden auf die Verhaltensregeln hingewiesen d. h. bei Neigung zu Ödemen ist Hitze/langes Stehen und Sitzen ungünstig, Wandern, tägliche kurze Entstauungsgymnastik, 1–2mal wöchentlich Schwimmen sind günstig. Neben der nächtlichen Hochlagerung sollten die Patienten sich angewöhnen beim längeren – nicht zu vermeidenden Sitzen – die Beine hochzulagern.

# Lymphödem der Arme

Das von Krankengymnasten hauptsächlich behandelte Armödem ist das sekundär entstandene *Lymphödem nach Mastektomie*. Ist nach einer Mammaamputation ein Ödem entstanden, besteht eine Lymphabflußstörung im Bereich der Achselhöhle und der Brustwand der operierten, z. Teil auch radiologisch bestrahlten, Brust. Es ist nicht zu einer ausreichenden Kompensation des Lymphabflusses über noch vorhandene Lymphbahnen und neu gebildete Kollateralen gekommen. Außerdem können im Laufe einer Ödementwicklung die Funktionstätigkeit der Lymphkapillaren in der Peripherie beeinträchtigt werden, HUSSAIN et al. (1982). Darum ist bei der krankengymnastischen Behandlung des Lymphödems nach Mastektomie die Patienteninformation ein wichtiger Faktor.

## Krankengymnastische Befunderhebung

*1 Beschwerden*

- Spannungs- und Schweregefühl werden je nach Stärke von den Patientinnen angegeben,
- Schmerzen können durch starke Schwellung infolge hoher Hautspannung oder durch Bewegungseinschränkungen und bindegewebige Induration auftreten. Auch kann eine große Berührungsempfindlichkeit bestehen.

*2 Ödeme*

- Ödemkonsistenz: anfangs ist das Ödem noch weich und eindrückbar, bei längerem Bestehen wird es hart und wenig eindrückbar. Häufig zeigt die Haut bei starkem Ödem auffällig vergrößerte Poren.
- Umfangmaße: an den 5 Meßstellen können bis zu 6 cm und mehr Differenzen zum gesunden Arm gemessen werden. Die Maße werden zur Dokumentation in eine Tabelle (Tab. 16) eingetragen.

**Umfangmessungen (cm) bei Venen- und Lymphgefäßerkrankungen**
**Arme**

Patient: .................................................................

Diagnose: ...............................................................

| Datum | rechts | | | | | links | | | | | Differenz | | | | |
|---|---|---|---|---|---|---|---|---|---|---|---|---|---|---|---|
| | H | G | U | $O_1$ | $O_2$ | H | G | U | $O_1$ | $O_2$ | H | G | U | $O_1$ | $O_2$ |
| | | | | | | | | | | | | | | | |
| | | | | | | | | | | | | | | | |
| | | | | | | | | | | | | | | | |
| | | | | | | | | | | | | | | | |
| | | | | | | | | | | | | | | | |
| | | | | | | | | | | | | | | | |
| | | | | | | | | | | | | | | | |

Tabelle 16: Tabelle zum Einzeichnen der Umfangsmaße am Arm.
H = Handmaß (1), G = Handgelenkmaß (4), U = Unterarmmaß (2), $O_1$ = Oberarmmaß unteres Drittel (3), $O_2$ = Oberarmmaß oberes Drittel (5).

*3 Hautveränderungen*
- Die Farbe ist blaß,
- die Temperatur eher kühl.

*4 Gefäßveränderungen (oberflächliche Venen)*
Sind nicht vorhanden.

*5 Gelenkbeweglichkeit*
- Prüfung der Beweglichkeit bzw. von Bewegungseinschränkungen der Schulter-, Ellenbogen-, Hand- und Fingergelenke. Durch starke Ödeme können erhebliche Bewegungseinschränkungen entstanden sein, auch wenn durch die postoperative Frühbehandlung endgradige Bewegungen schon möglich waren, GOLLING (1985).

*6 Muskulatur*
- Die Kraft und Kraftausdauer sind meist vermindert. Sie ist – wie die Fingerbeweglichkeit – abhängig von Stärke und Konsistenz des Ödems sowie vom Muskeltrainingszustand vor der Operation.

## Krankengymnastische Behandlung
### Behandlungsziele
a) Verringerung ev. Beseitigung des Ödems,
b) Vermeidung einer Progredienz im Sinne des irreversiblen Stadiums.

### Prinzipien
- Erhöhung des Gewebsdrucks zur Reabsorbtion der Ödemflüssigkeit,
- keine zu groben Hautreize und Bewegungsbelastungen, die zu Funktionsstörungen von Lymphkapillaren führen und die Ödeminduration beschleunigen können.

### Techniken
*Basistechniken*

- Kompression: Bei geringer Schwellung werden die Patientinnen mit einem Kompressionsverband aus Langzugbinden (Abb. 122, 123) oder Armstrumpf (Abb. 128) versorgt. Bei starkem Armödem hat sich ein Verband mit Kurzzugbinden und höherem Andruck bewährt, der zur besseren Verträglichkeit mit Schaumstoffunterlage angelegt wird (s. Seite 216). Die intermittierende Kompression mit den Apparaten wird in stationärer oder ambulanter Behandlung durchgeführt, in hartnäckigen Fällen bzw. bei irreversiblen Ödemen verordnet der Arzt ein Heimgerät. Nach Abschwellung bzw. weicherer Ödemkonsistenz wird auf einen Kompressionsstrumpf der Druckklasse 2 oder 3 ev. 4 übergegangen.

- Bewegung: Die Patientinnen werden angeleitet mit komprimiertem Arm folgende Bewegungsabläufe durchzuführen:
a) *Bewegungsserien in Hochlagerung oder Hochhalte sog. Pumpübungen* (s. Seite 256). Das sind Serien in Form des «Freien Bewegens» (d. h. Bewegen im Schwerefeld der Erde,

ohne zusätzlichen Widerstand) (Abb. 172 a) oder Bewegungsserien als «Bewegen gegen Widerstand» von Handgeräten (Abb. 172 b). Die Bewegungsserien werden in intermittierender Dauerform d. h. im individuellen Wechsel von Belastungs- und Pausenintervalle geübt. Während der Pausenintervalle sollte der Arm in Hochlagerung ruhen (Abb. 173).

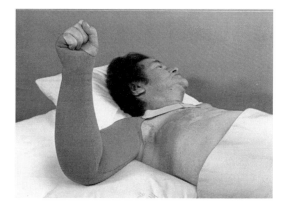

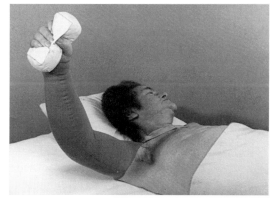

Abb. 172: «Pumpübungen»
a) Freies Bewegen in Hochhalte *(oben)*,
b) Bewegungsserien gegen den Widerstand einer «Schaumgummihantel» *(unten)*.

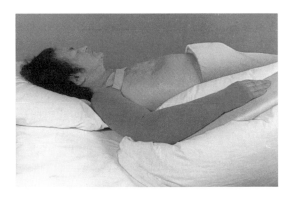

Abb. 173: Hochlagerung des komprimierten Armes im Pausenintervall.

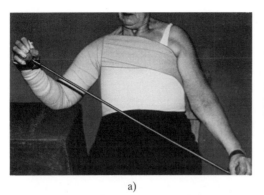 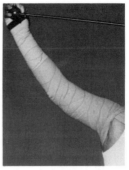 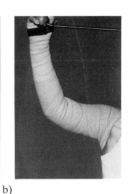

Abb. 174 a–b: Übungen mit dem Sanitor-Expander.

b) *Bewegungsserien im Liegen oder Sitzen gegen den leichten Widerstand des SANITOR-Expander.* Wird mit gewickeltem Arm geübt (Abb. 174 a + b) muß das Einschnüren der Binden im Achselbereich vermieden werden. Die Patientin wird angeleitet unter Ausschaltung starker Adduktionsbewegungen im Schultergelenk zu üben.

Es hat sich bewährt während der Anleitung der Patientinnen öfter vor und nach der Bewegungsbehandlung Umfangmasse zu nehmen. Diese zeigen den Entstauungseffekt an, können aber auch bei Überbelastung eine Umfangszunahme erkennen lassen. Ähnlich wie beim Lymphödem der Beine beschrieben, darf nicht zu lange und mit zu großem Krafteinsatz geübt werden. Die Patientin muß deutlich unter ihrer Ausdauergrenze für lokale Muskelausdauer bleiben. Das wird erreicht, wenn die Krankengymnasten das Empfinden für den Muskelspannungswechsel schulen d. h. stets mit der *Konzentration auf Spannung und Entspannung* arbeiten lassen, um die ersten Ermüdungszeichen (leichtes Ziehen und geringere Bewegungsausschläge, verminderte Kraft) wahrzunehmen. Wird das nicht beachtet, kann eine Zunahme des Ödems eintreten und zwar infolge vermehrter – pro Zeit nicht abtransportierter – interstitieller Flüssigkeitsansammlungen im Gewebe. – Bei beginnenden indurierten Ödemen stellen wir als ersten Behandlungseffekt stets eine Abnahme der harten Ödemkonsistenz fest. Das empfinden die Patientinnen als Erleichterung durch Verminderung von Schwere- und Spannungsgefühl im Arm.

Über gute Erfahrungen mit intermittierender Kompression bei Patientinnen nach Mastektomie berichtet HARTMANN,

|  |  |
|---|---|
|  | 1982. Als Gerät wurde der Lympha-mat (Abb. 131) benutzt. Wir haben gute, entstauende Effekte mit dem Jobstgerät erzielt. |
| – Hochlagerung: | Für die Nacht sollen die Patientinnen den Arm auf Kissen oder Keilen (Abb. 135, 136, 137) hochlagern und das so oft wie möglich auch tagsüber durchführen. |

*Ergänzende Techniken*

|  |  |
|---|---|
| Massage: | Griffe der klassischen Massage haben sich uns und den Krankengymnastinnen der Univ. Frauenklinik Erlangen in langjähriger Praxis bewährt, GOLLING-SCHUBERTH (1984). Es sind *sanfte Streichungen und ein intermittierendes weiches Schieben der Haut.* Die Massagegriffe beginnen stets auf Schulter und Oberarm und gehen dann zum Unterarm und dann auf den oft «bombierten» Handrücken über. Den Abschluß bildet stets das Ausstreichen des ganzen Armes (Abb. 175 a–c). Der Einsatz der *manuellen Lymphdrainage* nach VODDER wird beim Lymphödem der Beine im Rahmen einer komplexen Ödemtherapie – bestehend aus Kompression, Bewegung, Hochlagerung, manuelle Lymphdrainage – von FÖLDI/FÖLDI (1983) beschrieben. Es wird ausdrücklich betont, daß die Therapie im stationären Aufenthalt begonnen werden muß und die manuelle Lymphdrainage dann ambulant im Rahmen der Langzeittherapie mit Kompression, Bewegung und Hochlagerung weitergeführt werden kann. |

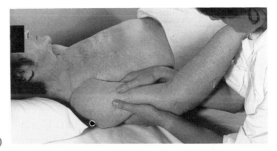

a)

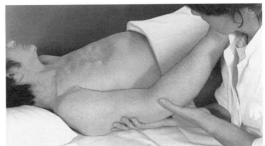

b)

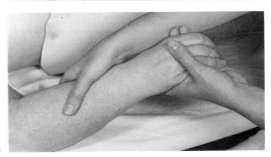

c)

Abb. 175 a–c: Entstauende Massagegriffe.

- Kälteanwendung: Kalte bis kühle Bäder werden als angenehm empfunden. Der Kältereiz darf nur nicht zu intensiv sein (s. Prinzipien).
- Atemübungen: Wird der Arm mit «Pumpübungen» und anderen Übungen bewegt, lassen sich tiefere Atemzüge koppeln bzw. im Rhythmus der Bewegung ausführen.

**Patienteninformation**

Frauen mit Armlymphödemen nach Mammaoperation bedürfen einer sehr verständnisvollen Führung und einer eingehenden Information über das Vermeiden schädigenden Verhaltens. Dabei ist die vom Arzt vorgenommene Versorgung mit Armstrümpfen, die u. U. die Schulterpartie einschließt und einen auswechselbaren Handschuh ermöglicht, sehr wichtig. Die Patientinnen werden mit folgenden Regeln vertraut gemacht, HUSSAIN (1982):

*Ungünstig sind*

- Zu belastende Armarbeit in bezug auf Kraft und Ausdauer (z. B. schwer Heben und Tragen, lange Gartenarbeit),
- Hitze und Frost,
- Hautverletzungen bei Arbeit im Haushalt, Garten, bei der Nagelpflege,
- einschnürende Kleidungsstücke auf Schulter und Handgelenk.

*Günstig sind*

- Tragen des Kompressionsstrumpfes,
- Hochlagern und Vermeiden des Armherunterhängens über längere Zeit,
- Nicht zu anstrengende Muskelarbeit und «Pumpübungen» in Hochhalte oder Hochlagerung,
- Kurzfristige Kälteanwendungen.

Es ist für die Hausfrau und die berufstätige Frau sehr schwer, diese Regeln zu beachten, darum müssen die Krankengymnasten viel pädagogisches Geschick und viel Geduld in der Anleitung der Patientinnen aufbringen.

## 5.4 Hinweise für die Anwendung der Basistechniken und der ergänzenden Techniken bei Schwellzuständen nach Frakturen und bei Paresen der Beine

Jeder Schwellzustand nach Traumen (z. B. Frakturen) oder bei Paresen ist eine Indikation für eine entstauende krankengymnastische Behandlung. Dabei ist häufig nicht klar, ob die sog. posttraumatischen Schwellzustände oder die Beinödeme bei Paresen nicht doch Folgen tiefer Beinvenenthrombosen sind, die sich klinisch nicht bemerkbar gemacht haben. Für die krankengymnastische Behandlung dieser Schwellzustände gelten die gleichen Therapieziele, Prinzipien und Techniken wie beim postthrombotischen Schwellzustand beschrieben.

## Krankengymnastische Befunderhebung

*1 Beschwerden:*
- Nach Frakturen z. B. geben Patienten nach langem Sitzen oder Stehen ein Gefühl der Schwere an, bei Beinparesen entfallen die Empfindungen.

*2 Ödem bzw. Schwellzustand*
- Zunahme des Stauungsödems bei längerem Stehen oder Sitzen,
- Die Konsistenz des Gewebes ist anfangs noch weich und eindrückbar,
- Umfangsmaße können deutlich im Vergleich mit dem gesunden erhöht sein, beim Schwellzustand beider Beine können z. B. bei Paresen ebenfalls Seitendifferenzen gemessen werden.

*3 Hautveränderungen*
- Die Farbe richtet sich nach dem Anteil der venösen oder Lymphabflußstörung und variiert zwischen zyanotischer und weißer Hautfarbe.
- Die Temperatur ist unterschiedlich, schwankt zwischen warm bis feucht-kalt.

*4 Gefäßveränderungen der oberflächlichen Venen*
- Bei Varizen zeigen sich im Stehen stärker gefüllte Varizenabschnitte.

Die Befunderhebung über Gelenkbeweglichkeit, Muskulatur, Unterhautbindegewebe und Gangbild richtet sich nach der Belastbarkeit, nach dem Trauma und dem Schweregrad der Parese.

## Krankengymnastische Behandlung

### Behandlungsziele

a) Thromboseprophylaxe,
b) Verhütung eines irreversiblen Stauungsödems.

### Prinzipien

- Erhöhung der venösen Strömungsgeschwindigkeit,
- Erhöhung des Gewebsdrucks zur Reabsorption der Ödemflüssigkeit.

### Techniken

*Basistechniken*

- Kompression: Anlegen eines Unterschenkelkompressionsverbandes mit kombinierten Langzug- und Kurzzugbinden, bei starkem Schwellzustand auch bis zur Leiste. Bei anhaltender Ödemneigung Anmessen eines Kompressionsstrumpfes der Klasse 2 und 3.
- Bewegung: Diese richtet sich nach der Bewegungsstörung:
    - Bei *Frakturen* z. B. «Gehen» mit Unterarmstützen oder im Gehwagen – je nach Alter und Allgemeinzustand –, dabei wird der Patient angeleitet die Fußabrollbewegung zu mimen bis die Fraktur belastet werden darf. Die Belastung der Fraktur hängt von der Knochenbruchkonsolidierung ab und wie in Abhängigkeit von der Sprunggelenkbeweglichkeit die Waden- und Sprunggelenkpumpe wieder eingesetzt werden kann.

- Bei *Paresen* passives Bewegen im *Bewegungsgerät mit Motorkraft* z. B. im «revital» Gerät*, einem Tretrad, daß neben der krankengymnastischen Behandlung der Parese zur Verhinderung von Gelenkversteifungen, Verbesserung der peripheren Durchblutung und – wie wir meinen – auch zur Thromboseprophylaxe über die vorübergehende Erhöhung der venösen Strömungsgeschwindigkeit – eingesetzt werden kann. Die Wirkung ist über den *Einfluß der Fußgelenk-, Knie- und Hüftgelenkpumpe* auf die venöse Strömungsgeschwindigkeit zu erklären. Daran sollte z. B. bei Thrombose gefährdeter querschnittgelähmter Patienten gedacht werden.

- Hochlagerung: Bei hartnäckigen Schwellzuständen ist Hochlagern nachts und so oft wie möglich tagsüber unerläßlich.

*Ergänzende Techniken*

- Massage: Bei Paresen können Griffe der klassischen Massage bei hochgelagerten Beinen den entstauenden Effekt der Hochlagerung unterstützen.
- Atemübungen: Die beim Bewegen erfolgenden tieferen Atemzüge können während und nach dem Bewegen durch Vergrößerung der Atemzüge willkürlich verstärkt werden.
- Kälteanwendungen: Eisanwendungen oder kalte Kompressen bzw. Packungen können zur Venentonisierung angewandt werden und unterstützen den entstauenden Effekt durch Beschleunigung der venösen Strömungsgeschwindigkeit.

**Patienteninformation**

Den Patienten ist zu erklären, daß jeder Schwellzustand zu einer Verlangsamung der venösen Strömungsgeschwindigkeit führt und somit ein Faktor in der Entstehung von Unterschenkelthrombosen ist. Darum ist die Kompressionstherapie nach Traumen und bei Paresen wichtig. Bei hartnäckigen Schwellzuständen ist die Versorgung des Patienten mit einem Kompressionsstrumpf erforderlich, wenn durch den Kompressionsverband Ödemfreiheit erzielt werden konnte.

---

* «revital» Übungsgerät der Fa. Neubauer GmbH 4040 Neuß.

**Abschlußbetrachtung über den Einsatz der Bewegungstechniken bei peripheren Gefäßerkrankungen**

Patienten mit peripheren Gefäßerkrankungen sind chronisch Kranke, die ihre Bewegungstherapie selbständig durchführen. Bei arteriellen Verschlüssen werden die Kompensationsmechanismen nur durch wiederholtes Bewegen voll genutzt. Bei Störungen des Venen- und Lymphgefäßsystems wirken die Gelenk- und Muskelpumpe nur im Moment der Bewegung. Die Bewegungsabläufe sind daher einfache, leicht erlernbare Bewegungsserien und Alltagsbewegungen, die häufig wiederholt werden können. Krankengymnastische Techniken, die an manuelle Hilfen durch Behandler gebunden sind wie die Technik der propriozeptiven neuromuskulären Facilitation (PNF) führen nicht zu der erforderlichen Dauerbeanspruchung und sind daher wenig effektiv.

# Literatur

BOLLINGER, A. A., Allgemeine Maßnahmen, Physiotherapie und medikamentöse Therapie der primären Varikose, Ther. Umschau *26,* Heft 4, 1969.
BRUNNER, U. (Hrsg.), Physikalische Therapie in Phlebologie und Lymphologie, Verlag H. Huber, 1873.
BRUNNER, U., A. BOLLINGER und R. STEMMER (Hrsg.), Probleme phlebologischer Therapie, Verlag H. Huber, 1973.
BRUNNER, U. (Hrsg.), Der Fuß, Diagnostische und therapeutische Aspekte der Arteriologie, Phlebologie und Lymphologie, Verlag H. Huber, 1982.
BRUNNER, U. und E. KLÄULI, Manuelle Entstauung des primären Lymphödems der Beine, Physikalische Therapie in Phlebologie und Lymphologie (s. oben).
DREBRUNNER, H. U., Biomechanik des Fußes, Enke Verlag 1985.
EHRENBERG, H., Krankengymnastische Maßnahmen zur Thromboseprophylaxe, Kgk. *30,* 1978, 188–196.
EHRENBERG, H. und R. ROST, Leistung und Leistungssteigerung in «Krankengymnastik», Band I, 2. Auflage (Hrsg. Cotta et al.), G. Thieme Verlag, 1985.
FELDKAMP, M., Ganganalyse bei Kindern mit zerebraler Bewegungsstörung, R. Pflaum Verlag, 1978.
FLÜGGE, C., W. HOLLMANN, Th. HETTINGER, und E. RÜTER. Über den Einfluß einer längeren Benutzung von Kompressionsstrümpfen auf die Kraft der Beinmuskulatur, Sportarzt und Sportmedizin, Heft 12, 287, 1971.
FÖLDI, M. und E. FÖLDI, Das Lymphödem, G. Fischer Verlag, 1983.
GRIMMER, K., Entstauungsgymnastik, in Probleme phlebologischer Therapie, Hrsg. Brunner, Bollinger, Stemmer (s. oben).
HACH, W., CH. LANGER und U. SCHIRMERS, Das arthogene Stauungssyndrom, Vasa, Band 12, Heft 2, 1983, 109–116.
HAID-FISCHER, F. und H. HAID, Venenerkrankungen, 4. Auflage, G. Thieme Verlag, 1980.
HAID, H., Sprechstunde «Venenerkrankungen» Gräfe und Unzer Verlag München, 1979.
HOHLBAUM, G. G., Erfahrungen mit der manuellen Lymphdrainage in der phlebologischen Praxis, Phleb. und Prokt. 1, 50–54, 1972.
HUSSAIN, M., E. MAYER-SPITZWECK, R. FISCHER, U. GÄRTNER, Betreuung von Patientinnen nach Mastektomie aus der Sicht des Krankengymnasten und des Arztes, Kgk. 34, 1982, 920–925.

Hartmann, B., H. Konrad, A. Dittmar, «Apparativ und manuell entstauende Maßnahmen bei postmastektomie-Lymphödem».

Inmann, V. T., Human Locomotion, Canad. Med. Ass. J. 14. May 1966, vol. 94, 1047–1054.

Kindermann, G., G.-T. Golling, B. Brendel, Krankengymnastik nach Brustkrebsoperationen, Kgk. 6, 1974, 186–190.

Klöser, H., P. v. Smekal, H. Ehrenberg, Fußbewegungen in der Thromboseprophylaxe beim Bettlägerigen Kgk. 30, 1978, 186–188.

Kohler, H., Die venösen Beinleiden, Ganzoni und Co., St. Gallen, 1978.

Kristen, H., Das postthrombotische Syndrom in Angiologie (Hrsg. Heberer, Rau, Schoop), G. Thieme Verlag, 1974.

List, M., Betrachtungen zur Ganganalyse und ihre Auswertung, Kgk. 27, 1975, 134–136.

May, R., Physikalische Methoden der Thromboseprophylaxe in H. Vinazzer (Hrsg.) Thrombose und Embolie, Springer Verlag, 1981.

Martens, H. (†) und H. Mater, mündliche Mitteilung, 1982

Mühe, E., Postoperative Thrombo-Embolieprophylaxe durch Erhöhung der venösen Strömungsgeschwindigkeiten, Habil.schrift, 1973.

Mühe, E., Die mechanische Thromboseprophylaxe in: Der informierte Arzt, 9, Nr. 17, 1981.

Mühe, E. in R. May, «Physikalische Methoden der Thromboseprophylaxe» (s. oben).

Schmidtke, J., Das Lymphödem der unteren Extremität, Zscht. für Allgemeinmedizin 50, 1974, 267–273.

Schneider, W. und H. Fischer, Die chronisch venöse Insuffizienz, Enke Verlag, 1969.

Sigg, K., Varizen, Ulkus und Thrombose, Springer Verlag, 1968.

Sigg, K., «Beinleiden», Entstehung und Behandlung, Springer Verlag, 1976.

Staubesand, J., Sprunggelenkpumpe und Thromboseprophylaxe, Med. Welt Bd. 31, Heft 50, 1980.

Schlicht (1975) in Staubesand, s. oben.

Van den Bergh, E. und Th. Wuppermann, Plethysmographische Ermittlung des Andrucks elastischer Kompressionsstrümpfe «Anti-Thrombose-Strümpfe», Swiss. Med. 2, 1980, 53–58.

Wesener und Sigel in Van den Bergh (s. oben).

Widmer, L. K. und P. Waibel, Venenkrankheiten in der Praxis, Verlag H. Huber, 2. Auflage, 1968.

Witzleb, E., Venentonus in: Die venöse Insuffizienz, Hrsg. K. W. Schneider, Witzrock Baden–Berlin, 1972.

# Sachregister

**A**
Abflußstörung 18, 45
Abfallprodukte 22, 24 s. Entsorgung
aerob-anaerobe Schwelle bzw. Übergang 109, 232
Anastomosen 43
– arterio-venöse 47
Angiographie 20, 21, 23
Arbeit 20, 21, 23 s. Energie
– leistung 24
– statische 3
– dynamische 40
Arteriensystem 42
Arterienverschlüsse 52–59
Arteriolen 42
– arterieller Druckabfall 45
– spasmus 45
Arteriosklerose 52, 53
Atmung 20
– Atemtechniken 251, 256, 260, 261
– Atemtherapie 146–148
– Saug-Druckpumpe 176, 177, 278
ADP = Adinosinbiphosphat 21, 31
ATP = Adenosintriphosphat 21, 31
ATP Bereitstellung 36
Ausdauertraining 42
– allgemeine Ausdauer 109
– Ausdauerbeanspruchung (Arme) 125

**B**
Beanspruchung 46
Belastung 46
Bewegung in Dauerform
– intermittierend 232
– kontinuierlich 232
Bewegungsserien 96, 246, 251
Bewegungsserien mit Muskelgruppen distal der Verschlußlokalisation 101–109, 128–130
Bewegungstherapie 78, 95, 97, 99

Bewegungstraining, allgemeines 99
– in Gruppen 105
Binden
– Langzugbinden 200
– Kurzzugbinden 201
Blutkreislauf 19 s. Haemodynamik
– Abflußstörungen 18, 45
– Blutverteilung 45
– Hoch- und Niederdrucksystem 42, 43
– Zuflußstörungen 45

**C**
Claudicatio intermittens 57, 59, 89
Coenzyme 28, 32
Chronisch arterielle Verschlußkrankheit 56
– Verschlußzonen + Schmerz 62
– Palpationsstellen 85
Stadieneinteilung 61

**D**
Dauerleistungsgrenze 42, 109, 232, 302
s. aerob-anaerobe Schwelle bzw. Übergang
Doppler-Ultraschall-Messung 72
Drosselung, arterielle 114
Druckdifferenz, arterio-venöse 157, 249, 289, 290
Durchblutung 39, 45, 48, 49
Durchblutungsstörung (arteriell) 15, 17
– cerebrale 58
– – Stadien 58, 59
– Herzkranzgefäße 55
– periphere 57
– – Stadien 57

**E**
Ekzem 183, 260
Energie 20, 23
s. Arbeit

Energiebereitstellung 19, 20, 21, 23–29, 33
- aerobe 29
- anaerobe 30, 37, 50
- Energieinhalt 23
- Energierestitution
- – gestörte 98
- Energiespeicher 25
- Energieverbrauch 21
- Energieversorgung (Sauerstoff, Substrate) 22
Entsorgung 22
- Abfallprodukte 22, 24, 37
- $CO_2$Entsorgung 34
enzymatische Adaption der Muskelzelle 79, 98
- Enzymmuster 95
- Enzymbesatz, größerer 95
Ergometrie 40, 41, 77
- Fahrradergometer 41, 109
- Laufbandergometer 41, 94, 101
Erholung 43
- Pause (unvollständige) 246
Ermüdung 43, 84
- lokale Muskelermüdung 246
Ernährungsstörung 183, 290

**F**

Faustschlußprobe 64, 127
Flexibilität 109
Fibrinogenolyse 78
Fibrinolyse 172
Flüssigkeit 20
Flüssigkeitsaustausch 48
  s. Starling Mechanismus (Theorie)
Funktionen
- biochemische 14
- biophysikalische 14

**G**

Gang- 87, 88
- analyse 14, 236, 237
- bild (PAVK) 89
- beobachtung 235
Gangschulung 99, 100, 238, 293
Gefäßtraining 15
Gefäß- (arteriell)
- spasmus 45
- tonus 45
Gefäßverschluß 56
- Extremitäten (untere) 57, 59
- Herzkranzgefäße 55

- Hirnarterien 58
- supraaortale (Arme) 57
Gehstrecke 41, 76, 156
- Gehtest 92, 116
- Gehstreckeneintragung 83
Gehtraining 79, 93, 99
- postoperativ 152
Gelenkpumpen
- Fuß-, Knie-, Hüftgelenk 306
Gelenk- und Muskelpumpe 158
- Wirkung 229–233
Gewebsdruck 199, 204
Gewebsuntergang
  s. Nekrose
Glukose 22, 31, 33
Gruppe f. Gefäßkranke
- Rehabilitationsklinik 116
- ambulante 120
Glykolyse 27, 32, 38
- anaerobe 29, 30, 37, 60
Gymnastik 99

**H**

Hautveränderungen (art. Gefäßerkrankungen) 86
Hautveränderungen (ven. Gefäßerkrankungen) 265
Haemodynamik 19, 45
  s. Blutkreislauf
Herzzeitvolumen 49
- arbeit 50
Homöostase 19
Hochlagerung, abgewinkelte 226
Hohmann'sches Zeichen 274
Hubarbeit 40
Hydrostatischer Druck 46
- Hydr. Indifferenzpunkt 46
- Hydr. Druckbelastung 158, 160, 189
Hyperaemie
- reaktive 64, 91, 114
- düsterrote 64

**I, J**

Inneres Milieu 19, 20
Information (des Patienten) 111
  s. Patienteninformation
Ischämie 61
- ischäm. Muskelgruppen 98
- ischäm. Schmerz 80
Intervallarbeit 96, 246
- Belastungsintervall 97, 246
- Pausenintervall 97, 98

Joule 23, 24
  s. Kalorie

**K**
Kalorie 23, 24
  s. Joule
Kapillare 43
– strömung 48
– kompression 99
Körperlagewechsel 46
Körperschwerpunkt-
– transport 233, 234–237
– verlagerung 240, 242, 245
Kollateralgefäße 43, 79, 84
Kollateralkreislauf
– arteriell 60, 79, 95
– venös 184
Kompensation (PAVK)
– Maßnahmen 79
– Mechanismen 94, 95, 139
– Grad 92
Kompression
– Verbände 45
– Strümpfe 45
Krafttraining
– % max. stat. Kraft 50, 109, 110
Kreatinphosphat 31
Kreislauf 46
– regulation 48, 49

**L**
Lagerungsprobe (Ratschow) 61, 63, 64, 90, 92
Lagerungsübung 61, 79
  s. Ratschow Rollübung
Laktadose 29
  s. Milchsäurebildung
Laktat 28, 31, 34, 37, 38, 50, 60
– konzentration 98
– senkung 98
La Place Gesetz 214, 224
Laufbandergometer s. Ergometrie
– test 94
– gangschulung 101
Leistung 40, 41
Lymphsystem 48, 190
Lymph-
– abstrom 199, 231
– gefäßmotorik 191
– abflußstörungen 48

**M**
Metabolismus 20
Mikrozirkulation 47
– Störung 65, 67
– Verbesserung 78
Milchsäurebildung 29
  s. Laktadose
Mitochondrien 25, 28, 32
Mobilisation (Phlebothrombose) 182, 282
Motivation (Pat.) 110, 111, 121, 122, 223
Muskelarbeit bzw. -kontraktion
– statische (isometrische) 40
– dynamische 232, 246
Muskelausdauer
– lokale dynamische aerobe 109, 246
– lokale anaerobe 246
Muskeldurchblutung, stat. Arbeit 50
Muskelpumpe 49, 158
  s. Gelenk- und Muskelpumpe
Muskel- und Gefäßtraining (Schoop) 101–109, 128–130
  s. Bewegungsserien mit Muskelgruppen dist. Verschl.

**N**
Nekrose 57, 60
Nutrition 39
– reflex 50
– verbesserung 80

**O**
Oberkörpervorlage 238, 240, 243, 264, 265, 267
Oedem 43, 48, 157, 168
Oszillographie 71, 72
Oxidations-
– energie 28
– prozeß 21, 24
– reaktion 21

**P**
Patienteninformation 144, 145, 248, 269–300
Pause 42
– lohnende 42, 96, 97
Pausenintervall
  s. Intervallarbeit
Phlebothrombose (Beine) 169
– Gerinnungshemmung (medik.) 172
– Gerinnungsprozeß (Beginn) 169
– Gerinnungstendenz 170

Plethysmographie 75, 77
Pulse (arteriell)
– Pulsauskultation
– Pulspalpation 71, 77
– Palpationsorte 84, 85
Pyrovat 29, 31, 37

**R**
Radfahren (Ergometer-«Heimtrainer»)
– Trainingsformen 109
Rekanalisation 183, 284
Ratschow Rollübung 102
    s. Lagerungsübung

**S**
Sauerstoff 22
– ausschöpfung 86
– mangel 30
– versorgung 22, 29, 34
Schmerz (PAVK)
– belastungsabhängig 59, 84
– Lokalisation 62
– Ruhe 57
Selbsteinschätzung 111–125
Sprunggelenkpumpe 231, 249
    s. Wadenmuskel- und Sprunggelenk-
    pumpe
Starling Theorie 48
– mechanismus 157, 158, 168
– gleichgewicht, gestört 184
Strömung (artiell)
– turbulente 53
– Spitzenfluß, max. 76
Strömungs- (venös)
– geräusche (atemabhängig) 178
– geschwindigkeit 169, 199, 207
– verlangsamung 169, 170, 284
Substrate 21, 35
– mangel 60
– umsetzung 26
– versorgung 22, 24

Schwellzustand (Frakturen, Paresen) 304
Schwerkraftdrehmoment 241

**T**
Training 42
Thrombose (Venen)
– Aetiologie 169, 170
– Prophylaxe (medik.) 171

**U**
Ulcerationen (venös) 39, 183, 185

**V**
Valsalva (Preßvorgang) 177, 245
Vasomotorenstörung 65
Vasokonstriktion 66
Venen 42, 153
– druck 157, 160
– Druck- und Saugmechanismus 230
– füllung, -füllzeit 91
– querschnitt 153, 156
– tonus 155, 156
– – verlust 161, 165
venöser Rückfluß 49, 153, 158, 162, 169
venöser Überdruck 162, 169

**W**
Wadenmuskel- und Sprunggelenkpumpe
    231, 233–235, 251, 252, 293, 305
Walking-through 90, 98
Wirkungsgrad 40

**Z**
Zelle 25
– funktion 21, 38
– notmechanismus 35
– stoffwechsel 79
– – stufen 26–28 s. Stoffwechsel
– untergang 38 s. Nekrose
– Versorgung 35
Zyanose 66, 91